精准医学出版工程·精确麻醉系列

丛书主审 罗爱伦 曾因明 **总主编** 于布为

胸外科
精确麻醉

主编 吴镜湘 徐美英

PRECISION ANESTHESIA
FOR THORACIC SURGERY

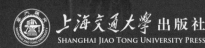

上海交通大学出版社
SHANGHAI JIAO TONG UNIVERSITY PRESS

内容提要

本书为"精准医学出版工程·精确麻醉系列"图书之一。全书共四章,第一章为读者提供了胸外科手术精确麻醉的总体框架,第二章深入探讨了各类胸外科手术的精确麻醉方法,第三章聚焦于复杂胸外科手术的麻醉管理,而第四章则关注围术期管理。本书全面系统地介绍了精确麻醉的理论基础,同时深入探讨了精确麻醉在胸外科手术中的具体应用,如肺隔离技术的可视化、精确化管理,胸外科手术中通气策略的个体化和精确化,以及术中监测的精确化管理等。本书可供麻醉医师及其他围术期医师参考,也可供胸外科医师、ICU医师、医学院校教学人员和医学专业学生参阅。

图书在版编目(CIP)数据

胸外科精确麻醉 / 吴镜湘,徐美英主编. —上海:
上海交通大学出版社,2024.12
(精准医学出版工程. 精确麻醉系列)
ISBN 978-7-313-30082-9

Ⅰ.①胸… Ⅱ.①吴… ②徐… Ⅲ.①胸部外科手术
—麻醉学 Ⅳ.①R655 ②R614

中国国家版本馆CIP数据核字(2024)第029838号

胸外科精确麻醉
XIONGWAIKE JINGQUE MAZUI

主　编:吴镜湘　徐美英

出版发行:上海交通大学出版社　　　　　地　　址:上海市番禺路951号
邮政编码:200030　　　　　　　　　　　电　　话:021-64071208
印　　制:上海万卷印刷股份有限公司　　经　　销:全国新华书店
开　　本:787mm×1092mm　1/16　　　印　　张:17.5
字　　数:407千字
版　　次:2024年12月第1版　　　　　　印　　次:2024年12月第1次印刷
书　　号:ISBN 978-7-313-30082-9
定　　价:128.00元

本书编委会

主　审　于布为　上海交通大学医学院附属瑞金医院麻醉科

主　编　吴镜湘　上海交通大学医学院附属胸科医院麻醉科
　　　　徐美英　上海交通大学医学院附属胸科医院麻醉科

编　委　（按姓氏笔画排序）
　　　　吕　欣　同济大学附属上海市肺科医院麻醉科
　　　　朱宏伟　上海交通大学医学院附属胸科医院麻醉科
　　　　李　懿　复旦大学附属中山医院麻醉科
　　　　吴东进　上海交通大学医学院附属胸科医院麻醉科
　　　　吴德华　上海交通大学医学院附属松江医院麻醉科
　　　　邱郁薇　上海交通大学医学院附属胸科医院麻醉科
　　　　沈耀峰　上海交通大学医学院附属胸科医院麻醉科
　　　　陈　旭　上海交通大学医学院附属胸科医院麻醉科
　　　　周　波　上海交通大学医学院附属胸科医院麻醉科
　　　　胡春晓　南京医科大学附属无锡人民医院移植麻醉科
　　　　姚敏敏　复旦大学附属中山医院麻醉科
　　　　顾　轩　上海交通大学医学院附属胸科医院麻醉科
　　　　徐江宁　上海交通大学医学院附属胸科医院麻醉科
　　　　高昌俊　空军军医大学唐都医院麻醉手术科
　　　　郭　震　上海交通大学医学院附属胸科医院体外循环科
　　　　董庆龙　广州医科大学附属第一医院麻醉科
　　　　蒋琦亮　上海交通大学医学院附属胸科医院麻醉科
　　　　鲁云纲　上海交通大学医学院附属胸科医院麻醉科

总　序

　　无论中西方，医学发展的早期都基于朴素的自然主义哲学思想。在远古时期，人类的生存主要依赖于狩猎活动。由于生产力低下，那时人类还无法制造高效率的生产工具和武器，只能依赖人海战术去围猎动物，因此受伤乃至死亡都是不可避免的，这就促使人们探索如何去救治这些伤者。人们发现，指压身体某个部位会产生酸麻胀感，以及镇痛作用，因而萌发了经络学说的基础。而在采集野生植物以果腹的同时，人类又对其药用价值有了体会，产生了中医药学的基础。在几乎同一时期，中国出现了扁鹊而古希腊出现了希波克拉底，这显然不是偶然。后来，火的发现以及冶炼技术的发展，使医疗器械的发展迈上了快车道。我在希腊博物馆里看到的据称是希波克拉底用过的手术器械，已与现代手术器械几无二致。这些都说明，在医学发展的早期，东西方走的几乎都是相同的路。

　　然而，在随后的历史岁月中，中医逐渐趋于以针灸、汤药、外敷为主要治疗手段，更加强调调理机体内部各脏腑间的功能平衡以及维持与外界的平衡关系。而西方医学的发展之路，则更加偏重于基于理论指导的所谓科学化的发展之路，如对人体解剖结构的研究，魏尔肖细胞病理学概念的提出，培根科学方法论的建立，基于解剖学的外科手术技术的发展，以及现代医院组织形式的确立及在全世界范围的推广。这些都使得西医这种所谓现代医学，在近代逐渐发展成为医学的主流。而在中华人民共和国成立后，有感于西医人才匮乏和广大农村地区缺医少药的现实，毛泽东特别强调要努力发掘中医药这座宝库，大力培养中医人才，把医疗卫生工作的重点放到农村去。这一系列的指示，使得中医药的发展得到了保证。尽管如此，相较于西医系统而言，中医中药学的发展仍然滞后，特别是在麻醉学领域更是如此。以上对中医和西医这两个大类系统进行了简单的比较。

其实，从医学发展的趋势来看，无论西医还是中医，目前大体上仍然都处于经验医学为主的阶段，处于由经验医学向精准医学转化的进程中。精准医学，就我的理解而言，是一个相对于经验医学的概念；其需要被准确地定义，仍有待发展和完善。仔细回忆，"精准"这个词，在20年前，中国大陆是不太常用的。那时常用的词是什么呢？是精确。随着两岸交流的日益增多，一些来自中国台湾的惯用词开始在大陆流行，精准就是其中之一。特别是在美国前总统奥巴马提出发展"precise medicine"后，大陆的医学专家就将其译为精准医学。相对于以患者的症状体征和主诉为主要诊断依据的经验医学，精准医学更加强调客观证据的获取，这样的进步与循证医学的兴起不无关系。其实，精准医学也有不足的一面，很多问题有待进一步厘清。比如，我们经常需要抽取患者一定量的血液来做检查，将化验结果当作患者当前的状态，殊不知这个化验结果，不过是患者抽血时的状态而已。再比如，我们给患者口服用药，每日口服三次的药物，本应间隔8小时，却分别在白天的早、中、晚用药，这样真的合理吗？但大家很难改变现状。毕竟在半夜叫醒患者服药，对于患者和值班护士都是折磨。千里之行，始于足下，我们应当从最细微之处做起。

长久以来，麻醉界一直以心率、血压是否平稳，或者再加上苏醒是否迅速等，作为评判麻醉好坏的标准。这就导致在麻醉诱导后，使用小剂量血管收缩药来维持血压成为一种普遍的做法。近年来，以美国为代表的所谓干派麻醉，更是要求麻醉诱导后的整个手术期间都不允许输入较大量的液体，以避免体内液体超负荷，影响术后恢复；随着循证医学的强势崛起，以及国内规范化培训的全面铺开，这种理论和做法成为每一个接受培训的年轻医生都必须掌握的权威。但从结果来看，很多规培毕业生在临床麻醉的实践中"险象环生"，科室不得不对他们进行再培训，甚至强制他们短期脱岗接受再培训。因而，欧美主流麻醉理论在临床科学性方面是有待商榷的。

关于精确麻醉，1999年，我首次提出了"理想麻醉状态"这一中国麻醉的独创理论。理想麻醉状态，是对麻醉过程中所有可监测到的人体指标，都规定它们的正常值范围；在麻醉和手术过程中，只要将这些指标都控制在正常值范围内，就能杜绝患者发生意外的可能性。"理想麻醉状态"理论和欧美主流麻醉理论的最大区别，就在于前者是以人体各脏器的良好灌注为目标，而并非仅以血压这一相对表象的指标为判断标准。在1999年到2009年，我担任中华医学会麻醉学分会第十届委员会主任委员的十年间，就"理想麻醉状态"这一理论进行了全国巡讲，并举办了几十期的县级医院麻醉科主任培训班。约有数千人参加了这些培训，使得中国麻醉的整体安全水平得到迅速改善。在2018年国家卫生健康委新闻发布会上，国家卫生主管部门领导就中国何以能在短短十几年的时间里，将医疗可及性和医疗质量指数排名从110位快速提升到48位做了回答，其中就特别提到麻醉学科的进步所做的贡献。这是卫生主管部门领导对我们努力的高度肯定。在新冠病毒流行期间，应用这一理论指导新冠肺炎危重症患者的救治，也取得了良好的成绩。以上是精确麻醉在临床实际应用方面的贡献。

　　"精确麻醉系列"是"精准医学出版工程"丛书的一个组成部分。本系列目前已有13个分册，其内容涵盖了产科、儿科、骨科、胸外科、神经外科、整形外科、老年患者、肿瘤患者、手术室外及门诊手术的精确麻醉，以及中西医结合的精确麻醉、疼痛精确管理、精确麻醉护理、精确麻醉中的超声技术等。各分册的主编均为国内各相关麻醉领域的知名专家，均有扎实的理论基础和丰富的临床实践经验，从而保证了本系列具有很高的专业参考价值。本系列可作为临床专科医生工作中的参考书，规培医生和专培医生的自学参考书，对于已经获得高级职称的专业人员，也有望弥补经验方面的某些不足。总体而言，这是一套非常有意义、值得推荐的参考书籍。

　　精确麻醉今后将走向何方？以我个人之愚见，大概率有两个目标。其一是以人工智能为基础的自动化麻醉，这一突破，可能就在不远的将来。其二则是以遗传药理学为基础、完全个体化的、基于患者自身对药物不同敏感性所做出的给药剂量演算以及反馈控制计算机的给药系统，真正实现全自动的精确麻醉管理。只有完成了这两个目标，我们才真正意义上实现了完整的精确麻醉。

于布为

2024年6月20日

草于沪上寓所

前　言

　　您手中的这部《胸外科精确麻醉》是我们对于胸外科麻醉领域精确化管理理念的深入探讨和实践的结晶。这本书的问世，是在于布为教授主导的精确麻醉系列丛书计划下，经过编委会自2021年夏成立两年多以来的辛勤工作和不懈努力的结果。我们的目标是为胸外科麻醉医师提供一份全面、精确、实用的案头参考书，帮助他们在临床实践中做出更精确的判断和处理。

　　精确麻醉是一种新兴的医学实践理念，它要求麻醉科医师运用科学的方法，建立客观、真实、符合实践的检查、监测、诊断、治疗技术。这种方法论不仅仅是对传统麻醉学的一种补充，更是一种革新，它强调通过规范、标准、模型、公式、量表等工具，结合多学科合作、人工智能等系统科学的范式，来提升麻醉学科的基本职责，实现从麻醉医学向麻醉科学的转变。

　　《胸外科精确麻醉》的编写，遵循了精确麻醉的核心特点：整体观和个体化的融合、科学性和实践性的统一、预防预测和真实世界的一致性以及特色与交叉的凸显。编者在编写时不仅关注于精确麻醉的理论基础，还深入探讨了精确麻醉在胸外科手术中的具体应用，如肺隔离技术的可视化、精确化管理，胸外科手术中通气策略的个体化和精确化，以及术中监测的精确化管理等。

　　本书共分为四章，每一章都是在精确麻醉理念指导下，针对胸外科手术的特点和需求，精心编排和撰写的。第一章为读者提供了胸外科手术精确麻醉的总体框架，第二章深入探讨了各类胸外科手术的精确麻醉方法，

第三章聚焦于复杂胸外科手术的麻醉管理，而最后一章则关注围术期管理，包括术后加速康复策略、疼痛的精确管理等。

在这将近两年的时间里，全体编委会成员紧密合作，共同撰写了总计25万字的内容。我们的目标是创作一部不同于传统教科书的专业书籍，专注于胸外科麻醉的精确性和个体化。在此，我们衷心感谢每一位编委的无私奉献和辛勤工作，他们的专业知识和宝贵经验是本书成功的坚实基石。同时，我们也要特别感谢张作晶医师，她作为编写秘书，对书稿的整理和编纂工作做出了重要的贡献。

我们希望这本书能够成为胸外科麻醉医师的得力助手，帮助他们在临床实践中做出更精确的判断和处理。愿每一位读者都能从中获益，并将这些知识转化为提高患者手术与护理质量的实际行动。

再次感谢您的关注与支持。

吴镜湘

2024年3月

目 录

第一章
胸外科手术精确麻醉总论

　　胸外科手术的麻醉风险高、难度大，对于非专科的麻醉医生们来说有着诸多困难和疑点，本章对胸外科手术的精确麻醉进行了总结和阐述。

第一节　肺隔离技术的可视化、精确化管理

　　目前胸外科手术中最重要的麻醉手段之一即肺隔离技术，肺隔离技术主要为了满足涉及胸腔的心脏、胸部、纵隔、血管、食管或巨大肝脏或后腹膜肿瘤手术中开展单肺通气（one-lung ventilation, OLV）的需要。对于支气管胸膜瘘（bronchopleural fistula, BPF）、肺出血和全肺灌洗这样的手术通常也需要使用肺隔离，从而避免健侧肺受到对侧肺的污染。此外，对于存在单侧肺再灌注损伤（肺移植或肺动脉内膜切除取栓术后）或单侧肺创伤的患者，肺隔离也可被用来分别对两侧肺进行不同模式的通气。描述了使用双腔支气管导管（double-lumen endobronchial tubes, DLTs）（表1-1-1）或支气管阻塞导管进行肺隔离的常见适应证。

表 1-1-1　双腔支气管导管（DLTs）或支气管阻塞导管用于肺隔离的适应证

A. DLT行肺隔离的绝对适应证	B. DLT或支气管阻塞管行肺隔离的相对适应证	C.支气管阻塞管行隔离的适应证
保护一侧肺免受对侧肺污染	任何需要肺塌陷的胸腔内手术	困难气道
肺脓肿	视频辅助胸腔镜手术	张口受限：经鼻气管插管
肺囊肿	肺叶切除术	清醒气管插管
肺出血	经胸纵隔肿块切除术	已经插管的患者需要进行肺隔离
支气管肺灌洗	食管手术	气管切开术的患者需要进行肺隔离
肺泡蛋白沉积症	骨科手术（涉及胸部的脊柱外科手术）	选择性肺叶阻塞
保障健侧肺通气的密闭性	微创心脏手术	术后可能需要持续机械通气
支气管胸膜瘘		
支气管破裂		
肺切除术		

目前可以通过三种不同的方法实现肺隔离：双腔支气管导管、支气管阻塞导管或单腔支气管导管（single-lumen endobronchial tubes, SLTs）（表1-1-2）。最常用的是DLTs。DLTs是一种具有气管和一侧支气管的双腔分叉型导管，可用于实现右肺或左肺隔离。另外，新设计的VivaSight®DLT具有集成的摄像头，可以连续显示其在气管中的位置。第二种方法是支气管阻塞导管，通过堵塞一侧主支气管而使其远端肺塌陷。目前，有多种不同的支气管阻塞导管可用来实施肺隔离术。有的支气管阻塞导管通过整合的一体化单腔管套装（Torque Control Blocker Univent, Vitaid, Lewiston, NY）或通过标准单腔气管导管来实现封堵的目的，如线圈引导式支气管阻塞导管（Arndt® blocker），科恩尖端转向支气管内阻塞导管（Cook Critical Care, Bloomington, IN），Fuji Uniblocker®（Fuji Corp, Tokyo, Japan）或EZ-blocker®（Tele ex Medical, Morrisville, NC）。肺隔离的第三种方法是通过将气管导管或单腔支气管导管插入对侧主支气管通气，以保护该侧肺，同时使术侧肺塌陷。由于导管放置后非通气侧肺无管道交通且支气管内放置标准的SLT较困难，所以现在这种技术已很少被应用于成人患者（除非是一些困难气道、急诊或全肺切除术后的特殊患者）。但是这项技术在需要时仍可应用于婴幼儿：在支气管镜的直视引导下，将无套囊、未剪短的小儿尺寸的气管导管送入主支气管。

表1-1-2　肺隔离的可选方法

选项	优点	缺点
双腔导管（DLTs） ① 直接喉镜 ② 经气管导管交换导管 ③ 纤维支气管镜引导下	可最快放置成功 很少需要重新定位 经支气管镜实现隔离肺 对隔离的肺进行吸痰或吸引分泌物 可加用CPAP 易于在左、右侧肺间进行OLV的切换 无纤维支气管镜的情况下仍可置管 实现绝对肺隔离的最佳装置	型号选择比较困难 困难气道或气管异常患者置管困难 术后机械通气不理想 潜在的喉部损伤风险 潜在的支气管损伤风险
支气管阻塞导管 （bronchial blocker, BB） ① Arndt ② Cohen ③ Fuji ④ EZ Blocker	型号选择通常不是问题 可在ETT基础上容易地加用 放置过程中允许进行通气 困难气道患者与儿童容易放置 术后撤除堵塞器可行双肺通气 可能进行选择性的肺叶隔离 对隔离肺可实施CPAP	放置时间较长 常需要重新放置 放置时需要有支气管镜 由于右肺上叶解剖因素，右肺隔离不理想 支气管镜无法进入隔离肺 隔离肺难以进行吸引 难以交替进行双侧肺的OLV
Univent 导管	同支气管阻塞器 与支气管阻塞导管比，移位较少 很少使用	同支气管阻塞器 ETT部分的气流阻力高于常规ETT ETT部分直径大于常规ETT
支气管导管	与常规ETT类似，困难气道患者放置更容易 较常规ETT长 用于肺隔离的是短气囊	放置时需支气管镜 隔离肺无法使用纤维支气管镜、吸引或加用CPAP 右肺OLV困难
ETT置入支气管	困难气道患者放置较容易	隔离肺不能进行支气管镜检查、吸引或加用CPAP 气囊设计不适合肺隔离 右侧OLV特别困难

注：CPAP，持续呼吸道正压；ETT，气管内导管。

一、双腔气管导管

1950年，Carlens设计的DLT用于肺手术是胸外科麻醉的一个里程碑，因为它使麻醉医师可以仅仅靠喉镜和听诊即可对多数患者实施可靠的肺隔离。然而，Carlens导管由于管腔狭窄气流阻力较大，且在一部分患者中隆突钩难以通过声门，从而限制了其大规模推广。20世纪60年代，Robertshaw提出了修改建议，将左侧与右侧双腔支气管导管分开，取消了隆突钩并增加了管径。20世纪80年代，制造商们在Robertshaw双腔管的基础上生产出了一次性的聚氯乙烯DLTs。随后的一些改进措施包括：在气管和支气管气囊附近做X线不透照的标记，以及在右侧DLT的右上肺叶开口周围做X线不透照标记。将支气管气囊做成明亮蓝色的低容量、低压套囊便于在纤维支气管镜下更容易看清。

VivaSight DLT（ETView Medical, Misgav, Israel）带有摄像头，可以持续监测其在气管内的定位。摄像头整合在DLT气管腔的末端，通过视频线连接外部显示器可以持续获得气管隆嵴部位的影像（图1-1-1）。此外，该DLT还带有冲洗系统，可以在使用过程中实时清洗摄像头。VivaSight DLT的优势在于可以持续监测气道并及时纠正DLT在隆突部的移位。为保持摄像头的清晰度，在插管前推荐使用除雾液。一些中心报道了VivaSight DLT比传统DLT插管迅速，并且在一部分患者中免除了纤维支气管镜的使用需求。然而，在体外长时间开启摄像头，容易导致管腔近光源处发生熔化。

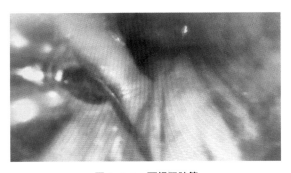

图 1-1-1　可视双腔管

ECOM-DLT（ECMO Medical, Inc., San Juan Capistrano, CA）在套囊和管身带有多个电极，可以持续测量与气管相邻的升主动脉生物电阻抗信号。将其与ECOM监测仪相连接并结合动脉导管监测，可以获得心输出量。这种新型DLT尚未与其他技术进行比较，但是根据其原型ECOM气管导管的表现，它在胸外科患者血流动力学监测方面可望有很好的前景。

Fuji System公司发明的Silbroncho DLT，由硅树脂制成，呈D形，具有可弯曲的钢丝加强的管腔末端，允许以＞50°的角度插入而不会扭曲支气管腔。此外，因其支气管开口为斜面，从而减少了支气管套囊的长度，比传统DLT安全距离大。当使用可视喉镜和交换导管进行单腔管换双腔管的操作时，Silbroncho DLT特别适用。

（一）型号选择

关于DLT尺寸的选择，所有研究都集中在左侧DLT上，部分原因是右侧DLT使用频率较低。左侧DLT的常见问题是缺乏客观的标准来选择正确或近似的DLT尺寸。

一个大小适当的左侧DLT的支气管腔前端的直径应比患者左支气管小1～2 mm，以便容纳支气管套囊。左侧DLT如果选择的尺寸太小，则需要较大的支气管套囊容积，这可能会增加DLT错位的发生率。另外，较细的DLT不易放置纤维支气管镜，可能发生定位困难。尺寸合适的DLT是指双腔气管导管的主体无阻力地通过声门并在气管内轻松推进，并且毫无困难地进入目标支气管。环状软骨是气管最狭窄的部分，在男性平均直径为17mm，在女性平均直径为13 mm。对成年人尸体进行的一项研究结果发现，环状软骨的直径一直小于声门的直径。如果DLT通过声门时遇到阻力，则DLT很可能会在通过环状软骨时遇到阻力。表1-1-3列举了DLT的不同型号、适合的纤维支气管镜型号以及直径相当的SLTs。表1-1-4列出了一种选择DLT型号的简化方法。与SLTs相比，DLTs的外径更大，在遇明显阻力时不能继续置入，认识到这一点非常重要。

表 1-1-3　SLTs 与 DLTs 的参数比较

| SLTs | | DLTs | | | |
内径(mm)	外径(mm)	French大小(Fr)	外径(mm)	支气管内径(mm)	FOB大小(mm)
6.5	8.9	26	8.7	3.2	2.4
7.0	9.5	28	9.3	3.4	2.4
8.0	10.8	32	10.7	3.5	2.4
8.5	11.4	35	11.7	4.3	≥3.5
9.0	12.1	37	12.3	4.5	≥3.5
9.5	12.8	39	13.0	4.9	≥3.5
10.0	13.5	41	13.7	5.4	≥3.5

注：FOB，纤维支气管镜。

表 1-1-4　根据成年患者的性别和身高选择 DLT 导管型号

性别	身高(cm)	型号(Fr)
女性	<160（63in.）	35
女性	>160	37
男性	<170（67in.）	39
男性	>170	41

　　Brodsky等报道通过术前胸部X线片测量锁骨水平气管直径可用于确定合适的左侧DLT大小。这一方法导致较大的左侧DLT（即男性为41F，女性为39F和41F）的使用率增加了90%。然而，Chow的一项涉及亚洲患者的研究发现，采用Brodsky的方法并不太可靠。Chow等的研究显示，Brodsky法对男性和女性左侧DLT合适尺寸的总体阳性预测值分别为77%和45%。这种方法在身材较小的患者（如妇女和亚洲人后裔）中使用受限，应寻求其他方法，包括通过单腔气管插管放置不同的肺隔离导管（如支气管阻塞管）。

　　双腔管外径等于双腔管导管双腔部分的外径近似值。纤维支气管镜大小是指能分别通过特定型号双腔管两个腔的FOB的最大直径。

　　为了更精确地预测右侧或左侧DLT的合适大小，有研究者已提出另一种替代方法：通过螺旋CT扫描结合DLT的叠加透明图像对气管支气管解剖进行三维图像重建。放置DLT之前，应查看这些影像。为了评估气管支气管解剖结构以及支气管分叉的结构，在查看位置影像时应特别强调胸片的重要性。据估计，在75%的X线片中，可见左主干支气管影像。气管位于中线位置，但通常可以在主动脉弓水平向右偏斜，在伴有动脉粥样硬化、高龄或存在严重慢性阻塞性肺疾病（chronic obstructive pulmonary disease, COPD）的情况下，气管移位更明显。随着COPD或年龄增长，气管的横向直径可能会随着前后直径的增加而减小。相反，COPD也可能导致气管环软化，气管前后直径减小。放置DLT前在胸片中发现的任何气管扭曲或异常均具有重要的意义。

（二）置管技术和方法

1. 盲插和支气管镜引导

放置DLT有两种常用的技术。一种是盲插法：直接喉镜下置管，当DLT套囊整个通过声带后，将导管逆时针旋转90°（左侧DLT）。DLT通过声门时应毫无阻力。Seymour的研究显示，环状软骨的平均直径接近于左主支气管的直径。对于平均体型的成人，左侧DLT的最佳置管深度与其身高密切相关。成年人DLT的适宜插管深度约为：距门齿12+（身高/10）cm。亚洲人种由于身材矮小者较多（<155 cm），因而身高不是预测插管深度的良好指标。如DLT不注意插入过深，可造成严重并发症，包括左主支气管破裂。

支气管镜引导下的直视技术是指当DLT通过声带后，在纤维支气管镜明视下，将导管支气管腔的前端置入支气管内的适当位置。Boucek与同事的一项研究通过比较盲插技术与纤维支气管镜直视技术后发现，32例行盲插的患者中有27例首次置管成功，最终有30例置管成功。相反，27例采用纤维支气管镜引导置管的患者中仅有21例首次置管成功，最终25例置管成功。虽然采用两种方法最终所有的患者均可成功将DLT放入左主支气管，但使用纤维支气管镜直视技术耗时更长（181 s *vs* 88 s）。

近年来，视频喉镜逐渐成为管理预期困难气道患者的重要工具。一项回顾性研究对C-MAC视频喉镜与Macintosh喉镜在普通气道插管中进行了比较，视频喉镜与使用Miller镜片插入DLT时获得的视图相似。相比之下，使用Macintosh镜片的患者行DLT插管的难度更高。另一项研究比较了GlideScope®和Macintosh喉镜用于DLT插管，结果表明与GlideScope®相比，Macintosh喉镜更容易完成气管内插管。声音嘶哑在Macintosh组中发生率更低。最近的一项研究显示，在正常气道患者插入DLT过程中，使用Airtraq DL视频喉镜可改善声门周围的暴露。与Macintosh喉镜相比，使用AirtraqDL视频喉镜可将患者喉部暴露评级为Cormack和Lehane I级。总体而言，在插入DLT时，视频喉镜的使用将取决于操作者的经验以及喉镜检查的临床必要性。

2. 右侧双腔支气管导管

虽然择期胸外科手术中更常使用左侧DLT，但有些特殊临床情况下需要使用右侧DLT，比如由于管腔内外肿瘤压迫或胸段降主动脉瘤导致的左主支气管开口的解剖学异常，或一些手术部位涉及左主支气管，如左肺移植、左侧气管支气管破裂、左全肺切除、左侧袖状切除术等。右侧和左侧DLT设计的区别也反映了左、右主支气管的解剖差异。由于右主支气管较左侧短，且右上叶支气管开口距隆突仅1.5~2 cm，因此右支气管导管插管时要考虑堵塞右上叶支气管开口的可能性。右侧DLT对支气管腔一侧的套囊和开口做了相应的调整，以便右上肺叶进行通气。

从理论上讲，对于右肺或左肺的萎陷，左侧DLT和右侧DLT应同样安全有效。然而，实际上使用右侧DLT已引起争议。一项早期研究表明，由于支气管解剖结构的原因，左侧DLT使用起来比较简单，并且比右侧DLT安全系数高。另一项研究显示，右侧DLT放置后，11%的患者右肺上叶存在通气失败，89%的患者右肺上叶支气管阻塞。Mallinckrodt的右侧DLT支气管套囊已做改进，以增加安全系数。在其右侧的Broncho-Cath®DLT中，右肺上叶支气管的通气孔开口加宽，侧向孔的区域扩大。这种改进增加了开口槽和右肺上叶支气管开口之间的对准度。使用右侧DLT的禁忌证是存在右肺上叶开口异常。据估计，250名正常受试者中可能有1名出现这种情况。最近一项涉及使用右侧或左侧DLT的研究表明，它们具有相同的临床效果。在这项回顾性研究中，假设通过放置左侧DLT进行右侧肺隔离具有跟右侧DLT具有相似的性能，结果显示两组患者在低氧血症、高碳酸血症或高气道压力持续时间发生率上没有差异。遗憾的是，这项研究本质上是回顾性的。研究者还发现两组报告的病例中，超过65%的病例在OLV期间吸气峰值压力均大于35 cmH$_2$O。

3. 放置技术

放置右侧DLT的首选技术是纤维支气管镜引导技术。在直接喉镜下将右侧DLT穿过声带后，使纤维支气管镜通过支气管腔进入气管。在DLT插管到位之前，应先确定气管隆嵴、右主支气管的入口和右肺上叶支气管的开口。然后将DLT向右旋转90°并借助纤维支气管镜前进。右侧DLT的最佳位置是使支气管的开口槽对准右肺上叶支气管的入口，并且在远端可清楚地看到中间支气管和右肺下叶支气管。纤维支气管镜下可见右侧DLT的最佳位置在气管隆嵴下方时支气管蓝色套囊边缘以及右主支气管入口的视图。

4. 可视双腔支气管导管

可视DLT带有集成的高分辨率摄像头。该摄像头嵌在气管腔末端，可以连续观察气管隆嵴。此外，该DLT设备还具有集成的冲洗系统，可对镜头进行清洗。可视DLT的优势在于它可以进行持续的气道监测，并且其视图有助于在气管隆嵴水平立即纠正DLT错位。为了使可视摄像头保持良好的可视化效果，建议在插入之前使用除雾措施。在一项前瞻性单中心研究中，纳入研究的76名患者（99%）在插管后正确放置了可视DLT；术中40例患者（53%）存在错位情况，使用可视DLT的嵌入式摄像头可轻松纠正错位，而无需使用纤维支气管镜。

可视DLT的局限性之一是摄像头尖端存在分泌物。对冲洗管道用生理盐水冲洗将在一定程度上缓解问题。遗憾的是，既往所有研究都表明，使用可视DLT导致患者声音嘶哑和咽喉部不适的发生率更高。可视DLT放置位置与常规DLT相似，不同之处在于可视DLT可以通过连接的摄像头，在使用过程中连续观察气管隆嵴。

5. 双腔导管的定位

仅凭听诊定位DLT是不可靠的。每次放置DLT及患者体位变更后均应进行听诊或支气管镜检查。纤维支气管镜应先通过气管内腔置入以确认DLT的支气管腔进入了左支气管内，且支气管套囊充气后没有疝入隆突部位。在气管腔内的视野下，蓝色支气管套囊的理想位置应位于左主支气管内、气管隆嵴下5～10 mm处。通过气管腔确定右上叶支气管的起点非常重要。支气管镜进入右上叶可显示3个孔腔（尖段、前段和后段）。这是气管支气管树上唯一具有3孔结构的位置。仰卧位患者右上叶支气管的起点常位于右支气管主干侧壁上，相对于隆突3～4点钟的位置。Mallinckrodt的Broncho-Cath导管上有一条不透X线的线环绕在导管上。这条线位于支气管套囊的近端，在定位左侧DLT时可能有用。这条不透X线的标志线距支气管管腔前端4 cm，在纤维支气管镜视野下反射白光，当其位于略超过气管隆嵴的水平时，导管进入左主支气管的深度较安全。接着应用纤维支气管镜经支气管腔检查导管前端的开口并确定安全边界。必须要看到左上叶和左下叶支气管的开口，以避免导管进入左下叶支气管并阻塞左上叶支气管。

6. 双腔气管导管新技术

日本东京的 Fuji 公司推出了由硅树脂制成的 Silbroncho DLT。该装置的独特之处在于支气管导管尖端为钢丝加强材料。较短的支气管尖端和较小的支气管套囊也增加了安全范围。

此外，还有一种新设计的右侧 DLT-Cliny®（Create Medic Co., Ltd., Yokohama, Japan）。该装置有一个长的斜支气管袖口和两个右肺上叶通气口。支气管套囊的近端部分直接位于气管上。该设备可用于右主干支气管非常短的患者。

一种名为 VivaSight DL® 的新型 DLT 具有集成的高分辨率摄像头。摄像头嵌入气管腔的右端。通过电缆连接时，摄像头可以连续显示 DLT 的支气管和支气管内腔的蓝色套囊。该设备的优势是可以实时获得 DLT 位置图像。

（三）双腔支气管导管的相关问题

使用 DLT 最常见的问题和并发症是导管位置不当和气道损伤。DLT 的位置不当将使手术侧肺无法萎陷，或可导致通气侧或下侧肺的部分萎陷，引起低氧血症。位置不当的常见原因是支气管套囊的过度充气、支气管处的手术操作以及变动体位期间或头颈部的伸展而造成支气管套囊移位。推荐使用纤维支气管镜检查来诊断和纠正术中 DLT 位置不当。仰卧位或侧卧位时如果 DLT 位置不当，OLV 时发生低氧血症的风险增加。当 DLT 的位置理想但仍出现肺萎陷不完全时，可对需萎陷侧肺进行吸引。负压吸引可加速肺的萎陷，但在吸引之后，必须撤除吸气导管，以避免其被缝合在手术切缘内。

气道损伤以及气管或支气管膜部破裂是使用 DLT 的罕见并发症。气道损伤可以由 DLT 型号过大引起，或由于 DLT 过小，导管向远端叶支气管移位且 DLT 主干进入支气管，造成气道撕裂伤或破裂。DLT 使用中发生气道损伤可出现意外的漏气、皮下气肿、气道大量出血流入 DLT 管腔内以及气管套囊或支气管套囊部分突入术野（外科医师可以发现）。如果出现上述任一情况，均应进行支气管镜检查和手术修补。另一个潜在并发症是 OLV 期间发生通气侧或下侧肺的张力性气胸。

使用 DLT 的次要并发症是术后声音嘶哑和咽喉痛。一项随机对照试验的荟萃分析，比较了 DLT 与支气管阻塞管的疗效和不良反应，结果表明，DLT 组中更多的患者出现喉咙痛和声音嘶哑以及较轻的气道损伤。一项前瞻性随机研究显示，在使用 DLT 之前，给予 0.1 mg/kg 或 0.2 mg/kg 的地塞米松有益于降低患者术后 24 h 的咽痛和声音嘶哑的发生率。

二、支气管阻塞导管

肺隔离的另一种方法是通过阻塞单侧主支气管，使堵塞部位远端的肺塌陷。必要时支气管阻塞导管还可用于选择性肺叶萎陷。当前可用于肺隔离的阻塞导管有好几种。这些阻塞导管既可作为改良的 SLT 套装的附带组件使用（Torque Control Blocker Univent; Vitaid, Lewinston, NY），也可单独用于常规的 SLT，如 Arndt 带导引线的支气管阻塞导管（Cook Critical Care, Bloomington, IN）、Cohen 尖端偏转的支气管阻塞导管（Cook Critical Care, Bloomington, IN）以及 Fuji 联合阻塞导管（Vitaid, Lewinston, NY）或隆突处 Y 形结构的 EZ 阻塞导管（Teleflex, Dresden, Germany）。

（一）带引导线的支气管阻塞导管（Arndt 阻塞导管）

与其他阻塞管相比，Arndt® 阻塞管的独特之处在于，内腔包含一根柔性尼龙丝，该尼龙丝穿过导管的近端并延伸到远端，以一个小的柔性线圈形式存在。该设备带有一个多端口连接器。Arndt® 阻塞管的导线环可以与纤维支气管镜相连，并用作将阻塞管引入支气管的导丝。为了使 Arndt® 阻塞管正常插入主支气管，必须使用适当尺寸的气管导管，以便成人纤维支气管镜能够进入气管导管操作。对于 40 kg 的患者可插入 7 F 阻塞管，应使用 7.5 mm 内径（ID）的单腔气管导管插管，对于较大的 9 F Arndt® 阻塞管，应至少使用 8.0 mm ID 单腔气管导管。

（二）Cohen 支气管内阻塞导管

Cohen® 阻塞管只有外径 9 F 尺寸和长度为 65 cm、内径为 1.4 mm 的阻塞管供选择。Cohen 阻塞管利用位于最近端的一个转盘，可使阻塞导管的顶部偏转而进入目标支气管。这种阻塞管的远端前部是预成角设计的，以便顺利置入目标支气管。在其远端主干上气囊的上方有一箭头，通过纤维支气管镜下观察可判断出尖端偏转的方向。在定位 Cohen 阻塞导管时，箭头方向应与要插入的支气管的方向保持一致，旋转近端的转轮使远端顶部转向预期的方向，然后在纤维支气管镜的引导下将阻塞导管置入支气管。Cohen® 阻塞管的使用适应证与 Arndt® 阻塞管相同。

（三）Fuji 联合阻塞导管

Fuji 联合阻塞导管是一种用硅胶材料制成的独立阻塞导管，有 4.5 F 和 9 F 两种规格可供选择，长度为 65 cm，具有由硅树脂制成的大容量套囊。而且，由于其最大的套囊充气量为 6 ml 空气，这种新的支气管阻塞管在体外测试的传输压力 < 30 mmHg，没有超过推荐的支气管黏膜安全极限。此外，Fuji Uniblocker® 配备了旋转接头。旋转连接器可轻松插入纤维支气管镜。为置入目标支气管，只需在纤维支气管镜引导下按照需求简单地向左或向右旋转阻塞导管即可。

（四）EZ 阻塞导管

EZ 阻塞导管是最近才问世的一种带有 Y 形分叉的型号为 7 Fr 的四腔导管。每个远端都带有一个气囊，可以被引导进入右侧和左侧主支气管。该装置自身带有一个多路接头，能够用于 7.5# 单腔管。Y 形分叉坐落于隆突上。两个远端分别置入右侧和左侧支气管，术侧支气管内气囊充气用于肺隔离。EZ 阻塞导管有两个带气囊的远端分支，可以进入每个主支气管并固定在隆突部位。两个分支有彩色涂层（蓝色和黄色），相应颜色的外部充气阀对应相应颜色的阻塞气囊。

（五）支气管封堵管的优势

有些特殊情形下，支气管阻塞导管可能要优于双腔支气管导管，比如对既往有口腔或颈部手术史的患者，因其气道具有挑战性，但拟行胸内手术又需要进行肺隔离。这些情形下可以选用 SLT 再置入支气管阻塞导管以实现肺隔离。另一种可能受益于使用支气管阻塞导管的患者是那些既往曾进行过对侧肺切除术的肺癌患者。这些患者使用支气管阻塞导管行术侧选择性肺叶堵塞可改善氧合和手术暴露。支气管阻塞导管通常经 SLT 管腔内置入。Cohen 阻塞器和 Fuji 阻塞器也可以经 SLT 外单独经声门或气管切开口置入。这样可允许使用内径较小的 SLT，常用于儿科患者。一般来说，5.5# 以上的单腔管在儿科患者中可实现管内封堵，而必须插 5# 以下单腔管时应选择管腔外封堵。支气管阻塞导管的另一个优点是，可用于在长时间胸外科或食管手术后考虑机械通气的患者。因为很多病例证明这些患者在手术结束时存在上呼吸道水肿。如果术中使用的是支气管阻塞导管，术后机械通气无须更换 SLT。表 1-1-5 介绍了现有的几种支气管阻塞导管的特征。气管导管内能同时容纳支气管阻塞导管和纤维支气管镜的最小内径（ID）取决于纤维支气管镜和阻塞导管的直径。例如，使用成人 9 Fr 的阻塞导管和内径 ≥ 7 mm 的气管内导管时，可选用直径 < 4 mm 的纤维支气管镜。使用更大直径的纤维支气管镜时，气管导管的内径应 > 7.5 mm。所有阻塞导管在置入前必须很好地润滑。

表 1-1-5　Cohen、Arndt、Fuji 和 EZ 支气管阻塞导管的特点

	Cohen 阻塞导管	Arndt 阻塞导管	Fuji 阻塞导管	EZ 阻塞导管
大小	9 Fr	5 Fr、7 Fr、或 9 Fr	5 Fr、9 Fr	7 Fr
气囊形状	球形	球形或椭圆形	球形	2 个球形
引导机制	轮盘装置使尖端偏转	使用的尼龙线圈与纤维支气管镜配合	无、尖端预成型	无
同轴性使用时推荐的最小内径的 ETT	9Fr（8.0 ETT）	5 Fr（4.5 ETT），7 Fr（7.0 ETT），9 Fr（8.0 ETT）	9 Fr（8.0 ETT）	7.5 Fr
墨菲孔	出现	9 Fr 出现	不出现	不出现
中央管道	1.6 mm ID	1.4 mm ID	2.0 mm ID	1.4 mm ID

注：ETT，单腔气管导管；ID，内径。

（六）支气管阻塞导管的相关并发症

因解剖异常，阻塞导管可能无法实现良好的肺隔离，如右上叶或右上叶部分肺段支气管起源异常，发自于隆突或隆突以上水平，则阻塞导管无法有效进行肺隔离。还有报道在肺叶切除术时，支气管阻塞导管或者 Arndt 阻塞导管远端的引导线环被缝线缝住，拔管后无法移除支气管阻塞导管而需要再次手术探查。为了避免出现上述灾难性的后果，提醒手术团队术侧有支气管阻塞导管的存在是至关重要的。支气管阻塞导管必须在缝合之前回撤数厘米。

所有种类的支气管阻塞导管的另一个潜在的危险并发症是充气套囊移位。除非能及时发现并将套囊放气，否则有导致无法通气，发生低氧甚至心搏骤停的风险。据报道，与双腔管相比，使用支气管阻塞器移位的发生率更高。

三、困难气道与 OLV

由于存在上气道或下气道的异常，许多需要肺隔离的患者可能面临潜在的困难气道。为了使这些患者的麻醉管理最优化，了解气管及支气管树的正常解剖，以及其气道的解剖长度就显

得十分重要。许多需要OLV的患者在术前评估时发现存在困难气道的可能。其他一些患者可能在麻醉诱导后意外地出现插管困难。5%～8%的原发性肺癌患者也伴有咽部肿瘤，通常在会厌部位。这些患者中很多曾行颈部放疗或气道手术，如半颌切除术和半舌切除术，造成上气道解剖异常，导致插管和实现OLV困难。另外，需OLV的患者也可能存在隆突或隆突上水平的解剖异常，如胸段降主动脉瘤可压迫左主支气管的入口，或者靠近支气管分叉的腔内或腔外性肿瘤，使左侧DLT插入相当困难甚至无法置入。复习胸片和胸部CT片可以发现这些异常情况。在选择特殊的支气管导管或阻塞导管进行OLV之前，需要使用纤维支气管镜对异常部位进行评估。表1-1-6显示了在OLV期间有困难插管风险的患者。

表1-1-6　OLV 期间存在困难插管风险的患者特征

上气道	下气道
短颈和颈围增加	现存的气管造口
上门齿前突合并下颌骨回缩	气管或支气管解剖位置扭曲
颈椎活动受限	左主支气管入口处肿瘤压迫，胸降主动脉瘤，既往手术史或放疗史
张口受限	既往行肺叶切除术
颈部放疗史	先天性气管支气管畸形
半舌切除术/半下颌切除术	气管食管瘘
肿瘤（口腔、舌头、会厌）	

不同困难气道患者实施肺隔离技术的选择不尽相同。对于需行OLV并伴有困难气道的患者，首要目标是在适当的气道表面麻醉下，使用纤维支气管镜经口插入SLT先建立人工气道。对于一些看起来通气不困难的患者，可在全麻诱导后利用纤维支气管镜或可视喉镜完成气管插管。一旦SLT就位，就可置入支气管阻塞导管。如果患者需要OLV而又不能经口插管时，则可经鼻清醒插管，气道建立后再置入支气管阻塞导管。

对于困难气道患者，实现OLV的另一个方法就是先插入SLT，然后在麻醉诱导后使用交换导管将SLT换成DLT。对于DLT，交换导管至少要有83 cm长。14-Fr的交换导管可用于41-Fr与39-Fr的DLT；11-Fr交换导管可用于37-Fr与35-Fr的DLT。专为DLT设计的交换导管的前端更柔软，可以避免远端气道损伤。使用前，交换导管、SLT和DLT都应进行检查。患者头部处于"嗅花位"利于进行导管的交换。将交换导管润滑后，经SLT插入。导管插入深度距口唇不应超过24 cm，以免造成气管或支气管意外破裂或撕裂伤。套囊放气后，将SLT拔出。然后将DLT的支气管腔经交换导管置入。换管时最好是在可视喉镜明视下引导DLT通过声门。如果没有可视喉镜，应让助手使用标准喉镜帮助，尽量将口咽部和声门调整成一条直线，以便于换管操作。最后听诊与纤维支气管镜确定DLT的最终位置是否恰当。

在困难气道患者中实现OLV的另一种选择是结合喉罩使用独立的支气管封堵器。为了便于插入纤维支气管镜和支气管封堵器，可以通过移除喉罩孔盖来调整其位置。ProSeal喉罩已经与支气管封堵器一起用于那些预期困难气道且在胸腔镜手术中需要OLV的患者。

经气管切开造口置入DLT易造成置入导管位置不当，主要是因为上气道变短，而常规的

DLT可能太长。在经气管切开口置入任何肺隔离的装置前，重要的一点是要考虑气管切开口是新鲜的（例如，若气管切开仅几天，应警惕拔除气切套管后，气管造口处可立刻闭合而造成无法控制的气道）还是陈旧的。对气管切开患者实施OLV的替代方法是：① 先置入SLT，再经SLT管腔内或管腔外置入单独的支气管阻塞导管；② 经带套囊的一次性气切套管置入单独的支气管阻塞导管；③ 将气切套管更换为专门为气管切开患者设计的短DLT；④ 通过气管切开口置入一小号的DLT；⑤ 如可能，经口直接插入标准的DLT或支气管阻塞导管（对因呼吸功能衰竭或术后并发症而需长期机械通气的患者，有时可以考虑使用）。

四、肺隔离过程中的肺萎陷

肺隔离过程中，正确放置肺隔离装置并通过肺萎陷来实现肺隔离，对每位麻醉医师来说都是一个挑战。在一项研究中，将Broncho-Cath左侧DLT与Univent®阻塞管和Arndt®导丝引导阻塞管进行了比较，结果表明，DLT的平均肺萎陷时间为17 min（自发性肺萎陷，无需抽吸），而Univent®或Arndt®支气管阻塞管（通过抽吸辅助）为19～26 min。但是，一旦实现了肺隔离，所研究的三种设备的总体临床性能相似。

另一项涉及左侧DLT并将其与Arndt®、Cohen®或Fuji®阻塞管进行比较的研究显示，在所研究的设备中，手术暴露是等效的。但是，支气管阻塞管需要更长的定位时间，并且更容易在术中需要重新定位。

一项研究表明，若在OLV期间加速肺萎陷，用吸入100%的氧浓度充分给氧去氮具有更好的效果；相反，在双肺通气期间以及在OLV之前，在吸入的气体混合物中使用空气会延迟OLV期间的肺萎陷。最近一项涉及使用支气管阻塞管的研究表明，与使用100%氧气的对照组相比，在N_2O/O_2（$FiO_2 = 0.5$）的混合物中使用氧化亚氮可促进开胸后的肺萎陷。两组患者在单肺通气期间也都存在一定的气体被吸收的辅助协同作用。另一项涉及病态肥胖患者需要单肺通气的研究，其中左侧DLT与Arndt导丝引导阻塞管进行了比较，在插管成功和实现肺隔离方面，两种设备都有优势，没有差异。

最近的一项研究在视频辅助胸腔镜手术中比较了Fuji阻塞管和左侧DLT的效果，发现与左侧DLT相比，支气管阻塞管获得肺塌陷的时间更短，肺通气质量更高。

结合所有研究，我们的建议是，所有麻醉医师应熟悉肺隔离技术中支气管阻塞管和DLT的使用。编辑总结、科学证据和辩论主题均支持该建议。表1-1-7显示了DLT和支气管阻塞管的优缺点。

五、肺隔离的未来趋势

随着胸外科、心脏外科、食管外科和微创外科的发展，麻醉学家对肺隔离技术的需求不断增加。先前的研究显示，胸部手术麻醉经验有限的麻醉医师通常无法正确放置肺隔离装置。临床经验的增加可能会降低这种失败率，但是对于在胸部病例较少的临床中心工作的麻醉医师而

表 1-1-7　DLT 和支气管阻塞管的优缺点

双腔气管导管	支气管阻塞管
优点	优点
较大管腔便利	隆突上易于辨别
吸痰	困难气道的最佳选择
最佳的肺隔离绝对适应证装置，保护肺不受污染，双肺通气转换为单	插管气道损伤少见
肺通气方便可靠	如需继续机械通气无须换管
缺点	缺点
选择合适的号码困难	吸痰空间较小
喉镜暴露插管较困难	单双肺通气转化复杂
插管潜在的损伤	术中移位，需要多次调整
罕见的严重气道损伤	

言，很难获得丰富的临床经验。因此，需要改进一些非临床的训练方法。

通常在经验丰富的临床麻醉医师的指导下，利用麻醉模拟器进行学习和增加经验积累。因此，肺隔离技术的一种继续教育方法是在经验丰富的胸外科麻醉医师指导下，在气道模拟器上进行训练；另一种方法是在纤维支气管镜模拟器上训练肺隔离技术。这些模拟训练对偶尔进行胸腔手术麻醉的麻醉医师特别有必要。一项针对胸部手术麻醉经验有限的麻醉医师的研究中，比较了模拟插管模型与通过计算机模拟视频教学在放置左侧DLT方面的效果，结果表明，当要求麻醉医师放置左侧DLT实现肺隔离时，两种教学方法具有相似的结果。

另一项涉及在麻醉科住院医师中使用双腔气管插管和支气管阻塞管对肺隔离进行高保真模拟的研究表明，他们在放置肺隔离装置方面的表现均非常成功。一项包括高年级医学生的相似模型研究，采用在模拟器上学习基本的肺隔离技能，结果表明视频教学和基于插管模型模拟的方法在培训肺隔离技术新手方面具有可比性。不管教授肺隔离技术的方法如何，都应在胸科麻醉经验有限的麻醉医师中定期使用该方法，以保持其技能水平。另外，可在www.thoracicanesthesia.com网站上获得免费的在线支气管镜模拟器，以教授麻醉医师气管、支气管解剖学。

小　结

理想的肺隔离取决于多种因素，包括患者气道解剖、肺隔离的指征、现有的设备条件以及麻醉医师的培训等。无论使用什么方法进行肺隔离，肺隔离的"ABCs"就是：

A. 解剖：了解气管、支气管的解剖。对许多麻醉医师而言，不能完成满意肺隔离的主要问题是缺乏对远端气道解剖的了解。

B. 支气管镜检查：如可能，应尽可能使用纤维支气管镜定位支气管导管或支气管阻塞导管。纤维支气管镜的操作技术现在已经是胸外科手术麻醉医师必备的基本技能。在线纤维支气管镜模拟软件能帮助训练麻醉医师定位双腔支气管导管或支气管阻塞导管。该模拟软件采用实时图像，可在www.thoracicanesthesia.com上免费获得。

C. 胸部影像学检查： 麻醉医师在置入双腔支气管导管或支气管阻塞导管之前应充分阅读胸部影像学检查资料。下呼吸道的解剖异常情况通常可以事先确定，并且将对具体病例选择最优化的肺隔离方案产生重要影响。

（周波　上海交通大学医学院附属胸科医院麻醉科）

参考文献

［1］ 吴镜湘, 邱郁薇, 朱宏伟. 胸外科麻醉原理与实践［M］2 版. 郑州: 河南科学技术出版社, 2022

［2］ CAVUS E, KIECKHAEFER J, DOERGES V, et al. The C-MAC videolaryngoscope: first experiences with a new device for videolaryngoscopyguided intubation［J］. Anesth Analg, 2010, 110: 473–477.

［3］ PURUGGANAN RV, JACKSON TA, HEIR JS, et al. Video laryngoscopy versus direct laryngoscopy for double-lumen endotracheal tube intubation: a retrospective analysis［J］. J Cardiothorac Vasc Anesth, 2012, 26: 845–848.

［4］ RUSSELL T, SLINGER P, ROSCOE A, et al. A randomised controlled trial comparing the GlideScope(®) and the Macintosh laryngoscope for double-lumen endobronchial intubation［J］. Anaesthesia, 2013, 68: 1253–1258.

［5］ CHASTEL B, PERRIER V, GERMAIN A, et al. Usefulness of the Airtraq DL ™ videolaryngoscope for placing a double-lumen tube［J］. Anaesth Crit Care Pain Med, 2015, 34: 89–93.

［6］ BRODSKY JB, LEMMENS HJ. Left double-lumen tubes: clinical experience with 1170 patients［J］. J Cardiothorac Vasc Anesth, 2003, 17: 289–298.

［7］ BENUMOF JL, PARTRIDGE BL, SALVATIERRA C, et al. Margin of safety in positioning modern double-lumen endotracheal tubes［J］. Anesthesiology, 1987, 67: 729–738.

［8］ MCKENNA MJ, WILSON RS, BOTELHO RJ. Right upper lobe obstruction with right-sided double-lumen endobronchial tubes: a comparison of two tube types［J］. J Cardiothorac Anesth, 1988, 2: 734–740.

［9］ CAMPOS JH, GOMEZ MN. Pro: right-sided double-lumen endotracheal tubes should be routinely used in thoracic surgery［J］. J Cardiothorac Vasc Anesth, 2002, 16: 246–248.

［10］ BUSSIERES JS, LACASSE Y, COTE D, et al. Modified right-sided Broncho-Cath® double lumen tube improves endobronchial positioning: a randomized study［J］. Can J Anaesth, 2007, 54: 276–282.

［11］ STENE R, ROSE M, WEINGER MB, et al. Bronchial trifurcation at the carina complicating use of a double-lumen tracheal tube［J］. Anesthesiology, 1994, 80: 1162–1163.

［12］ EHRENFELD JM, WALSH JL, SANDBERG WS. Right- and left-sided Mallinckrodt double-lumen tubes have identical clinical performance［J］. Anesth Analg, 2008, 106: 1847–1852.

［13］ CAMPOS JH, HANADA S. DLT with incorporated fiberoptic bronchoscopy. Chapter 116［M］// Rosenblatt WH, Popescu WM, editors. Master techniques in upper and lower airway management. The Netherlands: Wolters Kluwer Health, 2015: 250–251.

［14］ SARACOGLU A, SARACOGLU KT. VivaSight: a new era in the evolution of tracheal tubes［J］. J Clin Anesth. 2016, 33:442–449.

［15］ HEIR JS, PURUGGANAN R, JACKSON TA, et al. A retrospective evaluation of the use of video-capable double-lumen endotracheal tubes in thoracic surgery [J]. J Cardiothorac Vasc Anesth, 2014, 28: 870–872.

[16] SLINGER P. A view of and through double-lumen tubes [J]. J Cardiothorac Vasc Anesth, 2003, 17: 287–288.

[17] CAMPOS JH, HALLAM EA, VAN NATTA T, et al. Devices for lung isolation used by anesthesiologists with limited thoracic experience: comparison of double-lumen endotracheal tube, Univent torque control blocker, and Arndt wire-guided endobronchial blocker [J]. Anesthesiology, 2006, 104: 261–266.

[18] DE BELLIS M, ACCARDO R, DI MAIO M, et al. Is flexible bronchoscopy necessary to confirm the position of double-lumen tubes before thoracic surgery [J]? Eur J Cardiothorac Surg, 2011, 40: 912–916.

[19] LOHSER J, BRODSKY JB. Silbronco double-lumen tube [J]. J Cardiothorac Vasc Anesth, 2006, 20: 129–131.

[20] HAGIHIRA S, TAKASHINA M, Mashimo T. Application of a newly designed right-sided, double-lumen endobronchial tube in patients with a very short right mainstem bronchus [J]. Anesthesiology, 2008, 109: 565–568.

[21] SAITO S, DOHI S, NAITO H. Alteration of double-lumen endobronchial tube position by flexion and extension of the neck [J]. Anesthesiology, 1985, 62: 696–697.

[22] YUCEYAR L, KAYNARK K, CANTURK E, et al. Bronchial rupture with a left-sided polyvinylchloride double-lumen tube [J]. Acta Anaesthesiol Scand, 2003, 47: 622–625.

[23] LIU H, JAHR JS, SULLIVAN E, et al. Tracheobronchial rupture after double-lumen endotracheal intubation [J]. J Cardiothorac Vasc Anesth, 2004, 18: 228–233.

[24] BENUMOF JL, Wu D. Tracheal tear caused by extubation of a double-lumen tube [J]. Anesthesiology, 2002, 97: 1007–1008.

[25] FITZMAURICE BG, BRODSKY JB. Airway rupture from double-lumen tubes [J]. J Cardiothorac Vasc Anesth, 1999, 13: 322–329.

[26] KNOLL H, ZIEGELER S, SCHREIBER JU, et al. Airway injuries after onelung ventilation: a comparison between double-lumen tube and endobronchial blocker: a randomized, prospective, controlled trial [J]. Anesthesiology, 2006, 105:471–477.

[27] CLAYTON-SMITH A, BENNETT K, ALSTON RP, et al. A comparison of the efficacy and adverse effects of double-lumen endobronchial tubes and bronchial blockers in thoracic surgery: a systematic review and meta-analysis of randomized controlled trials [J]. J Cardiothorac Vasc Anesth, 2015, 29:955–966.

[28] PARK SH, HAN SH, DO SH, et al. Prophylactic dexamethasone decreases the incidence of sore throat and hoarseness after tracheal extubation with a double-lumen endobronchial tube [J]. Anesth Analg, 2008, 107: 1814–1818.

[29] CAMPOS JH. Effects of oxygenation during selective lobar versus total lung collapse with or without continuous positive airway pressure [J]. Anesth Analg, 1997, 85:583–586.

第二节　胸外科手术中通气策略的个体化和精确化

胸外科手术中的通气一般有三个阶段，包括双肺通气、单肺通气、肺复张后的再次双肺通气。单肺通气存在低氧血症风险以及高气道压通气时相关肺损伤的风险，因此胸外科手术中，理想的通气策略应当涵盖以上三个阶段，个体化、精确化地设置通气模式和参数，在保证术中氧合的同时避免术后肺损伤。

一、单肺通气时的低氧血症

如果按照$SpO_2 < 90\%$或者$PaO_2 < 60$ mmHg的标准定义低氧血症，则单肺通气时低氧血症的发生率在$5\% \sim 10\%$。导致低氧血症的原因有以下三方面：① 单肺通气期间非通气侧的肺内血流未经氧合就进入左心系统，致使肺内分流（Qs / Qt）增加，而健侧肺单肺通气时的高气道压会加剧肺内分流；② 缺氧性肺血管收缩（hypoxic pulmonary vasoconstriction, HPV）机制受损，正常情况下，单肺通气时，机体通过HPV机制减少非通气侧肺的血流，可在一定限度内代偿以避免低氧血症。手术、麻醉中如果HPV机制受损，则可发生低氧血症；③ 侧卧位时纵隔下压、膈肌抬高以及全身麻醉等原因使通气侧肺功能残气量（functional residual capacity, FRC）下降；此外，由于需要相对高的吸入氧浓度以维持氧合，同时由于小潮气量通气的影响，通气侧肺组织可能存在区域性肺不张。

二、单肺通气和急性肺损伤

胸外科手术后肺部并发症发生率较高。在一项于2010年发表在 *Anesthesiology* 的研究中，Canet J等在2464例患者（分别接受全麻、神经阻滞、区域阻滞的麻醉方式）中发现的非心脏手术后肺部并发症发生率为5%；另一项于2017年发表在 *JAMA Surgery* 的研究在1 202例全身麻醉下非心胸外科手术患者中发现，术后肺部并发症发生率为33%；肺癌术后肺部并发症可高达$15.8\% \sim 31.7\%$；Detillon D等进行的一项纳入2133例肺癌手术患者的研究中，中老年肺癌患者（>60岁）术后肺部并发症发生率高达29.9%；一项纳入29个国家、146家医院、9864例手术的国际多中心研究——LAS VEGAS研究得出了类似的结果，并采用了加泰罗尼亚风险评分评估外科患者的术后肺部并发症风险，即ARISCAT评估量表（Assess Respiratory Risk in Surgical Patients in Catalonia Risk Score），发现28%的患者预测风险增高，且这部分患者术后肺部并发症发生率确实显著增高，临床预后较差。

肺部并发症的发生率报道范围如此之大，有一部分原因是各个研究中术后肺部并发症的定义不同，有多个评分系统，目前应用相对较多的是墨尔本评分（表1-2-1）和LAS VEGAS评分。

LAS VEGAS研究通过集合定义至少一项以下情况可定义为发生术后肺部并发症：肺炎；胸腔引流漏气超过5天；呼吸衰竭（再次气管插管或呼吸支持超过48 h）；急性呼吸窘迫综合征；肺不张（CT或胸片检测到肺不张）；误吸、吸入性肺炎（有明确的误吸临床病史或放射学证据）；脓胸或支气管胸膜瘘；气胸或胸腔积液；肺栓塞；术后胸腔出血、肺出血；支气管痉挛；肺水肿；因呼吸系统相关原因再入重症监护病房（ICU）或停留时间超过36 h。

肺部并发症的预防和治疗需要重视患者的术前评估，需要借助一些量化的评估工具来预测潜在高风险患者，如ARISCAT评分量表（表1-2-2），依据年龄、术前SpO$_2$、近一个月内有无肺部感染、术前血红蛋白含量、手术切口部位、手术时间、是否急诊手术7项指标构建了一个风险预测模型，可用于识别术后肺部并发症高危患者。

表 1-2-1　术后肺部并发症的墨尔本评分定义

以下项目中，有4项以上阳性即可诊断术后肺部并发症
胸部X线检查报告为肺不张/肺实变
连续2天以上体温 > 38℃
连续2天吸空气时SpO$_2$ < 90%
黄色或绿色脓痰，与术前评估时不同
无法解释的白细胞计数升高，> 11 × 10^9/L，或呼吸系统感染需抗生素治疗
内科医生诊断为肺炎或胸部感染
痰培养报告阳性
听诊出现异常呼吸音，与术前评估时不同

表 1-2-2　术后肺部并发症风险评估量表（ARISCAT评分）

风险因素	风险分层	风险评分点
① 年龄	≤ 50	0
	50 ~ 80	3
	> 80	16
② 脉搏血氧饱和度（SpO$_2$）	≥ 96%	0
	91% ~ 95%	8
	≤ 90%	24
③ 最近一月是否有肺部感染	否	0
	是	17
④ 术前血红蛋白含量	> 10g/L	0
	≤ 10g/L	11
⑤ 手术切口部位	外周	0
	下腹部	15
	胸部	24
⑥ 手术时间（h）	< 2 h	0
	2 ~ 3 h	16
	> 3 h	23
⑦ 是否是急诊手术	否	0
	是	8

注：7项总合评分点：< 26分，低风险；26 ~ 44分，中等风险；≥ 45分，高风险。

引起术后肺部并发症的主要原因中除了与患者和手术相关的风险因素外，呼吸机相关肺损伤（ventilator-induced lung injury, VILI）也是重要原因之一，这也是麻醉管理中可以控制和调整的因素之一。造成VILI的原因可能有4方面。① 容量伤：单肺通气期间高潮气量通气导致的肺泡过度膨胀；② 气压伤：单肺通气时气道压增高，如峰压（Ppeak）> 35 cmH$_2$O，或者平台压（Pplat）> 25 cmH$_2$O，导致肺泡内压力过高；③ 区域性肺不张：单肺通气时，小潮气量通气致使部分肺泡区域反复打开和关闭，造成通气不均一和肺不张；④ 生物伤：前三个原因致使体内炎症因子释放，如IL-6、IL-8、IL-1β、TNF-α，导致白细胞迁移至肺泡及毛细血管，破坏毛细血管内皮糖萼层，导致组织间质水肿，类似于急性呼吸窘迫综合征（acute respiratory distress syndrome, ARDS）样改变。

三、胸外科手术的通气管理及单肺通气的保护性通气策略

保护性通气的概念最早来源于ARDS治疗，现在已经被广泛应用于临床所有呼吸支持治疗以及麻醉中机械通气领域，目前临床比较常用的策略包括三大要素：① 小潮气量通气V_T = 6～8 ml/kg；② 低水平的呼气末正压（positive end expiratory pressure, PEEP），通常为5 cmH$_2$O；③ 肺复张手法，一般采用35～40 cmH$_2$O持续15 s的肺复张手法；此外还应降低吸入氧浓度、合理选择容量控制通气与压力控制通气。

如果实施的是胸外科手术，一般推荐在全身麻醉后妥善定位双腔气管导管或支气管封堵器；双肺通气时潮气量设置为6～8 ml/kg，PEEP = 5，进胸前实施单肺通气，潮气量4～6 ml/kg，PEEP为5 cmH$_2$O；非通气侧予以持续气道内正压（continuous positive airway pressure, CPAP）支持，一般氧流量设定为5 L/min，CPAP限压设置在2～5 cmH$_2$O，关胸实施手法肺复张；苏醒期间设置为双肺通气模式，V_T为6～8 ml/kg，PEEP为5 cmH$_2$O；患者清醒后吸痰并再次肺复张后拔管。但这些措施仍然是普遍化的概念，没有考虑以下问题：每一个具体的呼吸参数究竟如何个体化设置？肺部手术的患者在肺切除前后肺容积发生变化，V_T是否要调整？PEEP的设定是使用固定的推荐值还是应该根据患者不同进行个体化设定？这些都有待进一步优化和个体化，从而实现通气管理的精确化。

（一）潮气量的个体化设置

潮气量的个体化设置首先应该采用预计体重（predicted body weight, PBW）而非实际体重来设置，计算公式如下：男性PBW（kg）= 50 + 0.91（身高－152.4 cm）；女性PBW（kg）= 45.5 + 0.91（身高－152.4 cm）。这是因为肺的通气容积与身高的关联性显著高于体重，对于体重指数（body mass index, BMI）大于40 kg/m^{2}的肥胖患者，PBW与实际体重的差距可能会接近一倍，现在不少麻醉机和呼吸机已经设计了PBW自动计算的功能。一般推荐双肺通气时潮气量设置为6 ml/kg（PBW），呼吸频率为12次/分，尽可能降低气道峰压，使单肺通气的气道峰压不超过35～40 cmH$_2$O，平台压不超过25 cmH$_2$O。值得注意的是，低V_T通气可导致功能残气量（FRC）下降到低于闭合气量，可导致通气无效腔增加和高碳酸血症，适当增加呼吸频率

可代偿性排出CO_2，但并不推荐单纯通过增加呼吸频率来追求正常的$PaCO_2$，多数患者可以耐受$PaCO_2 \leq 70$ mmHg，当$PaCO_2$持续> 70 mmHg时可能会带来交感神经兴奋、颅内压增加、心律失常、心肌收缩力下降和肺动脉压增高的风险，多数情况下推荐允许性高碳酸血症策略时动脉$PaCO_2$为$45 \sim 59$ mmHg。虽然理论上每侧肺通气量为3 ml/kg，但是单肺通气时不能简单地将双肺潮气量除以2，这是因为需要考虑血流和通气重新分布的因素。假如单肺通气时潮气量设置为3 ml/kg PBW，呼吸频率需提高到20次/分，但仍然有可能导致过度的高碳酸血症；此外，患者呼吸频率过快，加上双腔气管导管高气道阻力问题，患者呼气时间不够，可导致过高的内源性PEEP。因此，单肺通气时一般推荐潮气量为$4 \sim 6$ ml/kg PBW，呼吸频率为$14 \sim 16$次/分，伴随中等程度的高碳酸血症。

（二）通气模式的选择

常用的通气模式有容量控制通气（volume controlled ventilation, VCV）和压力控制通气（pressure controlled ventilation, PCV）2种，VCV模式下（**图1-2-1上**）患者吸气时气道峰压（P_{peak}）偏高；PCV模式下（**图1-2-1下**）仅有平台压（P_{plat}），压力相对较低；但VCV相比PCV肺泡内压升高相对缓慢。基于VCV和PCV的特点，二者各有利弊，无论是VCV时迅速升高的P_{peak}值，以及PCV时迅速升高的肺泡压（P_{ALV}），均可导致呼吸机相关肺损伤（VILI）。而VCV模式减少潮气量可降低P_{peak}，取得与PCV相似的效果，且肺泡压上升相对平缓有助于肺保护。有研究报道，与VCV相比，PCV在氧合方面几乎没有或仅有很小的改善，现有数据尚不足以确定单肺通气期间使用PCV或VCV能否降低术后肺部并发症的发生风险。因此，目前情况下两种模式均可采用。

压力控制容量保证通气（pressure controlled volume guarantee, PCV-VG）是一种智能化的新型通气模式，结合了容量控制和压力控制两种通气模式的优点，其特点是第一次做VCV通气，波形曲线为VCV递增截断波曲线，测得的平台压力作为下一次通气的压力，以后根据每次测量的潮气量与目标潮气量比较来决定下一次压力的大小，每次压力变化量（ΔP_{aw}）为$1 \sim 3$ cmH$_2$O，直至到达目标压力，在吸气阶段尽可能保持较低的压力水平，但同时要保证送气量等于预设的潮气量的通气控制，吸气时间结束转

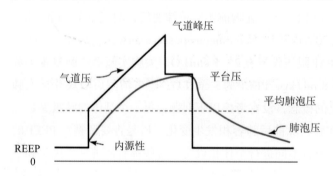

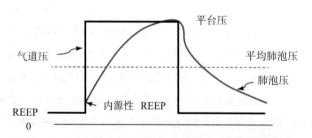

图1-2-1 VCV模式（上）与PCV模式（下）的压力曲线对比

注：气道压（黑线），肺泡压（红线），VCV模式下气道压的波形表现为：气道峰值压 + 平台压；PCV模式，仅有平台压；VCV模式下肺泡压上升相对缓慢；PEEP为呼气末正压。

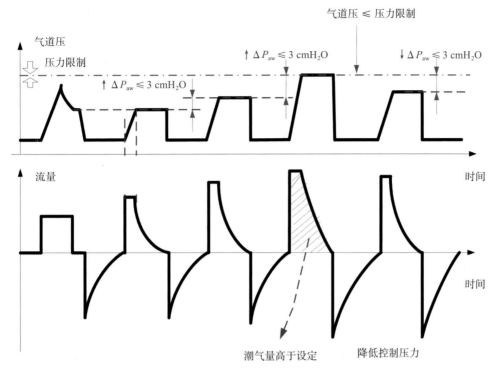

气道压 ≤ 压力限制

↑ ΔP_{aw} ≤ 3 cmH$_2$O ↓ ΔP_{aw} ≤ 3 cmH$_2$O

气道压

压力限制

↑ ΔP_{aw} ≤ 3 cmH$_2$O

流量

时间

时间

潮气量高于设定   降低控制压力

图 1-2-2　压力控制容量保证通气（PCV-VG）

注：ΔP_{aw} 是气道压力变化值。

为呼气（**图1-2-1和图1-2-2**）。其优势是保证患者目标潮气量恒定，可保障合并肺功能疾患的患者的通气安全，结合了 VCV 和 PCV 两种通气模式的优点；通气过程中以最低的压力送气保障潮气量恒定，避免了气压伤的产生，并有利于塌陷肺泡的复张，改善氧合，降低吸气峰压，用于胸外科手术通气可能有较好的肺保护作用。

（三）呼气末正压（PEEP）的个体化设定

使用PEEP可防止肺泡塌陷，因为它增加了功能残气量（FRC），从而保持肺容积高于闭合容量。在实施保护性通气采用低潮气量时，肺不张风险相对增加，增加PEEP可改善氧合并预防肺损伤，减少肺不张面积，减少肺泡反复开闭的区域；但另一方面，过高的PEEP可能会迫使更多的血流流向不通气侧肺，导致通气/血流不匹配程度增加，而且高PEEP时有发生低血压风险，因此，如何选择和设置PEEP水平，取得一个合理的平衡点是应当首要关注的问题。目前在关于PEEP的合理选择上，主要存在2种观点，一是高PEEP（≥10 cmH$_2$O）通气，另一是低PEEP（2～5 cmH$_2$O）时通气，哪一种方案更能够降低术后肺部并发症还存在争议，大样本多中心研究有关注肥胖患者保护性通气的PROBESE研究、关注腹部手术的PROVHILO研究、针对肺部手术的多中心前瞻性随机对照研究PROTHOR等，然而，此类方案的共性问题是采用固定PEEP模式保护性通气，未兼顾患者个体情况如术前肺部并发症、术中单肺通气、肺切除前后肺容量改变，有可能造成保护效果不佳。近年来，更多研究主张采用PEEP设定的方法来"个体化"设置保护性通气参数。在iPROVE-OLV研究中，研究人员提出在胸外科手术患者中实施"个体化设定"PEEP方案可能有助于降低术后肺部并发症，方案中采用最大肺动态顺应为目标设定PEEP。理想的个体化保护通气PEEP设定是根据患者具体特征及通气监测反馈数据来设置通气参数，从而降低驱动压、改善肺顺应性、预防肺不张等。

PEEP个体化设定的方法不少借鉴于急性呼吸窘迫综合征（ARDS）的治疗经验，目前临床麻醉中值得推荐的个体化设定PEEP的方法如下。

1. 压力－容量曲线下拐点法

即在呼吸压力－容量曲线上找到下拐点（lower inflection point, LIP），然后确立最佳PEEP。在肺功能正常患者中，LIP是肺泡从塌陷到开始开放的关键PEEP。如**图1-2-3**所示，对于那些内源性PEEP值低于LIP的患者，使用外源性PEEP有助于肺保护，在这些患者中，呼气末总压力（PEEPtot）= 内源性PEEP + 外部PEEP，PEEPtot沿着压力－容量曲线向LIP移动（**图1-2-3中PEEPtot1**），从而使得肺泡有效复张、氧合改善。相反，如果PEEP的应用导致PEEPtot在LIP上方显著增加，则会导致氧合减少（**图1-2-3中PEEPtot2**）。过度牵张的肺泡会压迫肺毛细血管，增加肺血管阻力，并驱使肺血流从通气侧向非通气侧分布，肺内分流增加，氧饱和度下降。如果术中可以测量内源性PEEP，则可以据此选定合适的外部PEEP，以确保PEEPtot ≤ LIP。但由于一般麻醉机无呼气末保持功能，无法直接测定内源性PEEP，只能通过分析呼吸容量－流量曲线环来计算，即找到呼气末、吸气流开始时，且曲线环未闭合到达基线的节点（**图1-2-4**）。确定内源性PEEP效应的间接方法是计算静态肺顺应性（静态顺应性 = V_T / P_{plat} — PEEP）。如果测定获得的肺顺应性下降，说明可能有肺泡过度充气或空气潴留。对于肺功能正常或限制性肺病患者，PEEP宜设定为5～10 cmH_2O，而对于严重阻塞性气道疾病患者，使用2～5 cmH_2O的外部PEEP，不会进一步加重肺过度膨胀。

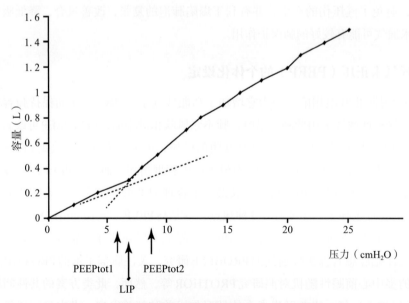

图1-2-3 压力－容量曲线下拐点与呼气末总压力之间的关系

注：LIP，下拐点；PEEPtot1，低于LIP的呼气末总压力，采用PEEPtot1策略通气时，肺容量不会过度增加。PEEPtot2：高于LIP的呼气末总压力，当采用PEEPtot2策略通气时，肺容量显著增加，可能导致肺过度膨胀。

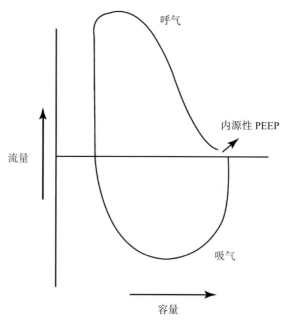

图 1-2-4　呼吸容量 – 流量曲线环及内源性 PEEP 的确定

注：在呼气末、吸气流开始时，容量 – 流量环未闭合到达基线的节点即为内源性PEEP。

2. 根据驱动压个体化设定PEEP

保护性通气的核心环节是为了降低呼吸机带来的"机械能"，机械通气时，做功的机械能包括动能和势能，并可以在两者之间相互转换。动能转换为势能的形式储存在肺和胸壁等弹性组织中，或者在克服阻力（包括肺组织、气道和人工气道等）时转换为热能。除此之外，动能也能够导致肺组织发生形变甚至损伤。实施保护性通气的核心环节就是在维持氧合需要和呼吸功能的前提下最大限度地降低机械能。机械通气时作用于整个呼吸系统的压力等于阻力、驱动压和总PEEP（PEEPtot）之和，即：压力 $= Raw \times F + V_T/C + PEEPtot$，其中，Raw代表气道阻力，气体流动时产生的阻力等于Raw与流速（F）的乘积；驱动压等于V_T与顺应性（C）的比值，也就是呼吸系统产生的弹性回缩力；PEEPtot为呼吸机设置的PEEP与内源性PEEP的总和。

在吸气时，压力会导致呼吸系统容积的增加，输出的机械能即等于压力与容积变化的乘积。当假设在总的肺容积范围内，压力 – 容积曲线的变化呈线性时，可以通过压力 – 容积曲线面积计算机械能，即：机械能 $= V_T \times P = V_T \times (Raw \times F + V_T/2C + PEEPtot)$。$P$代表作用于整个呼吸系统的压力，公式中机械能的单位为$cmH_2O \times L$（$1\ cmH_2O = 0.098\ kPa$），转换为常用能量单位焦耳（J），需要将结果乘以0.098（$1\ cmH_2O \times L = 0.098\ J$）。如果考虑到时间因素，则应该引入功率的概念来描述机械能，呼吸系统的机械功率代表在单位时间内多次呼吸循环累积的能量负荷，通常使用呼吸系统的机械能与RR的乘积来表示，单位为J/min，即：机械功率 $= 0.098 \times V_T \times RR \times (Raw \times F + V_T/2C + PEEPtot)$。

当进行容量控制模式，通过计算气道峰压（P_{peak}）和P_{plat}的差值与流速的比值可以简单预测Raw，即：$Raw = (P_{peak} - P_{plat})/F$，同时驱动压（$\Delta P$）等于$P_{plat}$与PEEPtot的差值，因此，机械功率公式可转换为：机械功率 $= 0.098 \times V_T \times RR \times [P_{peak} - P_{plat} + (P_{plat} - PEEPtot)/2 + PEEPtot] =$

$0.098 \times V_T \times RR \times [P_{peak} - (P_{plat} - PEEPtot)/2] = 0.098 \times V_T \times RR \times (P_{peak} - \Delta P/2)$。其中驱动压（$\Delta P$）是机械能量方程中最重要的参数之一，也是VILI最重要的独立危险因素之一，根据ΔP选择合适的通气参数更加简单有效，保护性通气时推荐$\Delta P < 14\ cmH_2O$。

3. 利用肺阻抗断层成像技术（electrical impedance tomography, EIT）个体化设定PEEP

肺阻抗断层成像技术是一种无创、即时、动态、可视化的床旁通气监测新手段，其原理是测定肺内通气量变化时的胸部生物电阻抗变化来重建通气时的动态肺图像（图1-2-5）。EIT可动态监测反馈通气参数设置是否合理，可以实现通气设置的个体化和精确化，尤其适用于肺部手术的一些高风险患者，实际上EIT的功能远远不仅局限于PEEP的个体化设定，而是可用于整个呼吸参数的个体化设置。目前推荐采用EIT设定法设置PEEP主要流程为：① 先实施程序化肺复张，即分别使用若干较高水平的PEEP通气（文献报道最高者达30 cmH_2O），每个水平的PEEP给予6～10次机控呼吸，令肺复张；② 采用PEEP递减的方式，从高水平PEEP（例如从26 cmH_2O），间隔2 cmH_2O调减，逐一记录和设定各个不同PEEP水平下的EIT图像，用EIT图

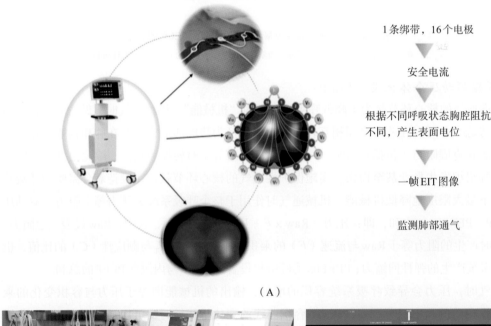

（A）

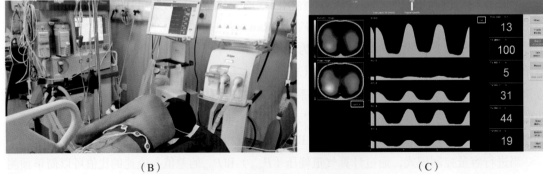

（B）　　　　　　　　　　　　　　　　　（C）

图 1-2-5　肺阻抗断层成像技术用于通气监测和管理示意图

（A）肺阻抗断层成像技术（EIT）的成像原理模式图；（B）临床实景图；（C）主界面

胸外科精确麻醉

像指标变化指导设定，找到肺内通气分布最均匀时的最佳$PEEP_{IND}$，使用的评价指标包括最小延迟通气分布指数（minimum delayed ventilation distribution index, MDVDI）或者代表肺区域萎陷程度和过度膨胀程度变化的两条曲线的交叉点（相当于是肺内通气均匀的均衡点）。通常使用PCV通气模式，锁定一定程度的驱动压来实施以上步骤。然而，上述设定方案中如此高水平的PEEP在胸外科麻醉中很难开展，尤其是单肺通气阶段，设定过程中就可能会引起显著低血压，因此多数胸部手术的PEEP设定方案中，最高PEEP通常设置在15 cmH_2O左右。胸部手术单肺通气PEEP设定时可以参考**图1-2-6**的方案进行设定。

EIT 个体化设定流程

- 诱导结束后设置双肺容量控制模式通气
  例如：潮气量8 mL/PBW，f 15次/分，I∶E = 1∶2，FiO_2 80%~100%

- 绑带固进于患者第4肋间，将参考电极放置在病人腹部

- 翻身侧卧位后，断开呼吸管路，夹闭术侧通气

- 手控球囊或者机控进行健侧肺复张两次
  压力保持在30 cmH_2O，每次15 s

- 设置单肺通气模式：
  例如Vt 6 mL/PBW，f 15次/分，I∶E = 1∶2，FiO_2 80%~100%

- PEEP值从15 cmH_2O开始设定，每隔一分钟减少2 cmH_2O设定至1 cmH_2O完成数据采集

- 通过数据分析软件进行PEEP设定分析，最佳REEP值为肺塌陷和肺过度膨胀之间的交叉点=$PEEP_{IND}$

（A）

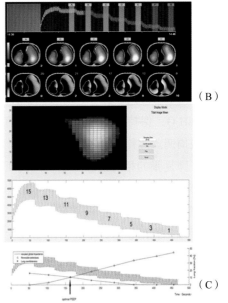

（B）

（C）

图 1-2-6　胸部手术患者 EIT 指导个体化 PEEP 设定的流程方法

（A）为设定流程步骤；（B）为不同PEEP水平下的肺部EIT图像；（C）为软件分析的结果，其中箭头所指的曲线交叉点表示获得的最佳PEEP（$PEEP_{IND}$）。

保护性通气需要提供足够的PEEP，维持肺泡开放。肺不张和肺过度膨胀都是肺损伤的危险因素，只有实现肺通气的均一性，才能做到保护性通气：① 潮气量和PEEP设定是联动问题；② 为降低ΔP（$\Delta P = P_{plat}$－PEEP），设置合理的PEEP很重要；③ 肺复张后必须持续给予PEEP，否则无法维持复张效果；④ 没有先复张直接给PEEP，无法达到相应的效果。

（四）胸部手术的肺复张策略

肺复张是保护性通气策略重要的组成部分，可使萎陷的肺泡重新开放，改善氧合，降低通气无效腔。单肺通气阶段，如果采用较高氧浓度通气，未采用PEEP或因膈肌上抬、手术牵拉/推移纵隔等原因，非手术侧肺也会有区域性肺不张风险。研究表明，在开始OLV之前实施肺复张有助于改善术中氧合。此外，手术侧肺长时间不通气导致的肺萎陷，术毕也需手法肺复张。从单肺通气恢复双肺通气时，需要采用控制性的气道内高压力（一般不超过

40 cmH$_2$O）实现双侧肺的肺复张。但通过手动捏呼吸囊突然造成气道内高容量高压力通气的方法已经不推荐，因为可能导致促炎细胞因子的释放和肺泡剪切应力的增加。目前比较推荐通过若干个循环逐步增加气道压力来实施肺复张，即"程序化肺复张"。通过使用压力控制通气，将驱动压保持在 20 cmH$_2$O，并将 PEEP 逐渐增加到 20 cmH$_2$O，从而实现 40 cmH$_2$O 的肺泡开放压力。

常用肺复张方法有 4 种：

（1）捏皮球法／人工肺复张法：手控模式肺复张，将 APL 阀门调整到 30～40 cmH$_2$O，然后捏呼吸囊。缺点是捏呼吸囊过程中压力不稳定，手松开瞬间／切回机控时无 PEEP 支撑。

（2）肺活量法／持续肺膨胀法（SI 法）：CPAP 或吸气保持，正常肺部持续 7～8 s，特殊情况如体重指数（BMI）较高、头低脚高位、腹腔镜手术时，则所需时间更长。BMI ＜ 35 kg／m^2 时吸气峰压（PIP）设置为 40 cmH$_2$O，BMI ＞ 35 kg／m^2 时 PIP 最高可设置为 50 cmH$_2$O。

（3）容量控制下潮气量递增法：潮气量从 6～8 ml／kg 开始，每次增加潮气量 4 ml／kg，保持 3～5 个呼吸周期，直至 Pplat 达到 30～40 cmH$_2$O。

（4）压力控制下 PEEP 递增法：保持驱动压（ΔP）为 15～20 cmH$_2$O 不变，PEEP 递增 5 cmH$_2$O，保持 3～5 个呼吸周期，直到 PEEP 为 20 cmH$_2$O，PIP 为 35／40 cmH$_2$O，维持 6～10 个呼吸周期。此种方法较为推荐。

肺复张的相对禁忌证是颅内高压、外伤性颅脑损伤、外伤性眼伤、肺气肿、气胸且未放置胸管、支气管扩张、肺大疱、严重不可控的低血压，上述情况应尽量避免肺不张的发生。＜ 6 岁儿童、＞ 30 岁成人、肥胖、孕期第三阶段的孕妇、腹腔镜手术、头低脚高位、胸外科手术、心脏手术、腹部手术，上述情况易发生麻醉引起的肺不张，属于手法肺复张的获益群体。对于晚期或纤维化阶段的成人呼吸窘迫综合征（acute respiratory distress syndrome, ARDS）、单侧肺炎、ARDS 有显著的影像学局灶改变、ARDS 已使用高水平 PEEP 治疗、胸壁弹性差、有哮喘和慢性阻塞性肺疾病（COPD）的患者，虽然不属于肺复张手法的绝对禁忌，但是现有研究表明，肺复张手法并未带来益处，甚至部分患者在肺复张后结局更差。

（五）其他呼吸参数设置

（1）吸入氧气浓度（FiO$_2$）：可以在单肺通气早期使用 1.0 的 FiO$_2$ 以便加速肺萎陷，但不建议长时间使用高浓度的 FiO$_2$ 通气，以避免氧自由基形成造成氧化应激损伤，推荐使用 0.8 的 FiO$_2$ 或者能够维持氧饱和度在 90% 以上的最低 FiO$_2$ 通气。

（2）吸呼比（I∶E）和呼吸次数（RR）：设置应当根据患者的具体情况进行选择，在 COPD 患者，需要更长的呼气时间，需要减低 RR（8～10 次／分）和调整 I∶E（1∶2.5～1∶4）。对于限制性肺疾病，为了降低气压伤的风险，需要更低的气道峰压和平台压时，I∶E 可以调整到 1∶1 甚至反比呼吸，同时采用更低的潮气量和更快的呼吸频率（10～15 次／分）以保证分钟通气量，但应注意可能会使内源性 PEEP 增加。

（六）单肺通气时低氧血症的处理

单肺通气低氧血症的发生率随着气道工具的改进已经有所降低，当发生低氧血症时，首先判断低氧血症是否严重或者紧急，如果SpO_2严重或突然下降，需要重新双肺通气（如果可能）。如果氧饱和度逐渐下降，参照按照以下流程处理：

（1）确保FiO_2为1.0。

（2）应用柔性支气管镜检查双腔支气管导管或支气管阻塞导管的位置。

（3）确保最适心输出量，降低挥发性麻醉剂的浓度（＜1 MAC）。

（4）对通气侧肺应用肺复张手法（可能出现一过性更严重的低氧血症）。

（5）对通气侧肺应用PEEP（5 cmH_2O）通气（除外肺气肿患者）。

（6）非通气侧肺应用持续气道内正压CPAP（1～2 cmH_2O）通气，CPAP之前应用肺复张手法。

（7）对非通气侧肺间断膨肺。

（8）对非通气侧肺行部分通气技术。

（9）氧气吹入法。

（10）高频通气。

（11）肺叶萎陷技术（应用支气管封堵器）。

（12）对非通气侧肺的血流进行机械限制。

（七）肺叶切除手术患者的机械通气相关推荐

国内52家医疗机构在2017年对接受肺叶切除术患者实施保护性通气给出了专家共识，用于指导围术期临床实践，专家推荐了8个相关建议：

（1）保护性通气时潮气量设置为6 ml/kg，PEEP为5 cmH_2O。

（2）通气模式选择PCV优于VCV。

（3）治疗性高碳酸血症$PaCO_2$可达到50～70 mmHg。

（4）肺复张策略对患者有益。

（5）术前、术后通气侧肺应用PEEP，非通气侧肺应用CPAP。

（6）采用满足氧合的最低吸入氧浓度。

（7）特定患者可采用非插管全麻下肺叶切除。

（8）辅助药物可选择雾化吸入布地奈德或静脉注射乌司他丁、西维来司。

这一共识可以为大多数肺部手术患者的机械通气选择提供一个参考，对于具体患者的临床实践仍然建议采用前文所述的个体化设定方案，以便实现麻醉管理的个体化、精确化。

（吴镜湘　上海交通大学医学院附属胸科医院麻醉科）

参考文献

［1］ BERNASCONI F, PICCIONI F. One-lung ventilation for thoracic surgery: current perspectives［J］. Tumori, 2017, 103(6):495-503.

［2］ SENTURK M, SLINGER P, COHEN E. Intraoperative mechanical ventilation strategies for one-lung ventilation［J］. Best Prac Res Clin Ana, 2015, 29(3):357-369.

［3］ CANET J, GALLART L, GOMAR C, et al. Prediction of postoperative pulmonary complications in a population-based surgical cohort［J］. Anesthesiology, 2010, 113(6): 1338-1350.

［4］ FERNANDEZ-BUSTAMANTE A, FRENDL G, SPRUNG J, et al. Postoperative Pulmonary Complications, Early Mortality, and Hospital Stay Following Noncardiothoracic Surgery: A Multicenter Study by the Perioperative Research Network Investigators［J］. JAMA surgery, 2017, 152(2): 157-166.

［5］ DETILLON D, VEEN EJ. Postoperative Outcome After Pulmonary Surgery for Non-Small Cell Lung Cancer in Elderly Patients［J］. Ann Thorac Surg, 2018, 105(1): 287-293.

［6］ INVESTIGATORS LV. Epidemiology, practice of ventilation and outcome for patients at increased risk of postoperative pulmonary complications: LAS VEGAS - an observational study in 29 countries［J］. Eur J Anaesthesiol, 2017, 34(8): 492-507.

［7］ PARRY S, DENEHY L, BERNEY S, et al. Clinical application of the Melbourne risk prediction tool in a high-risk upper abdominal surgical population: an observational cohort study［J］. Physiotherapy, 2014, 100(1): 47-53.

［8］ NETO AS, DA COSTA LGV, HEMMES SNT, et al. The LAS VEGAS risk score for prediction of postoperative pulmonary complications: An observational study［J］. Eur J Anaesthesiol, 2018, 35(9): 691-701.

［9］ KOZIAN A, SCHILLING T, ROCKEN C, et al. Increased alveolar damage after mechanical ventilation in a porcine model of thoracic surgery［J］. J Cardiothorac Vasc Anesth, 2010, 24(4): 617-623.

［10］ LOHSER J, SLINGER P. Lung Injury After One-Lung Ventilation: A Review of the Pathophysiologic Mechanisms Affecting the Ventilated and the Collapsed Lung［J］. Anesth Analg, 2015, 121(2): 302-318.

［11］ ALPHONSUS CS, RODSETH RN. The endothelial glycocalyx: a review of the vascular barrier［J］. Anaesthesia, 2014, 69(7): 777-784.

［12］ KILPATRICK B, SLINGER P. Lung protective strategies in anaesthesia［J］. Br J Anaesth 2010, 105 Suppl 1: i108-i116.

［13］ LADHA K, VIDAL MELO MF, MCLEAN DJ, et al. Intraoperative protective mechanical ventilation and risk of postoperative respiratory complications: hospital based registry study［J］. BMJ, 2015, 351:h3646.

［14］ BLANK RS, COLQUHOUN DA, DURIEUX ME, et al. Management of One-lung Ventilation: Impact of Tidal Volume on Complications after Thoracic Surgery［J］. Anesthesiology, 2016, 124(6): 1286-1295.

［15］ HU XY, DU B. Lung-protective ventilation during one-lung ventilation: known knowns, and known unknowns［J］. J Thorac Dis, 2019, 11(Suppl 3):S237-S240.

［16］ MARTIN DC, RICHARDS GN. Predicted body weight relationships for protective ventilation - unisex proposals from pre-term through to adult［J］. BMC Plum Med, 2017, 17(1):85.

［17］ CAMPBELL RS, DAVIS BR. Pressure-controlled versus volume-controlled ventilation: does it matter［J］? Resp Care, 2002, 47(4):416-424; discussion 424-416.

［18］ UNZUETA MC, CASAS JI, MORAL MV. Pressure-controlled versus volume-controlled ventilation during one-lung ventilation for thoracic surgery［J］. Anesth Analg, 2007, 104(5): 1029-1033.

［19］ YAO W, YANG M, CHENG Q, et al. Effect of Pressure-Controlled Ventilation-Volume Guaranteed on One-Lung Ventilation in Elderly Patients Undergoing Thoracotomy［J］. Med Sci Monit, 2020, 26:e921417.

［20］ LI J, CAI B, YU D, et al. Pressure-Controlled Ventilation-Volume Guaranteed Mode Combined with an Open-Lung Approach Improves Lung Mechanics, Oxygenation Parameters, and the Inflammatory Response during One-Lung Ventilation: A Randomized Controlled Trial［J］. Bio Med Res Int, 2020, 2020:1403053.

［21］ TREMBLAY LN, SLUTSKY AS. Ventilator-induced lung injury: from the bench to the bedside［J］. Intensive Care Med, 2006, 32(1):24-33.

［22］ CHARLES PE, MARTIN L, ETIENNE M, et al. Influence of positive end-expiratory pressure (PEEP) on histopathological and bacteriological aspects of pneumonia during low tidal volume mechanical ventilation ［J］. Intensive Care Med, 2004, 30(12):2263-2270.

［23］ BLUTH T, SERPA NETO A, SCHULTZ MJ, et al. Effect of Intraoperative High Positive End-Expiratory Pressure (PEEP) With Recruitment Maneuvers vs Low PEEP on Postoperative Pulmonary Complications in Obese Patients: A Randomized Clinical Trial［J］. JAMA, 2019, 321(23): 2292-2305.

［24］ BLUTH T, TEICHMANN R, KISS T, et al. Erratum to Protective intraoperative ventilation with higher versus lower levels of positive end-expiratory pressure in obese patients (PROBESE): study protocol for a randomized controlled trial［J］. Trials, 2017, 18(1):247.

［25］ HEMMES SN, GAMA DE ABREU M, et al. High versus low positive end-expiratory pressure during general anaesthesia for open abdominal surgery (PROVHILO trial): a multicentre randomised controlled trial ［J］. Lancet, 2014, 384(9942):495-503.

［26］ CAMPOS NS, BLUTH T, HEMMES SNT, et al: Re-evaluation of the effects of high PEEP with recruitment manoeuvres versus low PEEP without recruitment manoeuvres during general anaesthesia for surgery -Protocol and statistical analysis plan for an individual patient data meta-analysis of PROVHILO, iPROVE and PROBESE［J］. Revista Espanola de Anestesiologia y Reanimacion, 2020, 67(2): 76-89.

［27］ SIMON P, GIRRBACH F, PETROFF D, et al: Individualized versus Fixed Positive End-expiratory Pressure for Intraoperative Mechanical Ventilation in Obese Patients: A Secondary Analysis［J］. Anesthesiology, 2021, 134(6): 887-900.

［28］ CARRAMINANA A, FERRANDO C, UNZUETA MC, et al: Rationale and Study Design for an Individualized Perioperative Open Lung Ventilatory Strategy in Patients on One-Lung Ventilation (iPROVE-OLV)［J］. J Cardiothorac Vasc Anesth, 2019, 33(9):2492-2502.

［29］ SLINGER PD, KRUGER M, MCRAE K, et al. Relation of the static compliance curve and positive end-expiratory pressure to oxygenation during one-lung ventilation［J］. Anesthesiology, 2001, 95(5):1096-1102.

［30］ BARDOCZKY GI, D'HOLLANDER AA, CAPPELLO M, et al. Interrupted expiratory flow on automatically constructed flow-volume curves may determine the presence of intrinsic positive end-expiratory pressure during one-lung ventilation［J］. Anesth Analg, 1998, 86(4):880-884.

［31］ NIEMAN GF, SATALIN J, ANDREWS P, et al. Lung stress, strain, and energy load: engineering concepts to understand the mechanism of ventilator-induced lung injury (VILI)［J］. Inten Care Med Experiment, 2016, 4 (1):16.

［32］ MAIA LA, SAMARY CS, OLIVEIRA MV, et al: Impact of Different Ventilation Strategies on Driving Pressure, Mechanical Power, and Biological Markers During Open Abdominal Surgery in Rats［J］. Anesth Analg, 2017, 125(4):1364-1374.

［33］ COLLINO F, RAPETTI F, VASQUES F, et al: Positive End-expiratory Pressure and Mechanical Power［J］. Anesthesiology, 2019, 130(1):119-130.

［34］ COSTA ELV, SLUTSKY AS, BROCHARD LJ, et al: Ventilatory Variables and Mechanical Power in Patients with Acute Respiratory Distress Syndrome［J］. Am J Respir Crit Care Med, 2021, 204(3):303-311.

［35］ SAFFARAN S, DAS A, LAFFEY JG, et al. Utility of Driving Pressure and Mechanical Power to Guide

Protective Ventilator Settings in Two Cohorts of Adult and Pediatric Patients With Acute Respiratory Distress Syndrome: A Computational Investigation［J］. Crit Care Med, 2020, 48(7):1001-1008.

［36］ CHIUMELLO D, GOTTI M, GUANZIROLI M, et al. Bedside calculation of mechanical power during volume- and pressure-controlled mechanical ventilation［J］. Crit Care, 2020, 24(1):417.

［37］ DIANTI J, MATELSKI J, TISMINETZKY M, et al: Comparing the Effects of Tidal Volume, Driving Pressure, and Mechanical Power on Mortality in Trials of Lung-Protective Mechanical Ventilation［J］. Resp Care, 2021, 66(2): 221-227.

［38］ SELLA N, PETTENUZZO T, ZARANTONELLO F, et al. Electrical impedance tomography: A compass for the safe route to optimal PEEP［J］. Resp Medicine, 2021, 187:106555.

［39］ ZHAO Z, STEINMANN D, FRERICHS I, et al. PEEP titration guided by ventilation homogeneity: a feasibility study using electrical impedance tomography［J］. Crit Care, 2010, 14(1):R8.

［40］ WOLF GK, GOMEZ-LABERGE C, RETTIG JS, et al. Mechanical ventilation guided by electrical impedance tomography in experimental acute lung injury［J］. Crit Care Med, 2013, 41(5):1296-1304.

［41］ MAURI T, ERONIA N, TURRINI C, et al. Bedside assessment of the effects of positive end-expiratory pressure on lung inflation and recruitment by the helium dilution technique and electrical impedance tomography［J］. Intensive Care Med, 2016, 42(10):1576-1587.

［42］ LIU K, HUANG C, XU M, et al. PEEP guided by electrical impedance tomography during one-lung ventilation in elderly patients undergoing thoracoscopic surgery［J］. Annals Translat Med, 2019, 7(23): 757.

［43］ ALFILLE PH. Using recruitment maneuvers to decrease tidal volumes during one-lung ventilation［J］. Anesthesiology, 2011, 114(5): 1009-1010.

［44］ KIDANE B, PALMA DC, BADNER NH, et al. The Potential Dangers of Recruitment Maneuvers During One Lung Ventilation Surgery［J］. J Surg Res, 2019, 234: 178-183.

［45］ SHI ZG, GENG WM, GAO GK, et al. Application of alveolar recruitment strategy and positive end-expiratory pressure combined with autoflow in the one-lung ventilation during thoracic surgery in obese patients［J］. J Thor Dis, 2019, 11(2): 488-494.

［46］ PEEL JK, FUNK DJ, SLINGER P, et al. Positive end-expiratory pressure and recruitment maneuvers during one-lung ventilation: A systematic review and meta-analysis［J］. J Thorac Cardiovasc Surg, 2020, 160 (4):1112-1122, e1113.

［47］ KIMURA A, SUEHIRO K, JURI T, et al. Hemodynamic Changes via the Lung Recruitment Maneuver Can Predict Fluid Responsiveness in Stroke Volume and Arterial Pressure During One-Lung Ventilation［J］. Anesth Analg, 2021, 133(1): 44-52.

［48］ KARZAI W, SCHWARZKOPF K. Hypoxemia during one-lung ventilation: prediction, prevention, and treatment［J］. Anesthesiology, 2009, 110(6):1402-1411.

［49］ GAO S, ZHANG Z, BRUNELLI A, et al. The Society for Translational Medicine: clinical practice guidelines for mechanical ventilation management for patients undergoing lobectomy［J］. J Thor Dis, 2017, 9(9): 3246-3254.

第三节 胸外科手术术中监测的精确化管理

尽管胸部手术术中监测的一般原则与其他手术类似，但胸外科手术刺激强度大，患者术中呼吸循环变化明显，围术期应激水平较高，加之术中体位的特殊性，术后心肺系统并发症较为常见。因此，麻醉医师需要更加及时准确地预测到术中可能出现或潜在发生的各种病理生理变化，以便尽早地应对和采取干预措施；这就要求对胸外科手术的术中监测技术尽可能做到精确化管理。随着术中监测技术的改进以及对心肺生理学理解的不断深入，麻醉医师希望能更好地获取和分析数据，识别异常情况，采用基于循证医学的目标导向治疗方案，同时尽可能兼顾医疗成本，以期更加经济、高效地优化胸外科手术麻醉管理方案，使患者利益最大化。

一、呼吸功能监测

（一）脉搏氧饱和度（pulse oximetry，SpO_2）

脉搏氧饱和度（SpO_2）是一种连续、无创的监测脉搏波和动脉血氧饱和度（arterial oxygen saturation, SaO_2）的方法，通过对动脉脉搏波的分析，测定血液在一定氧分压下氧合血红蛋白占功能性血红蛋白的百分比。

在胸外科术中监测SpO_2的主要目标是及时发现单肺通气（one-lung ventilation, OLV）状态下的低氧血症，在发生不可逆的代谢紊乱之前及时予以干预。在OLV期间，由于通气血流比值失调，肺内分流增加，即便吸入高浓度氧，仍有可能发生显著的去饱和状态（$SpO_2 < 90\%$）。在OLV期间或胸外科手术其他阶段中，氧合状态由多种因素决定，包括心输出量、血压、非通气侧肺的血流、通气侧肺通气血流比、麻醉对缺氧性肺血管收缩（hypoxic pulmonary vasoconstriction, HPV）的影响、气道力学和气道反应性、氧耗量和患者术前存在的基础肺部疾病。在20世纪80年代，Brodsky J等人通过OLV期间连续监测SpO_2并同时进行动脉血气分析，发现SpO_2与动脉血气相匹配，两者间最大差异为±6%，因此作者认为通过SpO_2监测患者氧合变化十分可靠，无须频繁地进行动脉血气分析。然而，动脉血气分析依然有着重要价值，因其通过测量动脉血氧分压（partial pressure of oxygen, PaO_2），可以在SpO_2去饱和前及时发现低氧的出现。一旦SpO_2下降到90%以下，S形氧离曲线出现拐点，进而陡峭下降，这时SpO_2可能进一步急剧下降，需要及时评估和处理。在PaO_2低于60 mmHg后才会发生显著的SpO_2下降，因此其无法同步PaO_2的巨大变化。在OLV期间通常可以维持正常的$PaCO_2$，但不可避免的肺内分流却仍可造成患者持续的SpO_2下降。由于动脉血中的大部分氧是通过血红蛋白运输的，当肺内分流量增加导致静脉血掺杂时，机体代偿氧含量下降的能力是有限的（如果HPV作用发挥正常，肺内分流量为20%～25%），即无法通过增加通气肺的血流量来补偿动脉氧含量的下降。

胸外科术中患者常处于侧卧位，除了OLV所致的肺内分流，纵隔大血管的压迫也可能导致

SpO_2的快速变化。肺部及纵隔手术操作还可导致心律失常的发生，进而影响SpO_2读数。术中电刀的干扰也会影响其测定，当脉搏波形受干扰时，仅参考SpO_2数值是不可取的。此外，侧卧位等体位原因，桡动脉穿刺置管致同侧手臂远端动脉灌注欠佳，长时间开胸手术致体温下降明显，以及术中大失血引起的有效循环血流不足时，均可能影响监测手指末梢循环，而对SpO_2测定造成影响，此时需间断行动脉血气分析来判断机体氧合及灌注情况。

脉搏血氧监测指标除基本的脉搏及SpO_2以外，还可通过对脉搏波形振幅变化的分析，衍生出脉搏变异度（pulse pressure variation, PPV）、脉搏变异指数（pleth variability index, PVI）等动态监测指标，它们是液体反应性的敏感和特异指标；脉搏体积描记（plethysmography），可通过脉搏血氧仪来测量组织床中搏动性容积的变化，作为一种无创的估计液体反应性的方法也受到越来越多的关注。除了容量外，还有几个因素会影响脉搏体积描记，如局部温度、测量部位、静脉压力的影响等。总之，脉搏血氧测定技术在胸外科围术期中的应用业已成熟。

（二）呼气末二氧化碳（end-tidal carbon dioxide, $ETCO_2$）

在胸外科手术期间，采用红外分光光度法或质谱法通过连续CO_2波形分析来监测通气情况。监测$ETCO_2$数值和波形可判断气管导管位置、肺换气功能、气道有无梗阻、肺栓塞、机体微循环灌注及代谢状态和患者苏醒恢复程度，可及时发现CO_2潴留，指导优化通气设置。行胸外科手术的患者通常合并有潜在肺部疾病或长期吸烟史。临床中经常通过监测不同时相的二氧化碳波形来识别潜在的肺部病理改变（如呼气相阻塞）。大多数麻醉监护仪都可显示典型的CO_2时相波形图，并具有特征的时间间隔，代表着通气时不同的生理事件。

Ⅰ相是呼气相基线，代表从解剖无效腔呼出的不含CO_2气体。Ⅱ相是呼气相CO_2快速上升阶段，代表无效腔气体与含CO_2肺泡气的混合。Ⅲ相是肺泡气体平台期，代表在气体交换的过程中肺泡呼出充分的CO_2。Ⅱ相和Ⅲ相之间的角被称为α角，间接反映了通气灌注（V/Q）匹配情况。最后Ⅳ相是吸气相，CO_2快速下降，代表新鲜气体被吸入。Ⅲ相和Ⅳ相间的近90°的夹角被称为β角。在重复呼吸过程中，β角可能会增加。在胸外科手术中，这些不同的时相受到患者心肺功能的影响，需要麻醉医师予以识别。某些影响呼气流量的急慢性疾病（如支气管痉挛或慢性阻塞性肺疾病），Ⅱ相的斜率可能会下降。其斜率的下降是由无效腔气体与肺泡气混合的程度决定的。α角的增加伴随着Ⅲ相的倾斜，代表着V/Q的不匹配。这可能是由于心输出量、CO_2生成、气道阻力、功能残气量等因素造成的（图1-3-1）。

侧卧位时，双侧肺均会发生通气灌注的生理性改变。CO_2波形图的Ⅲ相具有特征性改变。非重力依赖侧肺将通气灌注比升高（V/Q升高），肺泡无效腔增大，导到Ⅲ相上升期更早、更低。重力依赖侧肺通气灌注比降低（V/Q降低），肺泡无效腔减少，导致Ⅲ相平台期较晚、较高出现。在主气管或支气管肿瘤手术时，有时外科操作需要行喷射通气或间歇性呼吸暂停，此时密切监测CO_2波形则至关重要。CO_2波形完全消失意味着没有通气、没有循环或CO_2监测仪的断开。呼气末CO_2与动脉血CO_2的差值（$PaCO_2 - P_{ET}CO_2$）与无效腔通气的程度相关，在单肺通气期间，$PaCO_2 - P_{ET}CO_2$往往增加。尽管OLV期间偶尔会出现SpO_2显著下降，但通常能够维持足够的通气和正常的$PaCO_2$。

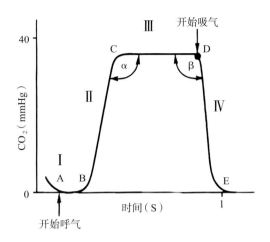

图 1-3-1 ETCO₂波形曲线图

目前普遍认为单肺通气后肺损伤与急性呼吸窘迫综合征（ARDS）之间存在许多共同之处。最初为ARDS制订的通气策略同样能使患者在OLV期间获益。中度的允许性高碳酸血症正成为OLV管理的常规组成部分，通过CO_2波形图结合间断动脉血气分析有助于OLV期间的通气监测。在双腔管（double lumen tube, DLT）定位过程中，分别连续监测气管和支气管端的CO_2波形，也有助于发现双腔管位置不佳。

（三）呼吸动力学监测

随着术中实时呼吸肺活量测定在现代麻醉机中的普及，连续监测吸气和呼气容积、压力和流量已触手可及。术中应连续监测评估机械通气的基本组成参数，包括气道峰压（P_{peak}）、平台压（P_{plat}）、气道压（P_{aw}）、肺顺应性（respiratory system compliance, CRS）、肺驱动压（ΔP）、压力–容量呼吸环等。平台压（P_{plat}）是吸气后屏气时的压力，如屏气时间足够长，P_{plat}可反映吸气时肺泡压，正常值为5～13 cmH₂O。近年认为，监测P_{plat}比P_{aw}更能反映气压伤，机械通气期间P_{plat}尽可能保持在30～35 cmH₂O，若P_{plat}过高时应警惕内源性呼气末正压（intrinsic positive end-expiratory pressure, PEEPi）的产生，适宜PEEPi可防止肺泡塌陷，但过高PEEPi会产生严重气压伤。肺顺应性是指单位压力改变时所引起的肺容积改变，代表胸腔压力改变对肺容积的影响，分为静态肺顺应性（Cst）和动态肺顺应性（Cdyn），Cst反应肺组织弹力，即CRS= $\Delta V / \Delta P$；Cdyn受气道阻力影响，胸壁及CRS差的患者（如肥胖、腹胀、气腹等）会限制肺泡复张，因此在恒定潮气量下监测肺顺应性，旨在优化呼吸系统力学效果的评估和预测病程进展。肺驱动压（ΔP）是直接驱动呼吸运动的压力，近年来备受关注。ΔP和CRS、P_{plat}及胸部手术中呼气末正压均有联系，由于CRS = $\Delta V / \Delta P$，根据呼吸运动方程的计算，$\Delta P = \Delta V / CRS = P_{plat} - PEEP$。驱动压还可通过食管压来测量，将食管压力管放置在食管中下1/3，便可测量到相邻胸膜腔的压力，以此反应ΔP。多项研究表明，ΔP是术后肺部并发症（postoperative pulmonary complications, PPCs）发生的唯一强相关因素，当ΔP高于13 cmH₂O同时联合PEEP时，PPCs的发生率明显增高，因此，在维持相同潮气量情况下，ΔP越小，作用于肺泡压力越小，此时给予PEEP可增加开放肺泡数量，单位肺泡所承受压力减小，肺泡损伤减少。临床上常常调整呼吸机参数潮气量及PEEP，使$\Delta P < 13\ cmH_2O$以降低PPCs发生率。常用呼吸环包括压力-容积环（P-V环）和流量-容积环（F-V环），F-V环反映肺容积和整个呼吸周期气道的状态，有助于发现喉和气管病变；P-V环是呼吸周期潮气量与相应气道压相互关系的曲线环，其斜率反映肺动态顺应性，曲线面积反应气道阻力，低位和高位拐点能协助设置最佳PEEP，且能直观反应肺过度膨胀或漏气，以此避免气压伤和萎陷伤。

胸外科麻醉期间行OLV管理时，尤其在伴有基础肺部疾病或术后并发症高风险的患者中，使用逐次肺活量测定可以及早发现双腔管位置不佳，并可通过优化个体化通气参数设置，最大限度地降低机械通气相关肺损伤的发生。当肺隔离不理想时，如双腔管向头侧移位，呼气容积即急剧下降，并显著低于吸气容积（由于吸入氧气摄取可致两者超出正常差值20～30 ml/次）。同样，当双腔管向尾侧移位，由于设定的潮气量压力施加于单个肺叶可导致肺顺应性显著下降。P-V环和F-V环可以显示其特征性变化。术中肺活量测定的其他用途包括在OLV期间通过F-V环自动识别PEEP。术中肺活量测定数据（例如CRS和P_{plat}）可以结合动脉血气、CO_2波形图和血氧，对通气参数进行调整，以优化气体交换。准确测量吸气和呼气相潮气量的差异也有助于评估和管理肺切除术中机械通气的漏气情况。

长时间OLV导致的急性肺损伤（acute lung injury, ALI）是引发胸外科手术患者术后死亡的主要原因。有文献报道，胸外科根治性手术后ALI的发生率为12.9%，全肺切除术后为6%，单侧肺叶切除术后为3.7%。对于胸外科手术高危患者的ALI预防，目前以小潮气量、低气道压、根据不同病情设定适合的PEEP、允许性高碳酸血症、肺复张等肺保护性通气策略（lung protective ventilation strategy, LPVS）已被普遍接受，其在减轻机械通气肺泡损伤的同时减少炎性因子释放并改善细胞氧。但是，保护性通气策略应用于正常肺组织，特别是OLV期间个体化肺保护策略的应用能否减轻炎性反应尚不确切。对食管癌患者术中使用LPVS策略，可降低围术期全身炎症反应。然而，小潮气量可能使肺泡萎陷、功能残气量降低、V/Q值失调、血氧饱和度降低，因此，需提高吸氧浓度和保持一定水平的PEEP，但应避免过高PEEP造成进一步肺损伤。

（四）呼吸影像学监测

在肺保护性通气实施过程中有效的呼吸影像学监测，可评价肺的可复张性，保证既能防止肺泡塌陷改善肺内分流，又能防止肺泡过度膨胀引起V/Q值失调。由于术中很难常规采用胸部CT检查，近年来，随着肺部超声、电阻抗成像技术的应用，使既往难以开展的床旁呼吸影像学监测成为可能。

肺部超声的原理是利用肺内气体含量的不同会产生不同特征性的伪像，以此来对肺可复张性进行半定量评估。由于肺为非静态组织，肺部超声可能会低估肺复张情况，因此该手段不能作为肺复张评价的唯一指标。此外，肺部超声还可应用于辅助判断气胸、肺水肿、肺栓塞、胸腔积液等，尤其是在肺部渗出性病变的鉴别诊断方面有较大的应用价值。有研究显示，相比于传统肺保护性通气模式，使用超声设定最佳PEEP值指导机械通气参数的设定，可以降低OLV

时的潮气量及平台压，并改善单肺通气期间氧合。但其局限性也较为明显，由于实施超声操作者的经验不一，肺组织成像质量易受干扰；胸外科术中手术野的影响也限制了其使用，目前仅在手术前及关胸后实施肺部超声监测。

电阻抗断层成像技术（electrical impedance tomography, EIT），针对区域通气分布及肺容量变化提供了一种可视化方法。不同于肺部CT的静态分析，EIT不仅能反映特定时间点的肺容量，还能对预定目标区内的通气量进行实时量化，持续提供有关区域通气分布及呼气末肺容量变化的信息。该技术最显著的作用是在使用机械通气的患者中，当改变通气治疗方法时，可直观地观察肺内气体分布。针对各种治疗干预对通气分布影响的评估已借助 EIT 实现，肺组织导电性受肺内气体含量影响，通过监测各种原因（肺泡塌陷、过度膨胀、气胸等）导致的肺内电阻值变化，经过图像重建，实时显示肺内不同区域通气变化。因其无创、无辐射、可床旁实时直观显示肺复张效果，同时减少机械通气的病危患者行院内转运检查的风险，减轻医护者的工作量等优势，已在临床日渐被广泛使用。有研究报道，全麻患者肺保护性通气时用EIT法和肺动态顺应性（dynamic lung compliance, Cdyn）法确定的个体化PEEP一致性良好，然而EIT法成功率较高，其个体化PEEP水平较低。在接受胸腔镜手术的老年患者中，于单肺通气期间，应用EIT个体化测定PEEP值行术中保护性肺通气，可以有效改善老年患者氧合和肺通气。

二、循环功能监测

（一）心电图（electrocardiogram，ECG）

在全球范围内，每年有超过 2 亿成年人接受非心脏手术，总体并发症平均发生率为 7%～11%，病死率为0.8%～1.5%。高达42%的围术期死亡风险是由心脏并发症所致，其中包括心肌梗死、心律失常、心力衰竭。有文献报道，非心脏手术患者术后有25%发生了心肌损伤。据估计，非心脏手术术后心肌损伤（myocardial injury after non-cardiac surgery, MINS）每年影响全球约800万成年人，并与术后2年心血管并发症和死亡风险的增加独立相关。术中ECG监测可精确地鉴别各种心律失常，还可反映心肌受损（包括心肌缺血、缺氧或梗死）的程度和发展过程。

心脏并发症是胸外科围术期病死率的第二大常见原因，其中最常见的是心律失常（特别是房颤）和术后心肌梗死，接受这类手术的患者往往是吸烟人群和老年人，除了心肺储备不佳，其发生冠状动脉病变的可能性也更高，围术期更易出现心肌缺血，为心血管高风险人群。连续自动ST段分析在胸部手术中有着重要意义，因为心律失常、气胸等可能导致心肌缺血，肺内分流可致严重低氧血症，大血管受压可能引起肺高压，出血也会导致心脏功能失代偿，这些情况均有导致血流动力学不稳定。胸外科手术患者无论术前疑似还是确诊合并冠心病，都应连接标准的五导联心电图。根据手术部位仔细安放导联是关键，以避免ST段分析的错误，并尽量减少对无菌术野的干扰。根据以往的研究，Ⅱ导联检测心律失常的敏感性可达90%，而V_5导联对侧壁心肌缺血的敏感性达75%。London M 等的研究表明，V_4导联是监测术中心肌缺血第二敏感的导联（敏感性为61%），使用V_4和V_5导联联合监测，可使侧壁心肌缺血的检测敏感性达

90%。对于大量吸烟史和侧支循环较差的多支冠状动脉病变患者，ST段趋势分析有助于诊断心肌缺血的发生。通常，不同导联的ST段变化提示了对应冠状动脉区域的缺血或梗死（例如，Ⅱ、Ⅲ和aVF导联ST段变化通常代表右冠状动脉支配区域的心肌缺血）。虽然对于左束支传导阻滞的患者诊断急性心肌梗死较为困难，但已经制订了早期发现和及时干预的相关标准。

ECG也可用于监测各种严重电解质紊乱（如高钾血症、低钙血症、低镁血症）和心律管理装置性能是否良好。合并严重的心律失常或充血性心力衰竭的胸外科手术患者，常常安装有心脏起搏器或植入式心脏除颤器，在手术过程中监测这些设备，确保其适时的响应是至关重要的。但ECG不能预测心力衰竭，也不能反映心脏及血流动力学的迅速变化，对于大失血导致的血压突然下降，心电图在短时内仍会显示正常图形。

（二）动脉血压监测

胸外科手术术中血流动力学易受波动，同时可能需要反复进行血气分析，很多患者又可能存在其他严重合并症，目前临床上常常采用有创动脉血压（invasive arterial blood pressure，IABP）监测来评估动态血压变化，同时还能衍生出其他功能性血流动力学监测参数。在静脉或周围组织压力不升高时，平均动脉压（mean arterial pressure，MAP）是评估非心脏器官灌注压力最有用的参数。IABP测量通过血管内导管记录压力波形变化，再由动态压力传感器进行信号传导，通过改变电阻或电容，经信号处理后，将压力变化显示在麻醉监护仪上。IABP虽能实时监测血压的动态变化，但遗憾的是，其测量的准确性会受到一些现象干扰，例如共振或阻尼等因素可引起波形失真，在分析时需要进行识别。临床上行之有效的方法是"快速冲洗测试"，以检测是否存在波形失真。

在动脉波形从主动脉根部向外周动脉传输过程中，实际的压力波形也会发生变化。在胸外科患者中，高龄、高血压和动脉粥样硬化都相对常见，这些均会影响动脉波形的显示。这些患者在外周动脉置管测压时，可能出现高频成分（如重搏切迹）消失，舒张期波谷减少，收缩期峰值增加，并且由于动脉弹性降低而存在传输延迟。因此，有创压力波形和实际压力值会受到测量部位的影响，以致基于脉冲波形的分析也易受到动脉压力测量的机械误差和远端脉冲放大的影响，在临床实践中需考量此因素的干扰。

根据患者手术体位，压力传感器的正确放置是至关重要的，也是临床上经常会被忽视的问题。压力传感器的正确放置对于测量静脉压力尤为关键，因为传感器相对于患者高度看似微小的误差，其数值也会被放大。理想情况下，换能器应该置于胸骨缘后方约5 cm处，该位置代表右心房上层液位的压力水平。在胸外科手术中，换能器的放置尤其重要，因为当患者处于侧卧位时，校零和零点位置的误差很容易干预治疗。例如，只要压力传感器保持在心脏水平，侧卧位时从两侧桡动脉测得的IABP相对于平卧位都将保持不变。然而，侧卧位时无创血压（non-invasive blood pressure，NIBP）在重力依赖侧手臂测得的更高，而在非重力依赖侧手臂会更低。NIBP测量的差异是由手臂相对于心脏水平的上下位置决定的，且取决于心脏水平和手臂之间的静水压差。也有文献报道，在全身麻醉侧卧位状态下，重力依赖侧手臂的NIBP与IABP相关性更高，而非重力依赖侧手臂的相关性则相对较差。

动脉压与心输出量（cardiac output，CO）和全身血管阻力（systemic vascular resistance，SVR）直接相关。虽然血压的正常不一定代表血流动力学的稳定，但低血压确实对充分的组织灌注构成潜在威胁。目前认为术中低血压是MINS的主要因素，这可能与器官末梢循环灌注中断造成的氧供应需求不匹配相关。据估计，在全球范围内，年龄＞45岁的手术住院患者中，有8%由于局部缺血导致伴有肌钙蛋白明确升高的MINS，而其中只有42%的病例符合常用的心肌梗死诊断标准。发生围术期心肌梗死的患者仅有14%出现胸痛，而65%的患者临床上完全没有症状，这意味着他们不会常规行肌钙蛋白筛查。此外，术中低血压还与术后急性肾损伤（acute kidney injury, AKI）、脑卒中和死亡风险增加有关。

此外，监护仪所显示的收缩压（systolic blood pressure, SBP）和舒张压（diastolic blood pressure, DBP）的读数是一定时间间隔内血压的平均值。加之前述，有创压力波形和实际压力值会受到测量部位的影响，因此，使用MAP比单纯依据收缩压或舒张压能更好地指导临床治疗。但术中MAP的目标管理范围常常受到患者术前基础情况和麻醉医师主观因素的影响，关于术中低血压管理阈值的研究近年来屡见报道，目前普遍接受的术中低血压阈值，即SBP＜80mmHg和MAP＜60mmHg是MAP有效的报警阈值，且与术后30天病死率显著独立相关，而SBP低于术前基线值的比率，即通常认为的 Δ SBP＞20%，并不推荐用于术中低血压治疗时的参考。一项大样本的回顾性研究显示，即使术中MAP＜55mmHg持续时间短于5 min，也与术后AKI和MINS有关，但仍需进行随机试验，以确定术中MAP维持在至少55mmHg的干预措施是否能改善术后预后。随着人口老龄化，患有慢性高血压的患者接受手术的人数日益增多，这类人群的大脑和肾脏的自身调节能力可能已经受损，器官的血流量在较高的血压范围内存在压力依赖性，从而使器官在低血压情况下更容易导致缺血。有文献报道，针对个别高危患者，基于其个体生理状况制订更高的目标血压管理方案可能更为合适。然而，术中血压管理的个性化策略还缺乏相关的实验数据。

传统的术中低血压管理方案主要是发现后尽早干预，随着人工智能在医学领域的迅速发展，通过机器学习技术预测低血压已经成为可能。Hatib等开发了一种算法，即低血压早期预警系统，其可以在血压下降之前几分钟便预测事件的发生；来自阿姆斯特丹大学医疗中心的Wijnberge等在该预警系统基础上进行了改良，开展了单中心临床随机对照研究，研究结果初步表明，对于择期非心脏手术患者，与标准治疗方案相比，应用基于机器学习的术中低血压预警系统，并结合血流动力学管理方案，可显著降低术中低血压的时间加权平均值（该指标兼顾了低血压的程度和时长，因此较之前单纯参考MAP数值是一项更全面的预测参数）。

术后并发症发生率与低血压的程度和时长相关。术中个体化血流动力学管理依赖于血管升压药和液体的准确给予。在此背景下，有研究者开发出计算机系统以帮助麻醉医师在实现精确监测管理的同时，对患者进行个体化血流动力学管理，其原理是使用可设定输注去甲肾上腺素的闭环系统，并通过基于IABP监测的独立决策支持系统来实施最小液体冲击治疗。近期，法国的研究者Joosten等践行了这一系统，研究结果显示，该方法与传统的标准血流动力学管理相比，可明显降低中高危手术患者术中低血压的发生率。出于许多技术、实践和监管方面的考虑，在临床实践中应用这类系统尚有待进一步探索。

此外，由动脉压衍生变量的应用，如SPV、PPV、SVV等，将在"功能性血流动力学监测"中进一步介绍。

（三）中心静脉压（central venous pressure，CVP）监测

CVP代表全身静脉回流的压力，可用于估计右心室充盈压力。实际CVP的测量需通过正确放置中心静脉导管进行。有研究认为，将导管（经颈内或锁骨下静脉）放置于胸部手术同侧，可通过胸外科手术常规放置的胸腔引流管及时治疗操作所致的意外性气胸，但临床往往首选操作右颈内静脉穿刺置管测压，不仅因其操作成功率高并发症少，而且在紧急情况下可经静脉起搏，因其提供了至右心室的最直接路径。临床上对常规放置中心静脉导管仍有争议，但胸外科手术术中可能需要使用血管活性药物，并且有可能快速补液或输注血液制品，当无法建立大口径外周静脉通路时，以及食管外科术后需静脉营养支持等情况下，应考虑留置中心静脉导管。

胸外科手术患者出现以下情况时，均会影响CVP监测：侧卧位下或在行开放手术时，气腹机充入CO_2人工气胸后，存在压迫右心的纵隔肿瘤，侵犯心脏结构的肿瘤切除术，患者存在上腔静脉综合征等。另外，如下诸多因素限制了CVP监测成为评价血管容量的替代指标：心脏压力–容量关系是非线性的；心室顺应性在术中随麻醉、药物及病理生理状态的持续改变而动态变化。这些顺应性的变化可使CVP发生改变，而容量状态可能并没有任何显著变化。此外，心室前负荷的生理相关决定因素是跨壁压（心内压力和胸腔内心外压力之差），而非CVP（以大气压力为参考）。PEEP和可变的胸腔内压力，均可通过影响跨壁压来影响前负荷。例如，维持氧合所需的较高水平的PEEP使CVP升高，同时减少静脉回流。而单纯监测到CVP升高无法解释这种矛盾的情况。CVP不能直接用于预测血容量或液体反应性，在胸部手术过程中单独使用CVP监测来指导血流动力学的液体治疗是不可取的。

尽管如此，CVP监测随时间变化的相对数值较其绝对数值仍具重要临床价值。尤其在胸外科围术期，CVP的快速升高仍需引起麻醉医师的密切关注，此时常伴有外科因素所致的病理生理变化，如张力性气胸或血胸、心包压塞、肺梗死致右心功能衰竭等紧急情况。CVP波形的形态偶尔也能有助于诊疗。例如心房颤动时没有"a"波，交界性节律时此波放大，出现大炮"a"波，中重度三尖瓣反流时随"cv"波的消失减少而出现两者的融合波。

（四）肺动脉导管（pulmonary artery catheter，PAC）监测

PAC可用于估计心输出量（CO），准确测量右房压（LAP）、右室压（RVP）、肺动脉压力（PAP）、肺动脉楔入压（pulmonary artery wedge pressure, PAWP），间接反映左房压（LAP）和左心室舒张末期压力（left ventricular end diastolic pressure，LVEDP），评估左心室前负荷。使用PAC监测估计左室前负荷受到许多混杂因素的影响，会受到机械通气、PEEP、胸内压力升高、左心室顺应性改变、腹内压力升高、心脏瓣膜病变等因素的影响。已有临床研究证实，CVP、PAWP的变化与心室每搏量指数（SVI）静态或动态变化之间，均缺乏很好的相关性，因此，在上述情况下，使用PAWP反映LVEDV时应十分谨慎。

实际上，肺动脉导管的使用在目前的胸部手术麻醉中受到了很大的限制。由PAC监测得到

的压力"临界值"指导的血流动力学治疗，并没有使患者明显获益。Sandham等人的一项大型随机对照试验发现，与标准监测相比，高危手术患者（包括胸外科患者）使用PAC监测并不能显著改善结局。此外，也有研究表明，与CVP指导治疗相比，PAC监测指导ARDS和急性肺损伤治疗并未提高患者的生存率。胸外科手术患者ARDS/ALI发生风险较高，而肺动脉导管无法使其获益，进一步限制它成为指导液体治疗的监测手段。肺动脉导管还存在一些其他问题，包括数据误解的可能性，发生机械并发症的风险，如心律失常、肺梗死、肺动脉破裂、血栓栓塞、感染风险以及心脏瓣膜和或心内膜损伤。

尽管如此，当患者心输出量的准确测量至关重要时，或在严重肺动脉高压、右心室功能不全的情况下，PAC监测仍具有指导意义。肺动脉导管的充气球囊在进入肺血管时往往漂浮至非重力依赖区域。胸外科手术侧卧位肺隔离期间，大多数血流灌注由于缺氧性肺血管收缩集中于重力依赖侧肺，故PAC正确定位有一定难度。因此，为了准确估计心输出量，PAC需要在摆放手术体位前正确"漂浮"至肺动脉中。临床上最常用的是热稀释法监测心输出量，快速静脉输液、三尖瓣反流均可引起测量误差。此外，在单肺通气期间，热稀释法监测心输出量并不可靠。"血氧测定型"肺动脉导管可以连续测定混合静脉血红蛋白氧饱和度（SvO_2），并基于Fick原理计算心输出量，SvO_2下降反映了心输出量不足以满足全身氧需，也受到动脉血氧饱和度下降和血红蛋白含量降低的影响。

值得一提的是，自"容量测定型"肺动脉导管问世以来，PAC监测技术为右心功能的评估提供了更多的参考，该导管具有直接测定右心室射血分数（right ventricular ejection fraction, RVEF）的功能，通过SV/EF（SV = CO/HR）计算可以获得右心室舒张末期容积（right ventricular end-diastolic volume, RVEDV），并通过RVEDV-SV计算获得右心室收缩末期容积（right ventricular end-systolic volume, RVESV）。RVEDV不受胸内压和腹内压升高的影响，不论静态或动态情况下，其与SVI均具有很好的相关性。在分析RVEDV时，需考虑右心室收缩力、右心室后负荷及右心室容量的影响。如果RVEDVI随着SVI的减少而增加，则提示右心衰竭，例如合并肺心病的胸外科手术患者；如果RVEDVI、RVESVI、SVI低于正常值，而RAP高于正常值，则提示心包压塞、缩窄性心包炎或三尖瓣狭窄；如果RVESVI和SVI在正常范围，而RVEDVI和RAP超过正常范围，则考虑患者可能存在三尖瓣关闭不全，或全身容量过负荷；如果RVEDVI、RVESVI、SVI和RAP低于正常值范围，则考虑低血容量或低血容量性休克可能。

尽管在常见胸外科手术中PAC监测技术应用十分有限，但在肺移植手术中，血流动力学监测对术中循环管理至关重要，而PAC监测是最重要的围术期血流动力学监测手段。当出现严重血流动力学障碍时，PAC监测提供的CO、SVR、PVR、SvO_2等数据，在围术期管理与治疗中仍发挥着至关重要的作用。目前认为，术中血流动力学波动大、术后相关并发症的发生率高或术前存在相关危险因素（如晚期心肺疾病）导致术中血流动力学紊乱的患者，PAC监测的获益高于风险。例如，在心脏或肺移植术后早期，一过性的右心室衰竭是常见的并发症，PAC监测指导下的抗心衰治疗是最重要的治疗手段。其机制主要是通过及时获取危重症患者血流动力学数据，并据此调整患者治疗方案，使患者最终获益。这类患者的PAC数据，经过临床医师的准确解读，并制订合理有效的治疗策略，减少心脏并发症（如心肌缺血、充血性心力衰竭、心律失常）、肾功能不全、脑损伤和肺部并发症，最终达到降低围术期病死率和病残率的目的。因此，对于这些患者即使存在风险，PAC也是合理且必要的。

（五）经食管超声心动图（transesophageal echocardiography，TEE）监测

TEE在复杂心脏外科手术中是常规监测，在胸外科手术围术期也有着广泛应用，主要有：帮助麻醉医师评估围术期心肌缺血，有助于区分休克的病因；肺移植及胸主动脉手术等复杂大手术的围术期心血管功能监测；评估围术期急性肺动脉高压；确认是否存在右心功能障碍；评估胸腔内肿瘤对邻近的主动脉或心脏结构侵袭；并可协助放置体外膜肺氧合（extracorporeal membrane oxygenation, ECMO）的套管。另有研究显示，在接受OLV的麻醉患者中，通过TEE评估肺内分流（pulmonary shunt fraction, SF）也是行之有效的，TEE测量的SF与PaO_2显著相关，为预测OLV期间的低氧血症提供了新的途径。应充分利用TEE的这些优势为优化胸部和大血管手术的预后提供更多有价值的临床信息。胸外科手术放置TEE探头的唯一绝对禁忌证是择期食管手术，相对禁忌证包括食管静脉曲张、食管狭窄、Zenker憩室、不明原因的吞咽困难等。

尽管随机临床试验尚未证实TEE作为胸部手术术中的常规监测有助于改善术后结局，但我们认为当手术或患者合并的基础疾病带来血流动力学严重不稳定时，使用TEE监测是合理的。多项研究已证实，TEE相对于其他监测方法，如基于ECG连续ST段分析或PAC监测，检测心肌缺血的敏感性更高。TEE显示，新发的节段性室壁运动异常（regional wall motion abnormalities，RWMA）是心肌缺血最敏感的征象，而心电图上ST段改变是心肌缺血的晚期征象。对于血流动力学不稳定的插管患者，推荐放置TEE探头，可有助于识别休克的病因，并监测对各项干预措施的反应，如液体负荷、血管升压素、输注正性肌力药。当单肺通气或肺切除术夹闭肺动脉分支时，TEE可评估是否存在右心功能障碍，TEE检查应包括检查右心室室壁运动、三尖瓣瓣环收缩期偏移和室间隔功能。在复杂胸外科手术中，有时需要ECMO技术作为临时心肺辅助，无论是放置静脉–动脉（V-A）还是静脉–静脉（V-V）套管，均需置于右心房，此时可以使用TEE技术指导套管放置（经双腔切面可同时观察下腔静脉和上腔静脉）。心内病变引起的低氧血症（右向左分流）也可通过TEE检测。彩色血流图（color-flow mapping, CFM）和多普勒超声心动图等定量工具，可用于评估先天性心脏病变、血管畸形、瓣膜病变，以及测量压力和流量。肺动脉收缩压和舒张压也可以通过超声多普勒进行估测。有研究发现，TEE的更深入应用可帮助评估局部晚期肺癌的分期，例如评估某些怀疑累及心脏结构及大血管的晚期非小细胞肺癌患者，以及评估那些CT影像显示有局部侵犯可疑的肺癌患者是否具有手术可切除性。此外，有研究显示，TEE测量的心房交界处下腔静脉直径与平均中心静脉压显著相关。组织多普勒成像能够准确评估舒张功能障碍是非常重要的，因为有近三分之一伴充血性心力衰竭症状和体征的患者存在射血分数正常的现象。超声心动图可诊断舒张功能受损或充盈受限，这是其他监测工具所不易获得的。对于涉及胸主动脉的血管内手术或开胸手术，TEE监测在术中也起着至关重要的作用。

（六）功能性血流动力学监测（functional hemodynamic monitoring, FHM）

FHM是对某一疾病状态下血流动力学指标变化的动态监测，需结合血流动力学监测的各项指标和患者的生理病理状态，评估机体现有的和储备的血流动力学情况，从而指导临床治疗。近些年，已有诸多临床研究证实，功能性血流动力学参数在预测容量反应性、评估血管张力和诊断潜在的心血管功能不全方面的可靠性，与传统静态前负荷参数（如CVP、PAOP）相比，更具精确性和预测性。目前常见的FHM分为无创血流动力学监测（non-invasive cardiac output monitoring, NICOM）和有创血流动力学监测两类。

1. NICOM

NICOM是指采用对机体无机械损害的方法获得各种心血管功能参数，分为常规NICOM手段与新型NICOM手段。常规NICOM包括无创血压监测、ECG等，作为基本监测适用于几乎所有手术，在患者一般情况好及手术操作简单时基本可满足需求。新型NICOM是Cheetah公司研发的以生物电抗技术为基础的一种无创、实时监测心脏功能的仪器，监测指标包括心脏指数、每搏输出量、总外周阻力、胸腔液体含量等。临床用于检测患者容量反应性，指导液体治疗。与依赖于信号幅度变化的生物阻抗相比，胸部生物电阻抗是基于振荡电流相对相移的分析。理论上生物电阻抗分析受到患者活动、环境变化、湿度和贴片位置（如患者个体差异和电极定位）的影响较小。据报道，NICOM的敏感性及特异性均为93%。NICOM拥有无创、操作方便等优势，但临床应用经验不足，也存在着较多的局限性。

2. 重复吸入法心输出量测定（non-invasive CO_2 rebreathing cardiac output monitoring, $NICO_2$）

$NICO_2$技术根据Fick部分CO_2重复吸入法工作原理，采用主气流式红外线法以CO_2流量传感器来测定相关心肺功能指标。其主要监测：无创心输出量、肺血流量、体循环血管阻力、肺内分流、呼吸力学。多项研究表明$NICO_2$可对围术期患者的血流动力学状况进行有效的监测。其优点为无创、实时监测，可协助呼吸管理。其缺点是呼吸参数、CO_2气腹、肺内分流等影响心输出量测定。

3. 无创超声心输出量监护（ultrasonic cardiac output monitoring, USCOM）

USCOM是无创床旁多普勒超声设备，采用连续多普勒超声波技术经胸，通过主动脉瓣或肺动脉直接测量流出道直径、红细胞在给定时间里的运行距离、血流方向、收缩期射血和舒张期时间、心率。结合公式，可连续性获得每搏量、心输出量、每搏量变异度、心脏指数、全身血管阻力、心肌收缩力、氧运送量等参数。虽然USCOM的临床应用优势明显，但仍存在明显局限性：首先是应用人群的年龄限制，研究表明，在麻醉状态下，当患者年龄＞50岁时，USCOM图像质量明显下降；其次，目前相关研究多集中于急诊室、ICU中，对于围术期麻醉状态下USCOM应用的准确性及可行性仍然缺乏进一步的临床试验证据。

4. T线连续无创血压监测仪（T-LINE tensimeter, T-LINE）

T-LINE是一种基于动脉扁平压力法原理的连续无创血压监测仪，能连续监测与有创血压相似的动脉压波形和数值，由固定板、包含压力传感器的手镯及显示屏组成。目前该监测仪被临床证明用于围术期或ICU中监测血压都能达到与有创动脉压或中心动脉压同样的可靠性，也被应用于计算心输出量。Wagner等收集了60例心胸外科手术患者的150对AT-CO和PAC-CO的数据，证明两者保持了95%以上的一致率。

5. 连续无创血压监测（continuous non-invasive arterial blood pressure monitoring, CNAP）

CNAP上臂袖带校准系统能够在定义的时间间隔中实时验证连续信号并产生每搏实时血压值，获得连续、实时的血压波形、心输出量、液体管理参数等15个参数、6个趋势图和1个实时动脉压波形图。但近几年，多个实验及文献回顾表明，CNAP应用准确度达不到临床应用标准，且具有延时性。同时，该项技术有明确应用禁忌证，如外周动脉疾病（如雷诺综合征）、相应部位动静脉瘘、上肢末端血管手术等，同时在清醒患者存在体动及危重症患者存在微血管病理生理改变时，其应用也受到进一步限制。

6. 脉搏指示剂连续心输出量（pulse indicator continuous cardiac output, PiCCO）监测

PiCCO所采用的方法结合了经肺温度稀释技术和动脉脉搏波形曲线下面积分析技术。该监测仪采用热稀释方法测量单次的心输出量，并通过分析动脉压力波形曲线下面积来获得连续的心输出量。同时可计算得出一系列全面反映心脏前负荷、后负荷、心肌收缩力及肺水监测的重要临床参数，大多数指标都与金标准有良好的相关性。如已有大量文献证实，胸腔内血容积指数和全心舒张末期容积在反映心脏前负荷的敏感性和特异性方面，远比中心静脉压、肺动脉楔压、右心室舒张末期容积更好。经肺热稀释法校准的优势在于避免通气和呼吸周期的影响。在血容量调整、儿茶酚胺和机械通气等多种改变时，其不受影响，仍能给出准确的前负荷变化。其独特的优势在于微创、直观全面连续监测、不受呼吸参数影响、简单易学。然而PiCCO也有其应用局限性：该技术依赖于高保真动脉波形，因此对阻尼和共振敏感，在测定心输出量时可能产生误差；另一个局限性在于校准过程或脉搏轮廓波形分析时的干扰，如心内分流、主动脉瘤、严重的主动脉瓣疾病，以及使用主动脉内球囊反搏装置，肺叶切除和CPB等手术时，易出现测量偏差。

7. 动脉脉搏波形法连续心输出量（arterial pressure waveform analysis CO, APCO）监测

APCO又称动脉压心输出量测定系统，即FloTracTM系统，是在动脉导管连线上连接FloTrac监测仪后，FloTrac系统通过对动脉压力波形进行分析，通过对单位时间内的血压数据和波形分析来测得心输出量，从而得到心脏指数（CI）、每搏量（SV）、外周血管阻力（SVR）、每搏量变异度（SVV）等血流动力学指标。

该技术基于脉压与每搏量间关系的物理原理：动脉脉压与左心室每搏量成正比，与主动脉顺应性成反比。一旦由内部算法确定了每搏量，并计数脉率，就可估计心输出量。该装置不需要外部校准，因为该算法在理论上已纠正和补偿了血管张力的动态变化，并能持续计算心输出量（平均周期为20 s或5 min）。FloTrac / Vigileo装置根据动脉压力波形形态分析脉率，检查动脉波形的变化（偏度、峰度和标准差），以确定SV的变化。此外，该系统还考虑了影响血管顺应性变化的多个变量（即Ki因子）。该常数与患者基于生物学特征（年龄、身高、性别和体重）的个体化血管顺应性相关。第二代分析软件在SVR小于800 dynes时（如继发于脓毒症和肝移植

等典型情况下的高动力状态），往往会低估心输出量。随着第三代分析软件的开发，心输出量的估计更加准确，高动力状态下也能达到临床可接受的精度。据推测，在不久的将来，针对胸外科手术患者，该技术将开展进一步相关重要研究。

SVV是一项重要指标，反映患者前负荷状态的同时，还可反映液体治疗反应，是功能性血流动力学监测的重要指标之一。APCO被证实了在正常或低动力性循环状态而且血管弹性变化不剧烈的情况下，可作为临床监测心输出量的理想工具。有研究报道了Vigileo系统监测心输出量准确性的影响因素，主要包括低外周阻力、血管活性药物使用或不稳定的血流动力学、肝移植手术、儿童患者、监测点等因素。其次，Vigileo系统在监测患者右心功能上有限制性。再次，SVV监测只能应用于机械通气且潮气量＞8 ml/kg的患者。同时对于严重心律失常及使用主动脉球囊反搏的患者，其数据不具可信度。该装置与胸外科手术患者的相关数据较少，有研究观察了肺叶切除术中的SVV动态变化，发现其中较易受干扰，外科操作所造成的血流动力学波动导致SVV一过性升高，待干扰停止后SVV恢复正常，提示开胸手术期间，若采取SVV指导容量治疗，需根据患者实际情况加以分析容量变化，从而安全有效地指导患者围术期的容量管理。

此外，中心静脉血氧测定还可与该装置一起联合用于临床决策。通过将8 Fr光纤双腔导管插入颈静脉或锁骨下静脉，可测量上腔静脉血氧饱和度（$ScvO_2$），其原理与SpO_2测定的原理一致。因为测量的是上肢、颈部和头部静脉血，测量值比真正的混合静脉血氧饱和度（SvO_2）高5%～7%。通过PAC可进行SvO_2测定，冠状窦和下肢静脉的流入会使测量值较前者降低（全身SvO_2测定不同于$ScvO_2$之处）。尽管$ScvO_2$较SvO_2高5%～7%，它依旧是非常好的替代指标，可作为择期胸外科手术高危患者目标导向治疗的敏感指标。

综上，胸外科患者术中血流动力学监测的目标与其他手术一样都是早期识别组织灌注不足，及时进行目标导向的治疗干预。在胸外科患者中，合理使用液体是至关重要的，而传统的肺切除术限制液体输注的策略可能并未使所有患者都能获得最佳结局。在过去十年中，有大量研究表明，目标导向的血流动力学治疗（goal-directed haemodynamic therapy, GDHT）可以维持患者循环稳定，保证组织灌注良好，从而改善患者预后。但随着研究的深入，也有不少学者持谨慎态度，指出目前"最优的"GDHT策略仍不明朗，GDHT应该是一种个体化的治疗，因其有益的临床证据多在危重症患者治疗中报道。我们在临床上应用GDHT时，更应该首先关注该病例是否需要应用GDHT，毕竟目前并没有足够的证据支持它作为常规的临床路径，GDHT的"方法论"或许还有待改善，需要开发新的模式寻找突破点而非让其淡出视野。

三、脑功能监测

（一）脑电图双频谱指数（bispectral index，BIS）

BIS是首先除去了采集信号中的高频和低频伪迹及其他各种信号干扰，然后应用傅立叶频谱分析结合双频分析及时间域分析3种方法，进行多变量统计分析计算得出的复杂参数，主要用来反映EEG信号频率间的相位耦联，能较好地反映大脑皮质的功能状态及其变化，对预测体动、术中知晓以及意识的消失和恢复都具有一定的灵敏度，同时还可指导麻醉药物用量，已成为麻醉深度监测的重要手段。BIS数值用0~100分度表示，值为100代表清醒状态，0代表完全无脑电活动状态（大脑皮质抑制），一般认为BIS值为85~100为正常状态，65~85为镇静状态，40~65为麻醉状态，低于40可能呈现爆发抑制。

围术期脑功能健康是近来围术期医学研究的热点，几项大型研究显示，麻醉过深与围术期心脑血管并发症发生率增加相关，但是术中麻醉深度与术后脑神经功能改变的相关性仍存在争议。但明确的是，BIS < 60可以减少术中知晓的发生，并通过精确管理麻醉深度预防麻醉药物过量引起的苏醒延迟。

SHARP研究首次探讨了"更浅麻醉"的非全麻意识水平（BIS > 60）对术后谵妄的影响。该研究结果显示"更浅麻醉"较"标准的"全身麻醉并未降低术后谵妄的发生率。该结果似乎与之前研究报道的单纯椎管内麻醉或局部麻醉与全身麻醉相比并不降低术后谵妄发生率的结果一致。单纯椎管内麻醉可以看作患者术中意识水平为完全清醒。该研究的阴性结果也进一步提示术后谵妄机制的复杂性，该研究结果还不能回答术中BIS值与术后谵妄发生的关系，术中麻醉深度对术后谵妄的影响仍是未解之谜。

（二）近红外光谱脑氧饱和度监测（NIRS-ScO$_2$）

近红外光谱学（near-infrared spectroscopy, NIRS）监测患者局部脑氧饱和度（ScO$_2$）技术应用越来越广泛，通过非侵入性装置，应用红外光穿透人体组织并通过测量组织对红外光的吸收来估计脑组织氧合情况。

NIRS-ScO$_2$具有较高稳定性，适用血流动力学不稳定的患者，因为该技术不依赖于动脉脉搏，具有较高的稳定性，对于生命体征不稳定的患者（体温过低、血压过低、休克甚至心脏骤停的患者），仍然可以获得较稳定的ScO$_2$数值。ScO$_2$对脑灌注具有较高的敏感性，对心脏骤停、移植手术等血流动力学紊乱的患者具有重要意义。

但ScO$_2$的数值具有很大的个体差异性，这在很大程度上限制了ScO$_2$的应用。在临床应用NIRS监测ScO$_2$的过程中，麻醉医师应注意有可能会对ScO$_2$数值产生影响的因素，并区分其是生理性还是病理性。皮肤色素、胆红素、颅骨厚度、体位及PaCO$_2$均会对ScO$_2$监测造成影响。

rScO$_2$监测最初应用于心脏大血管手术中，因术中接受CPB使这类患者围术期神经认知障碍（perioperative neurocognitive disorders, PND）发生率较高。但近年来，在非心脏手术中rScO$_2$监测亦备受青睐，部分研究发现，术中rScO$_2$变化不但与认知功能损伤相关，也会影响住院时长和术后康复。

胸外科手术患者由于侧卧体位和OLV的影响，术中rScO$_2$极易下降，从而可能引发部分患者出现PND。rScO$_2$通常以绝对值和相对值来表示。目前对rScO$_2$的正常值范围以及临界阈值的界定尚存争议，但多数学者可接受的rScO$_2$绝对值正常范围为65%~70%（吸空气时），最低值应不低于55%；相对值以rScO$_2$的下降幅度在基础值的20%~25%为宜。胸外科手术OLV时，术侧肺萎陷可导致肺血管阻力增加、心输出量下降、颅内动脉血供减少，尤其在全身麻醉状态下，相关代偿机制可能被削弱；同时，右心功能受损致静脉回流受阻、CVP增加，颅静脉血流量增加，进而影响rScO$_2$。另外，OLV期间纵隔摆动移位致使大血管扭曲，缺氧性肺血管收缩导致肺内分流，侧卧位通气造成功能残气量减少等病理生理改变，也可使$rScO_2$进一步受损。

现有文献报道的OLV术后POCD的发生率为20%～30%，开胸手术后，POD的发生率为7%～23%。有多项研究表明，$rScO_2$低于65%也会使POCD的风险加倍，患者$rScO_2$降低的持续时间与术后并发症无明显相关性，仅认为术中$rScO_2$绝对值低于65%是增加术后并发症风险的临界阈值，至于$rScO_2$下降至何种程度才能引起PND尚未明确，一般认为最好避免术中$rScO_2$较基础值下降15%～20%或者更多的情况。

综合现有研究，虽然OLV时PND的发生率在不同研究之间具有一定的相似性，但目前关于低$rScO_2$的确切定义还存有争议，在低$rScO_2$的数值和持续时间方面均未统一。另一方面，某些患者术前就已出现脑血流灌注障碍或脑血流循环障碍，如75%的冠状动脉旁路移植术患者术前就存在脑血流灌注障碍，所以这些患者的$rScO_2$基础值就已出现问题，因此很难再对严重影响认知功能的$rScO_2$进行阈值设定。

由于$rScO_2$基础值没有被明确提出，亦缺乏统一阈值设定，且目前大多研究为回顾性研究分析，说服力不足，仍需要更多高质量的前瞻性临床试验来进一步探索相关机制、挖掘应用价值。另外，$rScO_2$监测可能不仅仅限于大脑氧合和损伤的监测，也可能拓展为其他器官损伤（如肾）的监测，并进行与除神经系统外的其他系统关联的前瞻性研究。综上所述，现阶段$rScO_2$的应用还处于初级水平，很多相关机制和技术应用还有待进一步研究完善。

小　结

监测技术不同于药物和其他治疗干预措施，术中监测本身无论多么精确，都并不能直接改善患者预后。术中监测在允许麻醉医师在使用他们临床判断的同时，结合患者病理生理状态，实践目标导向的治疗处理策略，可减少麻醉管理中仅凭经验做出的临床决策，基于有据可循的原则来指导临床麻醉管理，以期最终改善患者预后。

胸外科手术患者术中血流动力学波动较大，术中体位及单肺通气对呼吸生理改变明显，除常规手术麻醉监测以外，对于围术期风险较高的危重症患者，必要时可考虑行微创或无创的围术期功能性血流动力学监测技术。对于老年患者脑功能监测也是十分重要的监测指标。

（陈旭　上海交通大学医学院附属胸科医院麻醉科）

参考文献

[1] LEDERMAN D, EASWAR J, FELDMAN J, et al. Anesthetic considerations for lung resection: preoperative assessment, intraoperative challenges and postoperative analgesia[J]. Ann Transl Med, 2019, 7(15): 356.

[2] JANG G Y, AYOUB G, KIM Y E, et al. Integrated EIT system for functional lung ventilation imaging[J].

Biomed Eng Online, 2019, 18(1): 83.

[3] SELLA N, PETTENUZZO T, ZARANTONELLO F, et al. Electrical impedance tomography: A compass for the safe route to optimal PEEP［ J］. Resp Medicine, 2021, 187: 106555.

[4] LIU K, HUANG C, XU M, et al. PEEP guided by electrical impedance tomography during one-lung ventilation in elderly patients undergoing thoracoscopic surgery［ J］. Ann Transl Med, 2019, 7(23): 757.

[5] SMILOWITZ N R, BERGER J S. Perioperative Cardiovascular Risk Assessment and Management for Noncardiac Surgery: A Review［ J］. JAMA, 2020, 324(3): 279-290.

[6] SANTANGELO G, FAGGIANO A, TORIELLO F, et al. Risk of cardiovascular complications during non-cardiac surgery and preoperative cardiac evaluation［ J］. Trends Cardiovasc Med, 2022, 32(5): 271-284.

[7] MENA G E, RAGHUNATHAN K, MCGEE W T. Intraoperative Monitoring［ M］// SLINGER P. Principles and Practice of Anesthesia for Thoracic Surgery. Cham; Springer International Publishing. 2019: 343-355.

[8] THOMAS A S, MOORTHY R K, RAJU K, et al. Measurement of non-invasive blood pressure in lateral decubitus position under general anaesthesia - Which arm gives more accurate BP in relation to invasive BP - dependent or non-dependent arm?［ J］. Indian Anaesth, 2020, 64(7): 631-636.

[9] GU W J, HOU B L, KWONG J S W, et al. Association between intraoperative hypotension and 30-day mortality, major adverse cardiac events, and acute kidney injury after non-cardiac surgery: A meta-analysis of cohort studies［ J］. Int J Cardiol, 2018, 258: 68-73.

[10] DONY P, SEIDEL L, PIRSON M, et al. Common clinical thresholds of intraoperative hypotension and 30-day mortality following surgery: A retrospective cohort study［ J］. Acta Anaesthesiol Scand, 2020, 64(10): 1388-1396.

[11] HATIB F, JIAN Z, BUDDI S, et al. Machine-learning Algorithm to Predict Hypotension Based on High-fidelity Arterial Pressure Waveform Analysis［ J］. Anesthesiology, 2018, 129(4): 663-674.

[12] WIJNBERGE M, GEERTS B F, HOL L, et al. Effect of a Machine Learning-Derived Early Warning System for Intraoperative Hypotension vs Standard Care on Depth and Duration of Intraoperative Hypotension During Elective Noncardiac Surgery: The HYPE Randomized Clinical Trial［ J］. JAMA, 2020, 323(11): 1052-1060.

[13] WIJNBERGE M, VAN DER STER B J P, GEERTS B F, et al. Clinical performance of a machine-learning algorithm to predict intra-operative hypotension with noninvasive arterial pressure waveforms: A cohort study［ J］. Eur J Anaesthesiol, 2021, 38(6): 609-615.

[14] JOOSTEN A, ALEXANDER B, DURANTEAU J, et al. Feasibility of closed-loop titration of norepinephrine infusion in patients undergoing moderate- and high-risk surgery［ J］.Br J Anaesth, 2019, 123(4): 430-438.

[15] JOOSTEN A, CHIRNOAGA D, VAN DER LINDEN P, et al. Automated closed-loop versus manually controlled norepinephrine infusion in patients undergoing intermediate- to high-risk abdominal surgery: a randomised controlled trial［ J］. Br J Anaesth, 2021, 126(1): 210-218.

[16] JOOSTEN A, RINEHART J, VAN DER LINDEN P, et al. Computer-assisted Individualized Hemodynamic Management Reduces Intraoperative Hypotension in Intermediate- and High-risk Surgery: A Randomized Controlled Trial［ J］. Anesthesiology, 2021, 135(2): 258-72.

[17] SCHMIDT C, BERGGREEN A E, HERINGLAKE M. Perioperative hemodynamic monitoring: Still a place for cardiac filling pressures?［ J］. Best Prac Res Clin Anaesthesiol, 2019, 33(2): 155-163.

[18] NAVAS-BLANCO J R, VAIDYANATHAN A, BLANCO P T, et al. CON: Pulmonary artery catheter use should be forgone in modern clinical practice［ J］. Ann Card Anaesth, 2021, 24(1): 8-11.

胸外科精确麻醉

［19］ CHOKKALINGAM MANI B, CHAUDHARI S S. Right Heart Cardiac Catheterization［M］. StatPearls. Treasure Island (FL); StatPearls Publishing Copyright © 2021, StatPearls Publishing LLC. 2021.

［20］ YANO K, TOYAMA Y, IIDA T, et al. Comparison of Right Ventricular Function Between Three-Dimensional Transesophageal Echocardiography and Pulmonary Artery Catheter［J］. Cardiothorac Vasc Anesth, 2021, 35 (6): 1663-1669.

［21］ JACOBZON E, HASIN T, LIFSCHITZ A, et al. Is There a Need for a Pulmonary Artery Catheter in Cardiac Surgery Today?［J］. Semin Cardiothorac Vasc Anesth, 2021, 25(1): 29-33.

［22］ SCHEEREN T W L, RAMSAY M A E. New Developments in Hemodynamic Monitoring［J］. Cardiothorac Vasc Anesth, 2019, 33 Suppl 1: s67-s72.

［23］ CHETANA SHANMUKHAPPA S, LOKESHWARAN S. Venous Oxygen Saturation［M］. StatPearls. Treasure Island (FL); StatPearls Publishing Copyright © 2021, StatPearls Publishing LLC. 2021.

［24］ BOOTSMA I T, BOERMA E C, SCHEEREN T W L, et al. The contemporary pulmonary artery catheter. Part 2: measurements, limitations, and clinical applications［J］. J Clin Monit Comput, 2022, 36(1): 17-31.

［25］ MEHMOOD M, BIEDERMAN R W W, MARKERT R J, et al. Right Heart Function in Critically Ill Patients at Risk for Acute Right Heart Failure: A Description of Right Ventricular-Pulmonary Arterial Coupling, Ejection Fraction and Pulmonary Artery Pulsatility Index［J］. Heart Lung Circ, 2020, 29(6): 867-873.

［26］ HERNANDEZ G A, LEMOR A, BLUMER V, et al. Trends in Utilization and Outcomes of Pulmonary Artery Catheterization in Heart Failure With and Without Cardiogenic Shock［J］. J Card Fail, 2019, 25(5): 364-371.

［27］ KIM K K, KRAUSE M, BRANDES I F, et al. Transesophageal echocardiography for perioperative management in thoracic surgery［J］. Curr Opin Anaesthesiol, 2021, 34(1): 7-12.

［28］ SMITH B B, REHFELDT K H, MEINHARDT J R, et al. Safety and feasibility of transesophageal echocardiography in patients with prior esophageal surgery［J］. Echocardiography, 2020, 37(9): 1430-1435.

［29］ POUR-GHAZ I, MANOLUKAS T, FORAY N, et al. Accuracy of non-invasive and minimally invasive hemodynamic monitoring: where do we stand?［J］. Ann Transl Med, 2019, 7(17): 421.

［30］ KENDRICK J B, KAYE A D, TONG Y, et al. Goal-directed fluid therapy in the perioperative setting［J］. J Anaesthesiol, Clin Pharmacol, 2019, 35(Suppl 1): s29-s34.

［31］ JESSEN M K, VALLENTIN M F, HOLMBERG M J, et al. Goal-directed haemodynamic therapy during general anaesthesia for noncardiac surgery: a systematic review and meta-analysis［J］. Br J Anaesth, 2021.

［32］ GELMAN S. Is goal-directed haemodynamic therapy dead?［J］. Eur J Anaesthesiol, 2020, 37(3): 159-161.

［33］ SAUGEL B, KOUZ K, SCHEEREN T W L. The '5 Ts' of perioperative goal-directed haemodynamic therapy ［J］. Br J Anaesth, 2019, 123(2): 103-107.

［34］ SONDERGAARD S. Goal-directed haemodynamic therapy is in need of a new paradigm to survive［J］. Eur J Anaesthesiol, 2021, 38(1): 89-90.

［35］ LEWIS S R, PRITCHARD M W, FAWCETT L J, et al. Bispectral index for improving intraoperative awareness and early postoperative recovery in adults［J］. Cochrane Database Sys Rev (Online), 2019, 9(9): Cd003843.

［36］ BROWN C H, EDWARDS C, LIN C, et al. Spinal Anesthesia with Targeted Sedation based on Bispectral Index Values Compared with General Anesthesia with Masked Bispectral Index Values to Reduce Delirium: The SHARP Randomized Controlled Trial［J］. Anesthesiology, 2021, 135(6): 992-1003.

［37］ ROBERTS M L, LIN H M, TINUOYE E, et al. The Association of Cerebral Desaturation During One-Lung

Ventilation and Postoperative Recovery: A Prospective Observational Cohort Study [J]. J Cardiothorac Vasc Anesth, 2021, 35(2): 542-550.

［38］ CUI F, ZHAO W, MU D L, et al. Association Between Cerebral Desaturation and Postoperative Delirium in Thoracotomy With One-Lung Ventilation: A Prospective Cohort Study [J]. Anesth Analg, 2021, 133(1): 176-186.

［39］ 陈旭, 陈蕾, 张晓峰, 等. 肺叶切除术患者不同通气模式下每搏量变异度的变化 [J]. 中华麻醉学杂志, 2011, (07): 844-846.

［40］ 许锡源, 张国华. 单肺通气期间局部脑氧饱和度变化及其与围术期神经认知障碍相关性研究进展 [J]. 国际麻醉学与复苏杂志, 2021, (10 vo 42): 1071-1075.

［41］ 李金路, 吴雪梅, 谢红, 等. 全麻患者肺保护性通气时个体化PEEP的确定: EIT法和Cdyn法比较 [J]. 中华麻醉学杂志, 2021, (01 vo 41): 72-75.

第四节　胸外科手术中的个体化容量管理

达到或维持最佳液体平衡是胸外科手术最具挑战性的麻醉管理之一。容量不足可能导致低血容量和器官功能受损，而容量过多又可能导致水肿、吻合口漏和肺损伤。这两种状态均会增加围术期并发症的发生率和病死率，因此，最佳液体管理是围术期管理的关键之一。自20世纪80年代以来，研究者对微循环和组织灌注的认识发生了根本性的变化。其中Curry和Michel发现了内皮多糖蛋白复合物的功能及其在维持完整血管屏障中的重要作用，为围术期液体管理开启了一个新时代。正是由于Curry和Michel在微循环领域的贡献，修正的Starling原理取代传统Starling原理。开放性围术期液体管理用以补偿第三间隙液体丢失可导致病死率和并发症发生率增加，尤其是在危重患者中更加显著。限制性液体管理也叫"正常容量液体管理"，逐渐成为加速外科术后康复的一部分，并可改善患者围术期预后。本章基于最新的围术期液体管理循证医学证据，从微循环液体转移到胸外科手术的个体化管理，做一个全面的概述，帮助临床医生理解和实施良好的围术期液体管理。

一、容量管理历史

早在公元前，人们就相信血液和体液具有神奇的力量。血液是生命的基石，作为礼物经常被用于祭祀以安抚神明。美索不达米亚的苏美尔人（公元前4000年—公元前2000年）认为血液是生命的基石，肝脏是生命的中心。巴比伦的祭司教导说，血有两种类型：动脉中鲜红的血和静脉中暗红的血。我国古代医学典籍《黄帝内经·素问》中也有记载心脉相通，血脉相通，并受心脏控制，不断处于流动中直至人体死亡。古埃及医生就已经知道脉搏的存在以及脉搏和心脏之间的联系，提出了"通道"理论。该"通道"像尼罗河一样，可以将空气、水和血液输送到身体各处。如果河流被堵塞，庄稼就会不健康。希腊哲学家也在公元前2000年开始研究循环。认为血在心脏中被制造，然后分布到其他组织中。公元前3世纪就有解剖学家描述了心脏中存在瓣膜，并认为心脏具有泵的功能。公元1世纪到6世纪，罗马人认为通过口服血液可以治疗癫痫，口服血液也可以恢复青春。然而，第一次尝试输血大约发生在1492年，一个3岁小男孩被犹太医生用来给病重的教皇Pope Innocent八世献血。然而，男孩和教皇都死了，医生也随之消失。放血疗法作为最早进行的液体管理医疗实践，甚至已经有超过2000年的历史。美国第一任总统乔治·华盛顿因患有气管支气管蜂窝织炎在10h内被放血3.75 L而去世。

1242年，阿拉伯医生 Ibn al Nafis 准确地描述了人体血液循环。1649年，Potter尝试在鸡之间进行输血，取得了小小的成功。Richard Lower被认为是第一个在动物间以及人和动物间进行输血治疗的人。1667年，Richard Lower将一只羔羊的血输给了一名叫Arthur Coga的精神病患者。同年，法国医生Jean Baptists Denys在6月15日实施了首次被完整记录的人类输血。1667年，

Jean Baptists Denys 毫不畏惧地将小牛的血液输给了 Antoine Mauroy，导致 Antoine Mauroy 死亡。输血引起了相当大的争议，1670年，输血被禁止，直到19世纪上半叶（大约1818年），James Blundell 使用人血，挽救了许多濒临死亡的产后大出血妇女。1900年 Karl Landsteiner 发现了四组类型的血，让输血变得更安全。

O'Shaughnessy 于1831年最早对霍乱疾病进行分析并得出结论，"霍乱患者因呕吐和腹泻大量脱水，血液中也流失了大量的水，它也失去了很大一部分比例的电解质和盐分"。他认为，首先，治疗要让血液恢复到其自然比重；其次，恢复其缺乏的盐分，通过吸收、吸入或将液体注入静脉来实现；建议将装有正常溶液的温盐水注入静脉，补充血液中正常的盐分。同时作者还认为，当循环受到影响时，如霍乱疾病发生，从肘部弯曲处注射几乎无效，建议将管子穿过胸锁乳突肌引入颈静脉。注射溶剂应加热至血温，注射器也同样要温热。注射应该有意识地慢慢执行。在 O'Shaughnessy 认识到电解质必要性的同时，其他作者也认识到液体疗法的重要性。Jaehnichen 和 Hermann 在同一次霍乱流行期间，给霍乱患者注射了180ml液体后病情出现短时间好转。还有其他作者也实施了静脉输液治疗，并用高渗盐水进行了几次尝试，但没有成功。之后，全科医生 Thomas Latta 指出可以"尝试将血液恢复到它的自然状态，通过将大量温水注入大肠，并在其溶液中加入必要的盐，同时不时地经口补充一定量盐水"。后来霍乱疫情在英国趋于平缓，静脉补液也不再那么受关注。

但霍乱仍在美洲蔓延。然而，静脉注射生理盐水并没有被普遍接受。它通常只给那些即将死去的人，而且公众认为这种疗法加速了死亡。另外，他们也不明白如何使已经严重脱水的患者不再丢失液体，甚至认为补液会引发进一步的液体丢失。并且他们输注的液体不是无菌的，化学上也不纯，还非常低渗。因此，注入的液体越多，菌血症、发热和溶血的风险越高。许多本可能从霍乱中康复的患者要么死于空气栓塞，要么死于败血症。

在接下来的100年里，无菌和麻醉的原则逐渐发展起来。与此同时，静脉输液方面的其他进展正在形成。Jean-Antoine Nollet 在1748年首次阐述了渗透压的概念。荷兰物理化学家 Jacobus Henricus van't Hoff 因在化学反应速率、化学平衡和渗透压方面的研究而获得1901年诺贝尔化学奖。1882—1883年，荷兰生理学家 Hartog Jacob Hamburger 根据对红细胞裂解的观察推断人体血液中盐分的浓度是0.9%，1896年他又阐述了晶体溶液（又称为生理盐水），具有与人类相同的渗透压。英国心血管生理学家 Sidney Ringer 在1880年试图研究离体心脏，以确定什么物质可以使它们保持正常跳动。他使用了一种主要由钠离子、钾离子和氯离子组成的盐水溶液，并添加了缓冲液。然而，他发现离体心肌很快就不再收缩。由于蒸馏水用完，实验室技术人员使用了含有多种矿物质（包括钙）的河水。这个偶然的发现启示了心肌需要细胞外钙来协助收缩。20世纪30年代，美国儿科医师 Alexis Hartmann 进一步修改了林格（Sidney Ringer）的溶液，以治疗酸中毒。他添加了乳酸充当酸的缓冲剂来减弱 pH 值的变化。于是，采用"乳酸林格液"或"哈特曼溶液"（Hartmann's 溶液）的晶体液开始被作为静脉输注液体。一直到第一次和第二次世界大战期间，静脉输液才获得快速发展。

因此，液体管理的历史跨越了数千年，经历了许多曲折迂回。从最早的时代人们认为疾病是由坏血引起的，需要排空大量液体，到现在又回到需要补充大量液体的观点，故事仍在发展，因为仍未实现最佳液体治疗。

二、液体在组织间流动、改良Starling原理以及围术期液体管理的运用

（一）Starling原理及改良Starling原理

Starling在19世纪90年代初对淋巴形成的机制产生了兴趣。当时，人们普遍认为淋巴（组织液）是一种毛细血管壁主动分泌的分泌物，也有人认为淋巴是血浆的超滤液。1892年，Starling开始了一系列实验，希望在这些实验能够证实淋巴是通过毛细血管壁分泌产生的，但是没有找到令人信服的证据。而通过严格控制Heidenhain阐述过的实验后，他们揭示了淋巴形成的有力证据，即淋巴液是血浆通过毛细血管壁超滤的产物。当时人们认为液体可以从血浆分泌到组织，而组织液只能通过淋巴回流到血液中。Starling认为间质液（ISF）是由血浆超滤形成的，液体可以直接从组织转移到血浆中。Starling还收集了各种证据来阐述在出血后血细胞比容下降并不能通过胸导管增加淋巴回流或通过增加胃肠道吸收的液体来解释。在被麻醉的狗的实验中，他把1%氯化钠溶液注射到狗肌肉中并使之被吸收进入循环，并没有发现等量体积的血浆被吸收并保留在组织。他首次测量了血浆的胶体渗透压，并估计了麻醉犬的毛细血管压力。Starling还证明了液体可以直接从组织流入循环血液中，并提出其驱动力是血浆和间质液之间的胶体渗透压差。1896 Starling年发表在 *J. Physiol.* 的论文显示，血浆和间质液之间的渗透压差与从血浆超滤形成间质液所做的功成正比，这就是调节血浆容量的原理。

尽管Starling还报告了测量血浆胶体渗透压改进的方法，并意识到其在限制肾脏中的肾小球滤过方面的重要性，但他没有进一步的实验来证明和支持他的假设。后来，宾夕法尼亚大学的一名医学生Eugene Landis开发了一种通过直接显微穿刺测量青蛙肠系膜中的单个毛细血管静水压力的方法，他还开发了一种巧妙的方法来估计流体通过单个毛细血管壁的滤过率和吸收率，并且发现单个毛细管对流体的滤过率和吸收率存在很强的正线性相关性。滤过速率和毛细管静水压力之间的这种线性关系的方程等式为：

$$\frac{J_V}{A} = L_P \left[(P_C - P_I) - (\Pi_C - \Pi_I) \right]$$

式中，J_V/A 为每单位毛细血管壁面积的滤过（＋）和吸收（－）总比率；L_P 为毛细血管壁静水渗透性（过滤性）；P_C 和 P_I 分别为毛细血管和组织间液中的静水压；Π_C 和 Π_I 分别是毛细血管血浆和组织间液的胶体渗透压。P_C、P_I、Π_C 和 Π_I 通常被称为Starling压力。

后来，学者Landis测量了健康志愿者指甲床毛细血管环的压力。当受试者的手处于心脏水平时，肢体小动脉毛细血管环动脉端压力平均值为32 mmHg，静脉段平均值为12 mmHg。在循环末端的中间点，平均值为25 mmHg。健康志愿者血浆胶体渗透压大约为25 mmHg，这种沿毛细血管的压力梯度与Starling的推测一致，即血浆中液体在毛细血管动脉段过滤到组织，并在组织的毛细血管静脉段过滤回吸收入静脉。Landis又测量了青蛙和一些小的哺乳动物不同组织的毛细血管压力，同样发现毛细管静水压力和血浆胶体渗透压相似。这些发现不仅为Starling的假设提供了进一步的支持，也和Starling的猜想一致，即液体在流经微循环的动脉段时从循环血浆

过滤到组织中，并在血浆流经微循环静脉段时吸收液体回循环。但是在安静站立时，人类受试者脚趾毛细血管中的静水压能够达到100 mmHg或明显大于双手保持在心脏水平时。

1951年，Staverman在稳态热力学基础上引入渗透压测量的新概念解释。溶液的所有理论渗透压（Π，定义为RTC，其中R = 通用气体常数，T = 绝对温度，C = 溶液中溶质的体积摩尔浓度）只能是通过完美的半透膜来测量（即膜溶质完全不渗透，而溶液可渗透）。如果膜对溶质具有渗透性，则它的两端有效渗透压差（$\Delta\Pi$）将降低到$\sigma\Delta\Pi$。系数σ反映膜对溶质的渗透系数，是衡量溶液中的溶质和溶剂可以透过膜相对容易程度的指标。对于理想溶液，σ可以定义为其总渗透压的分数。如果膜对溶质完全不渗透，但可渗透溶剂（即真正的半透膜），则膜对溶液的σ为1.0，且溶液渗透压的值为抑制超滤。如果溶液的浓度在超滤过程中离开膜的下游表面与进入其上游表面的膜没有发生变化，则膜是非选择性的。作为溶液的超滤器，σ = 0并且溶液的渗透压不会对抗它的过滤。对于大分子，如血浆蛋白，其溶液的渗透压随着浓度的增加，上升得更快，且两者之间的渗透系数和超滤系数接近。因为在大多数组织的微血管壁处，负责其胶体渗透压的血浆蛋白的渗透系数很高（≥ 0.9），而且渗透系数的概念出现在很多的公式中，因此对等式做了一个小的修改。即：

$$\frac{J_V}{A} = L_P \left[(P_C - P_I) - \sigma (\Pi_C - \Pi_I) \right]$$

上述公式表示微血管液体交换严格来说是不准确的。血浆的胶体渗透压是胶体渗透压和所有溶液中溶质渗透系数的乘积之和。应写为$\Sigma\sigma i\Pi i$以及微血管壁胶体渗透压的差异为$\Sigma\sigma i\Delta\Pi i$，其中i表示有效渗透压差的单个溶质。即：

$$\frac{J_V}{A} = L_P \left(\Delta P_C - \sum_i \sigma_i \Delta\Pi_i \right)$$

式中，$\Delta P = P_C - P_I$。

（二）内皮多糖复合物

1. 内皮多糖复合物与液体转移

Curry和Michel在20世纪80年代通过对由内皮多糖复合物和结合的血浆蛋白组成的内皮表面层（ESL）的研究，进一步扩大了对液体跨过脉管系统的理解，并对上述经典的Starling模型提出了质疑。Starling原理依靠血管内和间质之间的流体静压和胶体渗透压的差异来解释液体通过毛细血管内皮的运输。然而，一些实验揭示了Starling方程式的计算并不正确；特别是基于Starling原理计算出的预期淋巴流量远远超过实际测量值。Adamson和同事在大鼠肠系膜的研究上证明了这一现象，即提高胶体渗透压只能使液体过滤增加Starling模型预测的一小部分。在青蛙中进行的一项类似研究发现，改变间质胶体渗透压对液体过滤基本上没有影响。

相反，血管内皮多糖蛋白复合物似乎在调节跨血管液体转移中起着关键作用。多糖蛋白复合物位于血管内皮，由膜结合蛋白多糖、糖蛋白和糖脂组成。多糖蛋白复合物吸附血浆蛋白，主要是白蛋白，形成约1 μm厚的内皮表层。ESL负责在内皮表面捕获700~1000 ml的血浆，从而形成向内的渗透力，该力保留血浆，否则血浆将被流体静力压入间质（**图1-4-1**）。而且，似乎是多糖蛋白复合物下一小面积区域（多糖蛋白复合物下或糖膜下空间）的胶体渗透压，而不是间质的胶体渗透压，负责对抗血管内的胶体渗透压；这同样是基于实验证据，即间质白蛋白浓度的改变对液体过滤没有影响。这种多糖蛋白复合物下渗透压力是由血浆白蛋白在低跨毛细血管液体滤过率条件下扩散到该空间而产生的。通过蛋白质运输，多糖蛋白复合物下区域中的蛋白质被迅速清除到间质中，保持该区域中的胶体渗透压极低，并有利于液体在血管腔中的保留。

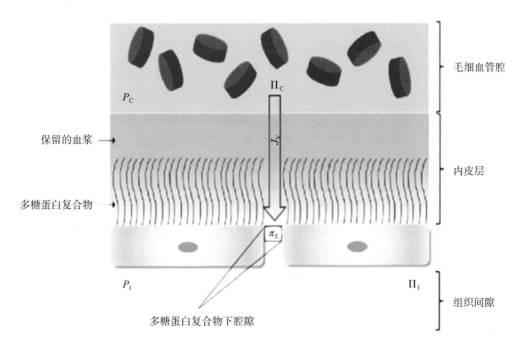

图 1-4-1　内皮表面层（ESL）

内皮表面层是由毛细血管内皮表面层多糖蛋白复合物和保留在表面的血浆蛋白组成。ESL发挥过滤作用，允许一些血浆蛋白进入多糖蛋白复合物下区域。这些蛋白连续进入组织间隙；因此，ESL多糖蛋白复合物下区域相比毛细血管血浆胶体渗透压而言（Π_C），有非常低的胶体渗透压（Π_S），产生渗透压梯度，有助于保留液体在血管腔。液体跨内皮的网状渗透（J_V）是由毛细血管和组织间隙静水压（P_C 和 P_I）以及毛细血管腔（Π_C）和多糖蛋白复合物下区域（Π_S）胶体渗透压的平衡决定。相比传统 Starling 原理，这是改良的模式，组织间隙胶体渗透压（Π_i）并不对液体渗透起作用。

有人提出内皮多糖蛋白复合物结构可发挥抑制水肿形成的被动屏障作用。血管静水压力的增加（如运动期间）将加速液体渗透到多糖蛋白复合物下区域，从而快速降低该区域胶体渗透压，并建立有利于液体在血管腔内滞留的高跨多糖蛋白复合物压力梯度。同样，低血管静水压力和降低的液体过滤速率会重新调整毛细血管内皮的 Starling 驱动力，以允许更多的液体过滤到间质中。这种改良的 Starling 原理中可以用下面的等式来概括：

$$\frac{J_V}{A} = L_P \left[\left(P_C - P_I \right) - \sigma \left(\Pi_C - \Pi_S \right) \right]$$

其中 J_V / A 为每单位毛细血管壁面积的滤过（＋）和吸收（－）总比率。L_P 为过滤系数；P_C 为毛细管静水压力；P_I 为间质静水压力；σ 是渗透系数；Π_C 是毛细血管血浆中的胶体渗透压力；Π_S 是 ESL 下面多糖蛋白复合物下区域的胶体渗透压。

注意，在这个修正的模型中，跨血管的渗透压力完全是由毛细血管腔和多糖蛋白复合物下区域之间的渗透压差驱动的；当 ESL 完好无损时，间质渗透压力在驱动液体跨膜流中不发挥作用。就像 Starling 预测的一样，液体不会通过静脉毛细血管被重新吸收到血管腔中，而是须通过交感神经介导的淋巴回流调节。

2. 容量管理与多糖蛋白复合物

围术期液体管理的理念也是与多糖蛋白复合物和 ESL 的破坏有关，这些破坏可导致组织水肿。大量证据表明，围术期各种调节异常包括缺血—再灌注损伤、炎症／感染和心钠素（医源性容量超负荷而释放的心钠素，ANP）都可以破坏内皮多糖蛋白复合物。相反，一些策略包括用氢化可的松、抗凝血酶预处理和七氟烷可防止内皮多糖蛋白复合物的破坏。

研究者在胸外科手术围术期液体管理的相关研究中，观察到肺毛细血管 ESL 比其他器官微循环系统明显更厚，有助于解释一些现象，即肺微血管比其他组织更不容易渗漏。一些与 ALI 相关的炎性疾病（如脓毒血症），可导致糖胺聚糖片段的血浆浓度增加，肺损伤动物支气管肺泡灌洗液也可发现多糖蛋白复合物成分，表明肺内皮多糖蛋白复合物降解可能在肺损伤中起重要作用。ESL 的损害可能会通过促进白细胞和血小板黏附到内皮上以及未能防止肺毛细血管渗漏来促进肺损伤。值得注意的是，肺 ESL 损害的影响可能不同于全身脉管系统，多糖蛋白复合物的破坏在肺水肿形成机制的动物研究模型中的作用也存在冲突。

如上所述，心钠素似乎通过破坏内皮多糖蛋白复合物将液体超载和组织水肿的形成联系起来。容量超负荷导致心房张力增加，引起心钠素从心房释放。而且，心钠素可导致猪动物模型心脏内皮多糖蛋白复合物的破坏，使液体转移到间质间隙。同时，该作者团队也证明，人工输注心钠素会导致血管多糖蛋白复合物破坏，同时显著增加血管通透性和心脏组织水肿。在接受冠状动脉旁路手术的患者中，还发现血浆心钠素增加先于内皮多糖蛋白复合物的脱落。在新近对 18 名心肺健康状况良好的患者接受选择性手术且预计其失血量＞ 500 ml 的研究中，获得了跟上述重复的结果。这些患者分别接受了急性等容血液稀释或 20 ml / kg 容量负荷血液保护，两组患者均接受相同体积的 6% 羟乙基淀粉胶体。接受容量负荷的患者血清心钠素水平显著升高，而等容血液稀释患者的心钠素水平保持不变。此外，接受容量负荷并出现心钠素水平升高的患者也显示出透明质酸和黏结合蛋白多糖 -1（内皮多糖蛋白复合物的两种成分）的血清水平升高。

3. 机械通气与多糖蛋白复合物

多糖蛋白复合物除了上述的被动屏障功能，有证据表明多糖蛋白复合物还通过机械转导参与主动屏障调节，机械转导通过各种信号分子（包括一氧化氮和活性氧）改变内皮连接的完整性。通过这种机制，当肺毛细血管屏障功能发生障碍时，血管腔内增加的血管内流体静水压和层流剪切力将产生非线性（非 Starling 原理）变化，导致肺水肿。有趣的是，Dull 和同事在大鼠机械通气模型中，摘取大鼠的整个肺组织进行研究，发现机械通气可加剧血管内压力对内皮屏障完整性的破坏。在用"标准潮气量"（6~8 ml/kg）通气的肺中，血管内压力的增加比使用低潮气量（4~6 ml/kg）时更大程度地增加了肺血管内皮的渗透性。在最高血管内压力（左房压17 cmH$_2$O）下，低潮气量组的通透性增加可高达5倍，而高潮气量组增加高达15倍。这些数据进一步支持了肺保护性通气策略与液体管理策略对预防肺水肿具有类似同等重要作用的观点。

表1-4-1总结了动物和人类中常见的损伤内皮表层和增加血管通透性的因素，以及对这些损伤有保护作用的因素。值得注意的是，一些保护因素的临床相关性仍有待明确。

表1-4-1　损伤和保护内皮表层的因素

损伤因素	保护因素
炎性介质（肿瘤坏死因子α）	抗氧化剂 [a]
缺血再灌注损伤	抗凝血酶Ⅲ
感染/脓毒血症（脂多糖）	糖皮质激素
高血容量（心房钠尿肽）	瑞舒伐他汀
手术创伤	利多氟嗪
高血糖	七氟烷
低密度脂蛋白	白蛋白
体外循环	新鲜冰冻血浆
高潮气量	非保护性通气
低氧血症	
高血压	

注：a 指动物研究显示具有保护性或修复性物质，包括聚乙二醇、一氧化氮、肿瘤坏死因子-α 抑制剂(如依那西普)、别嘌呤醇、肝素和透明质酸。

（三）组织间液静水压和胶体渗透压

1963年前，仅有很少几次直接测量了毛细管静水压力，并显示与血浆胶体渗透压相似，而且在肝脏和胃肠道以外的组织中淋巴回流低，透过微血管壁的液体流动也非常低，组织间液静水压和胶体渗透压非常低。因此，似乎是正性的组织间液静水压力抵消了组织间液胶体渗透压。有学者们尝试通过将微针插入组织直接测量组织间液静水压，发现测量值接近或略微大于大气压。1963年，Guyton报告了一种评估组织间液静水压力的新方法，他测量的静水压力值比大气压低2~7 mmHg。在后来的实验中，Guyton在长期植入试验犬肺内的胶囊中测量了P$_I$，肺内P$_I$压力低于大气压9~11 mmHg（-9~-11 mmHg）。Aukland和Fadnes的研究表明，采用植入灯芯方法也可以测量组织间液蛋白浓度。实验表明，大鼠和狗皮下组织间液胶体渗透压为10 mmHg。如果血浆胶体渗透的压力为25 mmHg，表明可用于将液体从组织移动到血浆中的渗透压差为15 mmHg。同时，组织间液静水压低于大气压的P$_I$值有利于组织间液转移到毛细血管。

（四）血浆和组织之间稳态液体交换

早期经典的Starling原理教科书采用图表描绘了毛细血管静水压力差（ΔP）沿毛细血管的线性下降，其动脉端的压力值范围为35 mmHg，静脉端约为15 mmHg（**图1-4-2a**）。这一斜线与水平线交叉，其中水平线表示血浆胶体渗透压为25 mmHg。当静水压力高于25 mmHg时，一系列向下的箭头表示毛细血管内正在过滤的液体进入组织；当血流到达后半部分，静水压力小于25 mmHg时，一系列箭头指向上方，表示液体从组织吸收入毛细血管。尽管这个经典的示意图很有吸引力，但该图并没有实验证据支持。对于大多数血管床来说是解释不通的，因为这意味着交换血管在动脉和静脉末端的微循环数量相等，对液体和大分子也具有相同的渗透性。小动脉、小动脉毛细血管、中间毛细血管和小静脉都参与了液体在组织中交换。其实，小动脉基本仅限于呼吸气体交换。微血管液体交换主要发生在小静脉毛细血管和小静脉区域。**图1-4-2a**明显忽略了组织间液的胶体渗透压（Π_I）的存在。Π_I不能被视作一个常数从血浆胶体渗透压中减去。对于改良后的Starling原理，影响液体交换的胶体渗透压差是跨越多糖蛋白复合物的胶体渗透压差。多糖蛋白复合物下的胶体渗透压（Π_S）随过滤速率而变化，并最终随血管壁上的静水压差而变化。Π_S与Π_I有很大不同。以骨骼肌微循环为例，**图1-4-2b**显示从小动脉毛细血管到较大静脉的这段距离中，静水压差（ΔP）和有效胶体渗透压差（σΔΠ）都被测量并描绘。ΔP呈非线性下降如上曲线（蓝色）所示，下曲线（红色）为σΔΠ，评估后呈现稳定的液体交换状态。而（ΔP–σΔΠ）的差值从最初超过10 mmHg，很快降低到1 mmHg并继续下降到更小的差值水平。从血浆到组织的压力驱动液体渗透的最大差异在小动脉毛细血管中就出现，但它们对微血管床交换区的贡献最小。所以液体从血液到组织的净滤过在这部分的微循环相对较小。**图1-4-2c**显示在肌肉微循环中，液体从微循环渗透入组织呈现低的、持续的过滤稳态。肌肉中，这些低水平的过滤主要发生在人体处于仰卧时，且P_C在15～35 mmHg的范围内。但是白天人体的大部分时间是在站立、坐着和行走中度过的，身体主要部位低于心脏水平，并且P_C变化很大且高于上述范围。这些情况会增加组织间隙的液体，同时使淋巴流量增加。这种额外的血管外液体部分被直接吸收到微循环中，但是更多的液体在卧床休息的第一个小时通过淋巴引流被吸收。研究表明，淋巴结后的蛋白质浓度是淋巴结前的两倍。由于淋巴的引流，毛细血管和小静脉外的组织间液将得到连续的更新，并处于稳定状态。

因此，大多数组织（例如肌肉、皮肤、结缔组织）中液体稳态滤过与微血管压力的关系图不是线性的，当微血管静水压力接近血浆胶体渗透压时，显示出明显的拐点。当静水压力在0和Π_P之间上升时，液体滤过非常小且难以检测；当静水压力大于Π_P时，滤过率上升急剧增加，随着压力的进一步增加变为线性，斜率等于微血管壁的通透性。这种非线性行为稳态液体交换在指导静脉输液治疗方面具有潜在的重要性。当血浆蛋白被稀释或Π_P降低时，微循环压力（P_C）在Π_P范围内和P_C远低于此范围对血液组织间液体交换的影响是不同的。当P_C最初等于或大于Π_P时，血浆的稀释增加了对组织的过滤；当P_C远低于Π_P时，稀释血浆蛋白几乎没有影响。这是因为正常和降低的Π_P下的稳态过滤率差异很小，直到Π_P降到比P_C明显低时才出现明显变

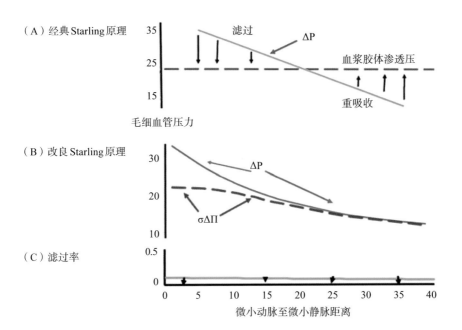

（A）经典Starling原理

滤过 ΔP
血浆胶体渗透压
重吸收

毛细血管压力

（B）改良Starling原理

ΔP
σΔΠ

（C）滤过率

微小动脉至微小静脉距离

图 1-4-2 Starling 的假设

注：（A）图是用于阐述Starling假设的示意图。其中滤过发生在（A）图中交换血管的上游部分，其ΔP＞血浆胶体渗透压（Πp）；吸收发生在（A）图中交换血管的下游部分，其ΔP＜Πp。（A）图红色虚线整合了Πp减去ΠI所得的均值。（B）图显示了肌肉组织稳态下的微循环，从近端向远端沿着交换血管出现不断变化的ΔP和σΔΠ，与改良的Starling原理相吻合。整段交换血管各点位的ΔP＞σΔΠ，但大部分点位的差异＜1 mmHg。（A）图黑色箭头所示的滤过方向在（B）图中没有展示。（C）图考虑了交换表面积的差异和LP存在，整个交换区域可达到预期的恒定，而且与ΔP-σΔΠ相一致的过滤状态。

化。当肌肉中的P_C值偏低并伴有强烈的外周血管收缩（例如失血后），特别常见于肺毛细血管。这时监测Π_p可能有助于在输注大量晶体时避免肺水肿。

（五）胸外科术后肺损伤

1.发生率

肺切除术后肺损伤是术后并发症发生率和病死率高的主要因素。急性肺损伤（即轻度的ARDS）定义为术后7天内患者PaO_2/FiO_2比值在200～300。低氧血症进一步加剧则相应定义为中或重度ARDS（表1-4-2）。急性肺损伤放射影像学证据也是诊断过程中必不可少的，但常见于术后单侧病变。

表 1-4-2 急性呼吸窘迫综合征（ARDS）柏林标准

ARDS 严重程度	PaO_2/FiO_2	相应的病死率
轻度	200～300	27%
中度	100～200	32%
重度	＜100	45%

胸外科术后急性肺损伤或轻度ARDS总体发生率为2%～7%，平均发生率大约4%。更小

范围的肺切除术后肺损伤很少发生，但其发生率随着肺切除范围增加而增加，全肺切除术患者达到峰值。早期研究，胸外科术后ALI整体病死率可达到70%。然而术后肺损伤整体病死率可通过改善降低到26%，但全肺切除术后急性肺损伤病死率仍然高达40%。而且，ALI仍然是肺切除术后主要的死亡原因。

2．术后肺损伤危险因素

虽然肺损伤通常见于大范围肺切除术后，需要警惕的是，小范围肺切除术术后也可能发生肺损伤，甚至单肺通气时不伴有肺切除术的胸腔内操作也可能发生肺损伤。胸外科术后肺损伤病因并不完全清楚，很可能是多因素影响的结果。放射性核素肺扫描显示，肺切除术后剩余肺可出现血管通透性增加。一些围术期因素可导致这种渗透性改变，包括手术引起的肺实质性创伤，淋巴回流障碍，机械通气引起的肺过度膨胀，以及炎性介质的释放。而且，外科因素、患者因素和术中管理因素在术后肺损伤的影响方面均可能发挥重要作用。

（1）外科因素。外科操作和肺手术切除范围都是术后肺损伤的重要风险因素。右全肺切除术明显与术后急性肺损伤增加有关。Zeldin等第一次报道全肺切除术后肺水肿，在该病例队列研究中，10例右全肺切除术患者中，9例患者出现术后肺水肿。右全肺切除术患者比左全肺切除术患者更易出现肺水肿，可能原因为右肺比左肺具有更多的肺组织，右全肺切除术后迫使全心输出量进入肺组织更少的左肺，并且导致肺毛细血管内皮受损。同样相似的原因，相比小范围的切除术而言，更大范围的肺切除术总体上发生术后肺损伤的风险更高。右全肺切除术后较容易发生肺水肿的另一个原因可能与淋巴引流在左右肺不同有关。超过90%的右肺淋巴引流是在同侧。左肺的淋巴引流部分在左侧，而超过50%的左肺淋巴引流位于右侧。因此，右全肺切除术可导致超过一半的左肺淋巴引流受损，肺水肿风险显著增加；而左全肺切除术导致少量的右肺淋巴引流受损。

（2）患者因素。Fernandez-Perez等报道了患者相关的危险因素也可能导致胸外科术后急性肺损伤。ASA分级的升高与术后肺损伤增加相关。患者术前存在明确的内科合并症，包括糖尿病、吸烟、慢性阻塞性肺病（COPD）和酗酒（酒精消耗量＞60 g/d），也与术后肺损伤增加相关。其他的文献也报道了长期饮酒史是术后肺损伤的危险因素。针对ARDS的早期研究显示，长期饮酒史患者的ARDS发生率为43%，而无饮酒史患者的发生率为22%。而且，酗酒患者发展为ARDS后的病死率高达65%，无饮酒史患者发展为ARDS后的病死率为36%。其机制解释为与长期的饮酒可能降低谷胱甘肽水平有关，而谷胱甘肽又是炎性应激时期肺泡表面的重要抗氧化剂。

全肺切除术后肺水肿的主要危险因素包括预测术后肺灌注≤55%和预计术后第一秒用力肺活量（forced expired volume in 1 s，FEV_1）＜45%。化疗或放疗史虽然也被认为是危险因素，但是新近的一些研究并未观察到这种危险因素。其他危险因素包括高龄、失血、再次手术、术前白蛋白水平、肿瘤肺转移、精神状态改变、气短、吸烟史或正在吸烟，以及低体重指数。

3．围术期液体管理和急性肺损伤

（1）液体管理和肺损伤的关系。

一些作者认为胸外科术后急性肺损伤与围术期输入过多的液体有关。Zeldin等回顾性研究了10例患者发生全肺切除术后肺水肿的临床资料，首次报道了术后急性肺损伤与围术期输入过多的液体相关。发生术后肺水肿的患者接受了 4.9 ± 1.2 L 的液体，没有发生术后肺水肿的患者接受了 3.5 ± 1 L 的液体。同时，一些作者通过犬的动物模型，报道了过多的液体输入导致术后肺水肿。实施右全肺切除手术的犬被分为 2 组，术前 48 h 内分别接受开放性（100 ml/kg 晶体液负荷量快速输入，后超过 100 ml/kg 液体正平衡输入）或限制性（50 ml/kg 负荷量，后低于 100 ml/kg 液体正平衡）液体输入。所有接受开放性液体输入的犬均出现术后肺水肿，接受限制性液体输入的犬均未出现术后肺水肿。当 Zeldin 和同事谴责全肺切除术后肺水肿是由过多的液体输入导致的时候，另有作者 Turnage 和同事却发现全肺切除术后肺水肿和 24 h 液体平衡状况无关联，当然，后者的标准液体输注是相对限制性的策略。这些矛盾的数据说明液体平衡在术后肺损伤方面发挥了明确的影响，但不是唯一的影响因素。

到目前为止，阐述围术期液体管理和胸外科术后急性肺损伤之间关系的最好临床研究证据来自 Licker 和同事的研究报告。Licker 等研究了 879 例非小细胞肺癌连续病例，接受开胸肺切除术。这项回顾性研究显示，只有 4.2% 的患者出现术后肺损伤。术中和术后第一个 24 h 过多的液体输入是术后早期急性肺损伤的独立危险因素（OR 2.9）。由于术后 24 h 两组患者输液量没有统计学差异，术中液体量也因此成为术后肺损伤首要的诱发因素。急性肺损伤患者术中接受了 1.68 ± 0.60 L［9.1 ± 4.1 ml/(kg·h)］的晶体量，无肺损伤患者接受了 1.2 ± 0.72 L［7.2 ml/(kg·h)］的晶体量，但两组之间总的输液量差异很小。因此定义什么是开放性策略、什么是限制性策略是很难的，肺损伤之前液体输注误差范围也较小。

其他作者也提出了类似的液体容量界限值观点。Parquin 等人指出术中液体输注超过 2 L 是全肺切除术后肺水肿的独立危险因素。同样在全肺切除术患者中，Blank 等人在单变量分析中发现，患有呼吸并发症（包括术后需要机械通气超过 48 h，因呼吸功能不全、ALI、ARDS、需要支气管镜检查的肺不张、肺炎和支气管胸膜瘘需要再次插管）的患者接受了中位值为 2.7 L 的液体输注，而没有呼吸并发症的患者接受了中位值为 1.8 L 的液体输注（P = 0.001）。但是，这种联系在多变量分析中没有出现。

ARDS 进行了一项网络随机研究，旨在确定 1 000 名重症监护室 ALI 患者（不一定是手术患者）中保守与开放液体管理策略对研究结局的影响。虽然这项研究没有解决体液平衡对急性肺损伤发展的贡献，但它确实证实了限制性体液治疗对 ALI 患者的益处。这种益处主要是 28 天无呼吸机天数的显著增加，并有降低病死率益处的趋势。

一项类似的研究评估了液体平衡对外科危重患者预后的作用。Barmparas 和同事前瞻性地随访了 144 名入住重症监护室（ICU）的非心胸外科患者，并根据 ICU 第 5 天（或在 ICU 出院时，如果在第 5 天之前）达到的正或负液体平衡对他们进行分层。正如预期的那样，正液体平衡组的平均日液体摄入量明显高于负液体平衡组（3728 ± 211 ml 与 4579 ± 263 ml，P = 0.013）。虽然急性肺损伤/急性呼吸窘迫综合征的发生率没有差异，但在调整潜在的混杂因素后，负液体平衡组的住院病死率比正液体平衡组降低 70%。

最近有科研人员在胸外科患者中进行了几项研究，特别注意的是这些研究补充了 Zeldin 和 Licker 早期描述的情况。Arslantas 和同事评估了 139 名接受多种类型胸外科手术患者的围术期液体管理数据。与没有肺部并发症的患者相比，出现肺部并发症（包括急性呼吸窘迫综合征、需要插管、肺炎、需要支气管镜检查、肺不张、漏气超过 7 天和肺扩张失败）的患者在术后48 h 内接受了明显更多的术中晶体、血液制品和其他液体，以及更高的液体输注率。然而，在多变量逻辑回归中，只有术中晶体输注率（和吸烟史）与肺部并发症显著相关。肺部并发症患者的术中液体平均输液率为 6.58 ± 3.64 ml/（kg·h），而无肺部并发症患者的平均输液率为 4.61 ± 2.28 ml/（kg·h）。

几个研究小组也认为液体输注与食管切除术后急性肺损伤有关。在对 45 名接受食管切除术的患者进行多变量分析后，Casado 和同事分析发现术中液体输注加上 5 天的液体平衡是预测术后急性肺损伤的唯一因素。出现呼吸并发症的患者术中接受了平均 5410 ± 810 ml 的液体，5 天内液体平衡为 7873 ± 954 ml（相比之下，无呼吸并发症组分别为 4174 ± 1033 ml 和 5928 ± 1047 ml）。Tandon 和同事发现，14.5% 的食管切除术后患者出现急性呼吸窘迫综合征与术中输液和输血需求有关。

（2）液体超负荷的生理学基础。

术中液体输注一直以来是麻醉医师的主要目标，以替代因隔夜禁食、手术期间出汗和器官表面暴露引起的非显性液体损失以及第三间隙液体转移而引起的显性液体丢失。我们现在知道，这些需要容量治疗的液体丢失的假设被严重高估了，并且这种情况只会导致相对高容量血症和围术期液体潴留。手术期间给予的液体负荷被大量转移到细胞外间隙，导致水肿。

围术期输注的液体移出血管腔是有据可查的。在大手术的情况下，静脉液体输入和可测量的来自血管系统的输出（如失血、尿量）之间的差异可达到 3 ~ 6 L。术中就开始的这种转移会持续到术后，某些情况下会延长到术后 72 h。事实上，Lowell 等人的研究表明，40% 的外科重症监护室收治的患者比术前体重高 10%，可能是由于液体积聚所致。这种额外的液体也不能迅速被清除。健康志愿者需要大约 2 天的时间来排出 22 ml/kg 的静脉注射生理盐水，存在组织损伤和器官功能障碍的术后患者，可能需要更长的时间。

尚不清楚的是，手术创伤是否是液体从血管内空间转移到间质（然后用积极的术中液体给药进行治疗）的主要驱动因素，还是静脉内输注了不适当的高容量液体导致血管内容量超载，以及随之而来的间质性水肿。兔模型中，在完全没有静脉输液的情况下，手术操作和外伤就足以使间质液增加 5% ~ 10%。更有意思的是，伴随着静脉输注晶体液，手术后产生的间质性水肿体积可增加一倍。

围术期容量置换的理想液体尚不明确，超出了本章的范围。关于晶体，我们知道给予非心脏手术和危重疾病患者输注生理盐水（0.9% 氯化钠）（1.5 ~ 2 L）与高氯性酸中毒有关。另外，几项大型观察性研究发现，非缓冲、富含氯化物的晶体（如 0.9% 氯化钠）与肾损伤/肾衰竭、30 天病死率、住院时长和严重感染之间存在关联。特别是对于大容量复苏，缓冲晶体溶液不会造成显著的氯化物过负荷，应该是优先选择；然而，这些溶液过量可能导致高乳酸血症、代谢性碱中毒和血液低张力，这取决于它们的确切组成成分。尽管如此，比较生理盐水和平衡溶液的观察性研究表明，当使用平衡溶液时，手术患者和重症监护室患者的主要并发症、急性肾损伤和肾脏替代治疗的需求均有所减少。胶体，尤其是羟乙基淀粉，与脓毒症、创伤和其他危重疾病中的肾损害（以及可能的死亡）有关，不过在健康的外科手术患者中很少出现这些并发症。

对于在售的各种胶体溶液也应该考虑存在过敏反应和类过敏反应、组织沉积以及对凝血的影响等风险。

一些学者认为晶体和胶体的直接比较是不公平的，根据不同的临床情况时，晶体液和胶体液各有优势。例如，来自急性等容血液稀释（模拟出血患者）的实验证据显示，晶体和胶体具有非常不同的容积效应。在这些实验中，按照传统的教条，移除约1L的血液，同时用三倍量的晶体液替代，可导致循环血容量减少约10%，只有17%±10%输注的晶体液保留在血管内。相比之下，用胶体以大约1∶1的比例替换丢失的血液，采用6%羟乙基淀粉替换获得的容积效应为90%±18%，5%人血白蛋白的容积效应为87%±14%。重要的是，晶体和胶体的这种效应是假设了完整的ESL，可能并不适用于由缺血、炎症和其他因素导致多糖蛋白复合物受损的围术期环境。这一结果得到了实验证据的支持；研究表明，在正常容量的患者中，可能导致医源性高容量血症的胶体输注却只有约40%的容量保留在血管内。

相比较晶体而言，胶体液对液体复苏没有明显的疗效优势；对肺损伤的风险而言，所用液体的类型也并不重要。Verhei等的一项研究报告称，在没有容量过载的情况下，液体的选择不会影响心脏和大血管手术后肺血管通透性或术后肺水肿的发生率。有趣的是，他们的发现表明羟乙基淀粉改善了肺血管通透性的增加。同样，Huang等研究表明，对已确诊的脓毒症相关性急性呼吸窘迫综合征患者进行羟乙基淀粉液体复苏不会改变其肺呼吸力学或恶化其血管外肺水。其他研究人员发现，危重患者的肺毛细血管渗漏随着液体负荷的增加而增加，但所用液体的类型并不影响最终肺水肿的程度。

基于目前已有的证据，围术期只是采用晶体液应该要谨慎。胶体液应该可以用于没有脓毒症和肾功能不全的活动性出血患者，尽管目前几乎没有数据支持它们优于晶体液。

（3）胸外科手术中液体限制的风险。

限制性液体管理策略的主要问题是诱发或不能预防急性肾损伤（AKI）的风险。来自胸外科医生协会数据库的数据表明，术后肾功能衰竭的发生率较低，为1.4%。值得注意的是，这仅反映了需要肾脏替代治疗的患者。食管切除术后肾功能衰竭的发生率略高于2.0%。

胸外科手术后急性肾损伤的发生率在6%左右，并且与住院时间、发病率和病死率增加有关。Ishikawa等研究采用了AKIN标准，定义AKI发生在手术后的前72 h内，发生率为5.9%。这些病例大多为AKIN 1期（59/67），少数为AKIN 2期（8/67）。使用RIFLE标准时，相同患者中，2.3%的患者被诊断为急性肾损伤。正如所料，急性肾损伤的发生率因手术的创伤大小而异，全肺切除术的发生率最高，楔形切除术/肺大疱切除术的发生率最低。在发生急性肾损伤的患者中，也存在一些与患者相关的风险因素。围术期液体管理中，仅仅输注羟乙基淀粉液体与急性肾损伤相关，且呈剂量依赖性，因此每250 ml羟乙基淀粉可导致急性肾损伤的概率增加1.5倍。单变量分析表明发生急性肾损伤的患者比未发生急性肾损伤的患者接受了更多的围术期晶体液，而不是容量限制导致；但是，这种关联在多变量分析中没有得到支持。

Licker等采用RIFER标准，发现肺癌手术后AKI的发生率略高（6.8%）。同样，风险最高的是接受更广泛手术切除术的患者，手术和麻醉时间也更长。出现AKI的患者在术中接受了更多的胶体液，并有更高的升压药需求。然而，逻辑回归分析显示液体类型并不是AKI的风险因素；但升压药需求却是AKI的四个独立预测风险因素之一。其他研究者在非心脏手术患者中也注意到了这一结果，但尚不清楚使用升压药和AKI之间的联系是否反映了低血压和未补偿的低血容量导致了AKI，或者说反映了患者或手术相关的合并症。研究表明，在术前接受慢性血管紧张素受体阻滞剂治疗的患者中，AKI更为普遍。此外，发生AKI的患者和未发生AKI的患者在静脉输液方面没有差异。

在最近的一项研究中，Ahn和同事回顾性分析了近1 500名胸部手术患者，基于AKIN标准，研究术后72 h内AKI的发生。在这项研究中，5.1%的患者出现AKI，其中只有0.1%的患者需要肾替代治疗。急性肾损伤的最高风险是发生在食管切除术患者（13%），其次是全肺切除术患者（11%），肺叶切除术患者（5%），最后是楔形切除术/肺段切除术患者（2%）。术中限制晶体液的使用与胸外科手术后AKI的较高发生率并无关联，甚至晶体液使用量低至 ≤ 2 ml/（kg·h）时也没有发生更高的AKI，并且对于先前存在肾功能异常的患者也是如此。然而，Ishikawa等人发现，羟乙基淀粉的输注与术后急性肾损伤的增加有关，每500 ml羟乙基淀粉输注增加1.75倍的急性肾损伤发生率。但是，多变量分析调整后，羟乙基淀粉的输注仅仅是先前存在肾功能异常的患者术后AKI的一个危险因素（OR 7.6）。

最近一项涉及1 594名患者的系统综述和荟萃分析未发现"限制性"术中液体管理与少尿或AKI增加存在联系。同时还发现，实施逆转少尿的措施与没有实施逆转少尿的措施比较，在急性肾损伤方面没有差异。汇总后研究显示，当少尿未作为研究目标时，限制输液组的术中液体输注比常规输液组低1.9 L；而在针对少尿作为目标并逆转少尿的研究中，限制组术中液体输注仍低1.6 L。类似地，液体和导管治疗试验研究（FACCT）未能证明限制性液体管理方法和常规液体管理方法在已确诊急性呼吸窘迫综合征患者中无急性肾损伤天数上的差异。

证据显示，液体限制似乎不会增加胸外科手术中AKI的风险，但是，也很少有作者支持大量水化可改善胸外科手术患者的围术期肾功能或尿量。Matot等人的一项研究显示，102名视频辅助胸腔镜手术患者，无论患者接受的术中液体量是"高"（平均值为2131 ± 850 ml）还是"低"（平均值为1035 ± 652 ml）的治疗策略，两组患者尿量相同（中位数为300 ml），术后血清肌酐水平均较术前有同程度的降低，且尿量 < 1 ml/（kg·h）的患者与尿量 > 1 ml/（kg·h）的患者术后肌酐水平无差异。

因此，基于目前可得到的证据，术中限制晶体液输注与术后肾损伤风险增加并无关联。

（4）目标液体管理的方法。

从根本上说，给患者进行液体挑战的唯一原因是增加SV；如果SV没有增加，输液就没有必要，并且可能有害。如果满足两个条件，液体负荷可以增加SV，即：① 液体负荷增加血容量，导致平均循环充盈压力（MCFP）增加，从而静脉回流；② 左右心室均处在 Frank-Starling 曲线的升支上起作用。静脉回流是决定心输出量。大约70%的血容量在静脉系统内，静脉血容量的变化在确定静脉血容量以及心输出量方面起主要作用。静脉系统理论上可分为两种容积：无张力容积和张力容积。当血管内容量充满静脉系统达到血管内压力开始增加的点时称为"无张力容积"，而当血管内容量开始拉伸静脉并导致血管内压力升高的容积称为"张力容积"。有张力的血容量是静脉压和静脉回流的主要贡献者。平均MCFP是决定静脉回流的驱动压力，与有效循环血容量具有相同的意义。平均MCFP在人类通常在8~10 mmHg。静脉回流的驱动力由MCFP和中心静脉之间的压力梯度决定。中心静脉压（CVP）的增加或MCFP的下降均将减少静脉回流、SV和心输出量。理论上，如果CVP增加到相当于MCFP时，心脏静脉回流将急剧下降，心输出量接近于零。

许多学者支持在围术期保持肺干燥和相对等血容量状态似乎是一种合理的方法。然而，问题是怎样在不陷入高血容量或低血容量的情况下实现这一目标。常见的围术期文献建议保守的液体管理，即"零平衡"策略，其目标是在不引起低血容量的情况下，最大限度地减少因手术应激诱导的抗利尿激素释放引起的液体输注和盐/水潴留引起的围术期体重增加。

所谓的目标导向液体治疗，长期以来一直是麻醉实践中的目标之一。不出所料，临床医生并不擅长估计患者的容量状态；根据临床评估，只有50%的血流动力学不稳定患者对液体负荷挑战有合适的反应（每搏输出量增加10%~15%）。为了使液体负荷输注能够适当增加每搏输出量，下列条件必须成立：液体输注必须将平均循环充盈压提高到中心静脉压以上，从而驱动静脉回流到心脏，并且心功能位于Frank-Starling曲线的上升部分。此外，对于处在Frank-Starling曲线过高部分的患者（前负荷不敏感患者），其容量负荷只会增加静水压和由此产生的水肿，而心输出量的增加很小。如上所述，当患者处于内皮通透性增加/多糖蛋白复合物损伤的疾病过程中，不适当的液体负荷会加重组织水肿和肺水肿。众所周知，血管外肺水的增加是危重患者并发症发生率和病死率增加的强烈预测因素。

起初，有创监测包括中心静脉压监测和肺动脉导管的使用，并被用来帮助指导液体治疗。然而，中心静脉压在评估容量状态或预测容量挑战的反应时并不准确。肺动脉导管在预测液体反应性方面的性能也较差，而且可能引起一些并发症。现已提倡使用动态血流动力学参数来预测液体反应性，包括收缩压、每搏输出量或脉压的变异度（一般大于13%）。这些指标是基于机械通气周期性增加胸腔内压力的原理，然后根据患者的容量状态对心室前负荷产生不同的影响。这些指标理论上可以预测液体反应性，并为临床医生估计患者的心血管功能在Frank-Starling曲线上的位置提供依据。但是，仍然存在一个"灰色地带"（在9%~13%变化），在这个区域中，许多患者的液体反应性不能被可靠地预测。

在胸外科手术中采用这些动态指标有个主要问题：它们的预测值随输送潮气量的不同而出现很大的变化，并且在潮气量小于7 ml/kg时显著降低。但是这些动态指标在开胸条件下的可靠性在不同的研究中有所不同，一些研究报告可靠性较差，另有研究报告可靠性没有变化。Lee和同事报道了开胸手术患者，在保护性单肺通气（OLV）策略时，采用脉压变异度预测液体反应性的能力。患者被随机分为保护性通气策略（OLV时，潮气量6 ml/kg，FiO₂ 0.5，呼气末正压5 cmH₂O）或"常规"通气策略（OLV时，潮气量10 ml/kg，无呼气末正压）。OLV开始后，患者接受7 ml/kg 6%羟乙基淀粉的容量负荷，并测量脉压变异度和心脏指数。脉压变异度仅在保护性肺通气组能预测液体反应性（心脏指数增加至少15%），阈值为5.8%。相比之下，对接受肺叶切除术的患者进行的一项研究表明，单肺通气期间，只有潮气量至少达到8 ml/kg，搏出量变异度才能预测液体反应性。经食管超声心动图在评估开胸手术期间的血容量反应性方面特别有用，但不太可能用于绝大多数胸部外科手术患者。目前临床使用的各种动态血流动力学监测设备在许多文献中均有报道。

虽然已知液体负荷挑战可用来预测液体反应性，但对液体增加的实际血流动力学反应通常是短暂的，且获益不明确。在一项对休克患者的研究中，液体负荷后，液体反应者的心脏指数增加了25%；然而，液体负荷30 min后心脏指数回到基线。同样，在脓毒症患者中，液体负荷仅增加了1 h的平均动脉压，而尿量没有相应增加。急性呼吸窘迫综合征患者同样经历了平均动脉压在给予液体负荷后的增加，而尿量并没有相应增加。在一项儿科发热患者行液体扩张支持疗法（FEAST）的试验中，与没有液体负荷相比，白蛋白和盐水负荷均可增加48 h内的病死率（由心血管衰竭引起，而不是液体过载引起），表明液体负荷可能对正常的神经激素补偿机制产生不利影响。

目前采用的液体负荷模式是为了达到预期目标，即优化组织血流和氧气输送。预期的目标部位（即微循环）在监测液体治疗效果时存在困难，导致围术期液体输注的最佳实践方式一直存在争议。然而，使用微循环作为液体复苏的终点，通过体内显微术来确定微血管流量指数或舌下二氧化碳描记术来确定舌下—系统性CO_2梯度，可能将来更接近达到最佳的围术期液体管理策略。

术后加强康复（ERAS）研究中，液体管理已经成为主要内容。合理的液体管理也是胸外科患者围术期管理的核心，可降低术后并发症发生率。

ERAS方案对传统的术前准备阶段禁食方案提出了质疑。许多中心和个人仍然按照传统方案在午夜后禁食，包括任何食物和饮料，除了在手术前2 h内可以饮用少量清水液体。然而，有足够的证据支持在术前6 h禁食固体食物和2 h禁饮清水液体是安全的，而且可以改善预后。一些方案甚至鼓励患者积极饮用碳水化合物饮料直到手术前2 h。虽然这种策略不一定能防止液体过量或急性肺损伤，并且这些研究主要来自腹部外科手术患者，但有利的信号表明患者的住院时间缩短和胰岛素抵抗减弱。碳水化合物饮料是否优于清水液体，以及这些发现是否适用于胸外科患者，仍有待研究。而且，术前患者容量的确切目标也并不清楚。

基于ERAS基础的液体管理策略的第二个组成部分是限制术中液体输注，以避免明显的高血容量。虽然维持等体积血容量所需的正确液体量仍然难以确定，并且"限制性"方法的定义变化很大，但ERAS基础的液体管理似乎可以降低主要手术并发症的发生率。总体上，液体丢失进入"第三间隙"的可能性很小。根据已有证据，ERAS倡导者主张将术中维持输液限制在1~2 ml/（kg·h），旨在替代通过皮肤和气道的液体损失、手术区域的蒸发和身体分泌物的丢失。额外的液体只用于补偿外科的失血。国际液体优化小组分析了许多外科手术类型目标导向流体治疗的试验结果。值得注意的是，目标导向治疗的方法并不等同于限制性液体输注方法；在许多试验中，目标导向治疗的患者接受的液体，特别是胶体液，比对照组患者还多。将这些方法直接照搬给胸外科患者可能存在问题。

4.不同胸外科手术的液体管理

（1）肺部手术中的液体管理。

胸外科手术患者有独特的术后肺损伤风险；因此，除了保护性肺通气策略之外，对于胸外科患者还提倡更严格的液体管理方案，以维持正常血容量。Assaad和同事在一项小型前瞻性观察性研究中，提出了一种在不增加血管外肺水的情况下维持正常肾功能的方案。他们首选的液体管理方案包括：补液维持量采用平衡盐溶液以1.5 ml/（kg·h）的标注输注，持续到恢复口服；用相当于禁食小时数乘以上述维持率的额外液体量来补充禁食导致的液体不足；以 1 ml/（kg·h）的速度补充开胸手术中的蒸发损失；如果血细胞比容低于25%，则用羟乙基淀粉溶液或红细胞1:1补充失血量。研究者提供了维持心脏前负荷和组织灌注的方案（通过血清乳酸和中心静脉氧饱和度进行评估）。该队列研究中无急性肺损伤病例发生，术后3天内的急性肾损伤发生率为7.5%（基于AKIN标准）。这项研究有几个局限性：队列规模很小，只有40名患者；常规的禁食导致的液体丢失补液方案已经过时；缺乏一个可供对比的替代液体输注方案分组。尽管这样，该研究结果仍然提供了一些关于液体输注方案的参数指南，结合肺保护性通气策略，对患者并无害处。

对于普胸外科手术患者，一些研究者也尝试了使用动态指标的目标导向方法，结果有喜有忧。Haas和同事对27名接受肺手术或食管切除术的患者进行了一项小规模研究，结果显示目标导向液体治疗方案［术中维持输注晶体液9 ml/（kg·h），每搏量变异度＞10%时，5 ml/h胶体液补充］不会导致血管外肺水的增加。然而，该研究显示手术期间动脉血氧分压/血氧饱和度比值（PaO_2/FiO_2）出现下降，尽管非OLV时期PaO_2/FiO_2仍大于300 mmHg。对60名接受胸腔镜肺叶切除术的患者进行了一项更大规模的研究，随机分为两组：选择接受目标导向液体治疗或对照治疗。对照组患者接受8 ml/（kg·h）的基础晶体液输注，并由麻醉医师决定选择晶体液或胶体液输注，以维持平均动脉压65～90 mmHg，心率60～100次/分，尿量＞0.5 ml/（kg·h）。目标导向患者接受相同的基础晶体液输注速率和以下干预措施：每搏输出量变异度＞11%时使用胶体液负荷量输注，以达到每搏输出量变异度≤9%；尽管进行了液体复苏，但平均动脉压＜60 mmHg，给予麻黄碱负荷量和去氧肾上腺素2 µg/min维持输注；多巴酚丁胺输注2～5 µg/（kg·min）维持心脏指数在2.5～4 L/（min·m²）之间。与对照组相比，目标导向组接受的胶体和输注的总液体量明显较少，恶心和呕吐的发生率更低。目标导向组在OLV结束前的PaO_2/FiO_2比明显高于对照组。30名目标导向组患者中有5名需要注射多巴酚丁胺。该研究在讨论中指出，侧卧位下每搏输出量变异值的变化处理起来更难，而且可预测性更低。因此作者再次强调，考虑到胸外科手术和单肺通气的复杂性，这些动态指标可能达不到要求。

除了关注输注的液体量之外，麻醉医师还必须记住，并非所有低血压事件都是由于低血容量引起的，血流动力学优化可以并且应该包括除液体之外的升压药和强心药的输注。一些指南鼓励使用升压药代替液体静脉输注来对抗麻醉诱导的血管舒张和伴随的相对低血容量。脓毒症相关文献报道显示，去甲肾上腺素在增加静脉回流、每搏输出量和心输出量以及提高平均动脉压方面非常有效；这些效应将改善器官和组织灌注，同时最大限度地减少水肿的形成。根治性膀胱切除术患者的一项随机试验表明，与开放液体方案［6 ml/（kg·h）］相比，限制性液体方案［初始液体治疗限于1 ml/（kg·h）］，结合低剂量去甲肾上腺素，随后液体量为3 ml/（kg·h）可导致住院时间较短，输血比率降低，但在主要并发症发生率方面没有显著差异。最后，一项荟萃分析显示，使用液体和强心药相结合的围术期血流动力学优化在减少术后AKI方面是有效的。

最后，除术中液体管理目标外，还应注意患者整个围术期液体平衡和术后早期的体重变化，避免在术后出现过多的正体液平衡。静脉输液在可行的情况下应尽快终止，术后尽快恢复口服水化和营养。

表1-4-3为胸外科麻醉提供了围术期液体管理的建议。

表1-4-3　胸外科手术患者围术期液体管理建议

指标	建议
清水饮料可持续到术期2 h	不限制
前24 h液体输注	≤2 ml/(kg·h)
围术期液体正平衡	≤1.5L
升压药/强心药	可用于麻醉诱导的血管扩张或低灌注
机械通气	肺保护策略

（2）食管切除术中的液体管理。

食管切除术值得重点考虑，因为这种手术传统上采用了更积极的液体治疗。如上所述，食管切除术后也导致肺损伤发生，但通常比肺手术的液体阈值高。无论如何，这些患者也应避免过量输液。积极的液体治疗和升压药的使用都被认为是导致食管切除术后吻合口并发症发生的原因。虽然食管切除术患者在这方面数据很少，但从腹部手术研究文献的推断表明，避免过量输液可以避免吻合口破裂。

最近的一项研究评估了199例食管切除术患者目标导向液体治疗的效果。对照组患者由麻醉医师决定接受晶体液和胶体液治疗，唯一的目标是维持平均动脉压＞65 mmHg或基线的20%以内。目标导向组患者接受胶体液负荷量输注，以达到并维持搏出量变异度低于10%的水平。两组均使用去氧肾上腺素、麻黄碱和去甲肾上腺素来维持平均动脉压。两组之间的并发症发生率或病死率没有差异。对照组术后平均重症监护室或麻醉后监护室住院时间更长，但总住院时间没有差异。尽管目标导向组患者接受的胶体液比对照组多，但目标导向组患者术中接受的液体总量更少。目标导向组的去甲肾上腺素使用率较高，但对照组的去氧肾上腺素使用率较高。尽管目标导向组患者在二次分析中的肺炎发生率明显较低，但总的肺部并发症两组之间没有差异。对食管切除术患者而言，重要的是，这项研究未能证明目标导向治疗在吻合口漏方面的益处。

Glatz和同事最近发表了一项对335名食管切除术患者的回顾性研究，该研究确定了术中和术后液体超负荷与多种并发症发生之间的联系，包括肺部并发症（占所有并发症的53%）和吻合口并发症，以及住院期间病死率。多变量分析显示，术中液体负荷（术后0天的液体平衡）伴随ASA评分是围术期不良结局（至少一种并发症）的唯一独立预测因子。与肺部手术中常见的结局相比，本研究中确定开放与限制性液体策略的分界点比较大：术后第0天（代表术中给药）的液体平衡为6 L，术后第4天为5.5 L。接受限制性输液的患者中吻合口瘘发生率为9%，而接受开放管理的患者为21%。

关于升压药的使用，早期的食管切除术动物研究表明，用去甲肾上腺素治疗低血压与胃管灌注不足有关。然而，小型人体研究表明，在食管切除术中用肾上腺素或去氧肾上腺素治疗硬膜外诱导的低血压并无害处，实际上还改善或恢复了受损的吻合口血流。

虽然食管切除术患者在并发症发生前可以耐受较大的液体量，但现有数据表明，避免过多

（几升）的术后液体平衡是可取的，并且使用升压药和强心药来改善术中血流动力学和抵消麻醉/神经阻滞导致的低血压是合理的，并没有明显吻合口破裂的风险。

小　结

胸外科手术后的肺损伤仍然是一个与术后并发症发生率和病死率相关的重要问题。有相当多的证据表明，除其他因素外，术后肺损伤还与围术期液体输注有关。虽然需要更多的研究来进一步证明，但现有的证据表明，更严格的限制性液体管理方法，同时联合使用升压药和强心药来抵消麻醉诱导的低血压，可能对胸外科患者更有益，而没有肾或其他组织损伤的显著风险。尽管动态血流动力学指标与单肺通气和开胸术之间存在许多矛盾，但动态指标可能还是有益的。医务工作者除了限制术中液体输注外，还应注意围术期液体的总体平衡。最后，结合容量状态和机械通气策略之间的协同作用，可在胸外科手术患者中采用肺保护性通气策略和明智的围术期液体管理。

（吴德华　上海交通大学医学院附属松江医院麻醉科）

参考文献

［1］　EHAB FARAG, ANDREA KURZ. Perioperative Fluid Management［M］. Springer International Publishing AG Switzerland. 2016.

［2］　PETER SLINGER, RANDAL S. BLANK, JAVIERCAMPOS, et al. Principles and Practice of Anesthesia For Thoracic Surger［M］. 2nd. The registered company Springer Nature Switzerland AG. 2019.

［3］　GIORGIO DR, CECILLIA C. Acute lung injury in thoracic surgery［J］. Curr Opin Anesthesiol, 2013, 26: 40-46.

［4］　ANDREW D, TIM R. Fluid management［J］. Surgery, 2010, 28: 151-154.

［5］　SHERIF A, WANDA P, ALBERT P. Fluid management in thoracic surgery［J］. Curr Opin Anesthesiol, 2013, 26: 31-39.

［6］　CLAIRE L, IAN DN. Fluid management［J］. Surgery, 31, 2: 54-58.

［7］　DILEEP NL, DAVID ALM, SIMON PA. How perioperative fluid balance influences postoperative outcomes ［J］. Best Prac Res Clin Anaesthediol, 2006, 20: 439-455.

［8］　EVANS RG, NAIDU B. Does a conservative fluid management strategy in the perioperative management of lung resection patients reduce the risk of acute lung injury?［J］. Interact Cardiovasc Thorac Surg, 2012, 15 (3):498–504.

［9］　ASSAADS, KYRIAKIDES T, TELLIDES G, et al. Extravascular lung water and tissue perfusion biomarkers after lung resection surgery under a Normovolemic Fluid Protocol［J］. J Cardiothorac Vasc Anesth, 2015, 29(4): 977–983.

［10］ HAAS S, EICHHORN V, HASBACH T, et al. Goal-directed fluid therapy using stroke volume variation does not result in pulmonary fluid overload in thoracic surgery requiring one-lung ventilation［J］. Crit Care Res Pract, 2012, 2012: 687018.

［11］ ZHANG J, CHEN CQ, LEI XZ, et al. Goal-directed fluid optimization based on stroke volume variation and cardiac index during one-lung ventilation in patients undergoing thoracoscopy lobectomy operations: a pilot study［J］. Clinics (Sao Paulo), 2013, 68(7): 1065–1070.

［12］ GEORGER JF, HAMZAOUI O, CHAARI A, et al. Restoring arterial pressure with norepinephrine improves muscle tissue oxygenation assessed by near-infrared spectroscopy in severely hypotensive septic patients［J］. Intensive Care Med, 2010, 36(11): 1882–1889.

［13］ HAMZAOUI O, GEORGER JF, MONNET X, et al. Early administration of norepinephrine increases cardiac preload and cardiac output in septic patients with life-threatening hypotension［J］. Crit Care, 2010, 14(4): R142.

［14］ WUETHRICH PY, BURKHARD FC, THALMANN GN, et al. Restrictive deferred hydration combined with preemptive norepinephrine infusion during radical cystectomy reduces postoperative complications and hospitalization time: a randomized clinical trial［J］. Anesthesiology, 2014, 120(2): 365–377.

［15］ WUETHRICH PY, STUDER UE, THALMANN GN, et al. Intraoperative continuous norepinephrine infusion combined with restrictive deferred hydration significantly reduces the need for blood transfusion in patients undergoing open radical cystectomy: results of a prospective randomised trial［J］. Eur Urol, 2014, 66(2): 352–360.

［16］ BRIENZA N, GIGLIO MT, MARUCCI M, et al. Does perioperative hemodynamic optimization protect renal function in surgical patients? A meta-analytic study［J］. Crit Care Med, 2009, 37(6): 2079–2090.

［17］ MARJANOVIC G, VILLAIN C, JUETTNER E, et al. Impact of different crystalloid volume regimes on intestinal anastomotic stability［J］. Ann Surg, 2009, 249(2): 181–185.

［18］ SCHNURIGER B, INABA K, WU T, et al. Crystalloids after primary colon resection and anastomosis at initial trauma laparotomy: excessive volumes are associated with anastomotic leakage［J］. J Trauma, 2011, 70(3): 603–610.

［19］ VEELO DP, VAN BERGE HENEGOUWENMI, OUWEHAND KS, et al. Effect of goal-directed therapy on outcome after esophageal surgery: a quality improvement study［J］. PLoS One, 2017, 12(3): e0172806.

［20］ GLATZ T, KULEMANN B, MARJANOVIC G, et al. Postoperative fluid overload is a risk factor for adverse surgical outcome in patients undergoing esophagectomy for esophageal cancer: a retrospective study in 335 patients［J］. BMC Surg, 2017, 17(1): 6.

［21］ THEODOROU D, DRIMOUSIS PG, LARENTZAKIS A, et al. The effects of vasopressors on perfusion of gastric graft after esophagectomy. An experimental study［J］. J Gastrointest Surg, 2008, 12(9): 1497–1501.

［22］ AL-RAWI OY, PENNEFATHER SH, PAGERD, et al. The effect of thoracic epidural bupivacaine and an intravenous adrenaline infusion on gastric tube blood flow during esophagectomy［J］. Anesth Analg, 2008, 106(3): 884–887.

［23］ PATHAK D, PENNEFATHER SH, RUSSELL GN, et al. Phenylephrine infusion improves blood flow to the stomach during oesophagectomy in the presence of a thoracic epidural analgesia［J］. Eur J Cardiothorac Surg, 2013, 44(1): 130–133.

胸外科精确麻醉

第五节　体外膜肺支持技术在胸外科手术中的应用

近年来，我国体外膜肺氧合（extra-corporeal membrane oxygenation, ECMO）技术蓬勃发展，仅2018年我国大陆地区共完成ECMO例数3923例。随着技术的成熟和发展，ECMO在多种手术及围术期的应用指征也正在逐步扩大，应用到肺移植的围术期、创伤外科、胸外科手术、妇产科手术等非心脏手术方面，并表现出良好的应用前景。ECMO作为一种高效的心肺辅助或替代技术，可以临时或中长期（几天到几个月）替代心和（或）肺的呼吸循环功能，为可逆性心肺功能衰竭的患者提供进一步诊治的机会。ECMO技术这种心肺功能完全替代和低抗凝的优势在胸外科部分手术呼吸循环衰竭或暂时的心肺失功能情况下，可为手术的安全和外科操作的便利提供支持，如肺移植、气管肿瘤切除和隆突成形、气管或支气管外伤、复杂的肺或纵隔手术等。此外，源自同一技术原理的体外肺灌注技术（ex vivo lung perfusion, EVLP）由于供肺短缺和供体捐献过程中热缺血时间延长，在供肺保护中日益受到重视，可改善供肺质量和"边缘肺"的使用。

一、ECMO技术在复杂胸外科手术中的应

在复杂的胸外科手术中，ECMO最常见于侵犯或压迫严重的肺或纵隔肿物切除、气管肿瘤或外伤及先天性膈疝修补等手术。Redwan等和中国医师协会体外生命支持分会的数据均报告了ECMO技术在胸外科良好的应用效果。尤其在复杂的气管手术，如严重的气管和主支气管肿瘤或外伤撕裂、无法行气管插管的颈部肿物等手术，往往涉及隆突切除与重建或大气道的修复。此类手术虽然可以通过单肺通气或延长气管插管进行手术区域远端通气，或术野插管间断通气保证通气功能来完成手术，但由于术中气道漏气、外科操作受限或不能很好耐受单肺或间断通气等原因，往往无法正常供氧以保证手术的顺利进行。某些严重的气管肿瘤残余管腔狭小，气管插管无法通过，麻醉诱导即可能发生窒息危险。在一些个别的气道异物或异物致损伤时，也存在通气困难或窒息问题。这些情况下，如果先建立体外心肺辅助（体外循环或ECMO），即可在安全的条件下完成麻醉诱导和手术。Lang和Hong等人的报道显示体外生命支持技术在此类患者中均取得了极佳的效果。20世纪70年代以来，前纵隔肿瘤患者在麻醉诱导期间出现致命气道阻塞和心肺骤停的事件开始得到关注。在诱导全身麻醉之前开始体外生命支持可以防止这些患者出现此类严重并发症。辅助后可以安全施用全身麻醉。应用体外循环或ECMO技术各有其利弊，ECMO技术并发症低，建立便捷，不影响手术视野，但无法进行即时的血液回收，不能用于大出血的患者。体外循环需要大剂量肝素化，增加围术期出血风险，但可回收血液，可用于侵犯大血管或心脏的肿物切除。下面就两种技术和不同的ECMO辅助模式进一步介绍。

（一）体外循环

体外循环（cardiopulmonary bypass, CPB）是利用人工肺替代肺功能、人工血泵替代心功能进行心肺辅助的技术，通过将右房血液从体内引流出，由血泵赋予能量，经过人工肺的气体交换后返回大血管来满足全身的血液灌注。CPB辅助中心脏和肺可部分或完全停止工作，通常用于心脏外科的直视手术。在复杂的胸外科手术中，CPB可替代肺功能进行气体交换，必要时还可以进行循环辅助，以便于麻醉和手术的安全实施。1961年，Woods等在CPB辅助下成功完成一例远端气管复发性腺样囊性癌（adenoid cystic carcinoma, ACC）切除术。早期应用CPB技术的病例都是晚期ACC患者，需要完全代替心肺功能进行手术操作。虽然20世纪70~80年代后ECMO技术有取代CPB的趋势，但体外循环仍有其优势。在肿物侵犯大血管、腔静脉及左右心房时，CPB可安全替代心脏功能，阻断心脏血流；或在主动脉、心脏大出血时及时回收术野出血并快速补充有效血容量，保障手术的安全进行。

气管外科通常选用后外切口，当CPB用于气管外科时，通常采用股动静脉的外周插管模式，以利于视野的暴露和操作。动脉拔管后通常需要外科修复，故插管时即首选直视切开的插管方式。患者先取仰卧位，在静脉镇静或局部麻醉建立体外循环，管道稳妥固定后再行麻醉诱导或转换为手术需要的体位。如外侧切口下非计划的术中紧急CPB辅助，股动静脉置管非常困难，需要改为正中切口，或将外侧切口延长以暴露心房和升主动脉。右外侧切口的手术心脏血管暴露最为方便，无须改变体位即可方便地建立CPB（**图1-5-1**）。如仅仅是心脏或血管损伤导致的出血，可通过全量肝素化后左心辅助或"血泵法"快速输血。具体采用何种CPB辅助方式，需根据术中遇到的情况和辅助目的个体化分析处理。

鉴于CPB的技术特点，可最大限度地引空心脏进行完全的心肺功能替代，手术可在肺塌陷、循环和通气稳定的状态下安全实施。如果静脉引流不畅无法达到完全替代，右心有部分血液进入肺部而通过左室搏出，此时必须进行单肺通气或台上插管进行间断通气，以避免明显的通气血流比失调造成的缺氧，发生类似VA-ECMO"南北综合征"的现象。

体外循环抗凝要求ACT达到480 s，大剂量肝素抗凝会明显增加术中或术后出血并发症，这也是体外循环技术用于胸外科手术的主要弊端之一。

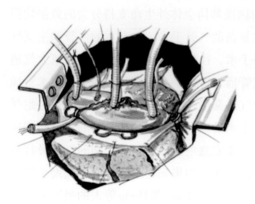

图1-5-1 经右胸建立体外循环示意图

（二）体外膜肺氧合

体外膜肺氧合作为一种临时性的心肺辅助技术，同样可以在复杂胸外科手术中替代心肺功能进行心肺辅助。ECMO在20世纪70—80年代用于临床，最初用于治疗婴儿急性呼吸衰竭，之后逐渐应用于可逆的心肺功能衰竭。Walker等人在1992年发表了ECMO在气道手术中首次应用的病例报告。尽管在早期报道的病例中使用了CPB，但ECMO技术在过去几十年中已经有了很大的发展，并且已成为当今大多数进行气道手术无法进行有效通气时的首选。复杂的气管支气管切除术需要最佳的手术暴露和对患者通气的充分控制，对于大多数气管肿瘤手术，传统的台上及台下通气已足够，但在扩大切除和复杂重建等方面仍显不足。

ECMO在胸外科手术中应用的优势包括：① 可以提供清晰、无阻碍的手术视野，便于精确解剖和重建，亦可在手术期间提供血流动力学支持；② 整个管路中血液均处于高速流动中，降低了抗凝的要求。在低抗凝（180～220 s）甚至不抗凝状态即可进行呼吸和循环辅助，能大大降低手术出血和其他出血并发症；③ ECMO系统是闭式辅助系统，并不回收抽吸的血液和气血接触，大大减少了常规CPB的炎性反应和血液破坏等的风险。也正因如此，理论上肿瘤细胞的扩散是可以忽略的。ECMO分为VV和VA两种辅助模式，在血流动力学稳定的气管手术中，VV模式可以完全替代肺功能，避免肺通气和术野插管，保证外科有清晰的视野和安全的手术条件。VV-ECMO的插管均可以通过经皮穿刺技术完成，拔管后只需压迫即可止血，插管方便且损伤较小。而VA-ECMO通过股动静脉辅助时，必须间断单肺通气或术野插管，否则心脏搏出的血液为未经完全氧合的静脉血，可形成"南北综合征"现象，故VA模式无法达到肺功能完全替代。VA模式更具创伤性，并且有更高的神经系统并发症（梗死、微栓子、出血）以及外周血管并发症（夹层、肢体缺血、动脉瘤）。但VA-ECMO的优势是可同时进行心肺辅助，对心脏压迫、血流动力学不稳定的患者有利。VV和VA两种ECMO辅助模式见**图1-5-2**。

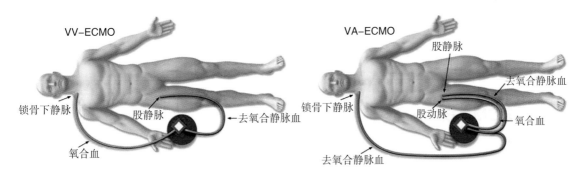

图 1-5-2　VV 与 VA 模式示意图

对于严重气管损伤（tracheobronchial injuries, TBI）的患者，气管漏气导致机械通气和自主呼吸均无法进行正常的通气，患者通常会处于急性通气功能障碍的状态，此时可能不具备进入手术室建立体外循环的条件，这时可以紧急建立ECMO辅助后安全进行下一步修补。

ECMO也可用于内镜干预的支持，硬质支气管镜介入治疗（例如，气管肿瘤清除术和支架置入术）是用于治疗气道阻塞的良好治疗方法，但在危重患者中仍存在一定的窒息风险，ECMO可提供安全的操作环境。在介入治疗期间使用ECMO的最大病例报道来自韩国，其报告了18名使用ECMO技术支持的恶性肿瘤患者，除1例外均成功撤除ECMO。尽管此类患者都进行了广泛的内镜下肿瘤切除术，但仅在两例患者中观察到明显出血。

ECMO在小儿气道异物或手术中也发挥着重要作用。小儿气道有几个特点：小儿气道比较小，直径只有几毫米，一毫米的黏膜水肿就会导致横截面积减少50%，这使儿童比成人更容易发生气道损伤或意外导致窒息。尤其是婴幼儿气道异物，往往是致命的。当吸入的异物导致呼吸衰竭时，往往情况紧急且患儿情况不太稳定，由于异物的紧密嵌塞和操作器械在气道腔内对气道的间隙完全堵塞，接受支气管镜检查和治疗会非常困难。此时ECMO可成为稳定气体交换、争取治疗的机会。

在循环稳定的气管手术中，VV-ECMO凭借抗凝要求低、插管方便、完全肺功能替代等优点，成为呼吸辅助首选的辅助方式。CPB和VV与VA体外膜肺氧合在气管外科中的特点如**表1-5-1**所示。在绝大多数情况下，经验丰富的团队可以在无体外支持的情况下进行气道手术。然而，在气道控制预计困难的情况下，ECMO是胸外科医生维持术中生命体征的一个重要工具。

表 1-5-1　气道手术中三种辅助方式功能特点对比

辅助方式/特点	CPB	VA-ECMO	VV-ECMO
抗凝	高	低	低
出血	高	低	低
炎性反应	高	低	低
麻醉要求	局麻/全麻	局麻	局麻
插管部位	外周	外周	外周
插管技术	切开	切开/穿刺	穿刺
南北综合征	偶见	是	否
循环辅助	是	是	否
氧供	充分	充分	尚可
费用	低	高	高

二、ECMO技术在肺移植手术围术期应用

在过去的几十年中，肺移植技术在临床的应用不断发展，肺移植常被用于治疗双侧肺部均有严重病变或内外科都无法处理的终末期患者。肺移植特别在治疗诸如慢性阻塞性肺病、间质性肺病、特发性肺动脉高压、特发性纤维化或囊性纤维化等导致的终末期肺疾病方面有较好的临床效果。近年来，随着技术的发展，ECMO可作为术前移植过渡、术中呼吸循环支持和术后供肺功能不全时支持的方法获得了越来越多的临床应用。

ECMO在肺移植中的应用主要是移植前辅助肺功能改善气体交换和脏器功能，保持最佳的术前准备状态，如果合并右心衰，可同时改善血流动力学状态。移植中，ECMO主要起到循环和辅助支持的作用，可预防术中肺动脉阻断和开放继发的急性右心衰或左心衰，以及供肺的急性肺水肿。肺移植术后，如患者血流动力学不稳定，或发生供肺肺水肿、缺血再灌注损伤、原发性移植肺功能障碍、感染和急性排斥等，可继续行ECMO辅助。

（一）移植前的应用

肺移植是各种终末期肺疾病的有效治疗方式，然而患者在等待肺源过程中可能发生病情加

重甚至危及生命。机械通气是最常用的抢救方法，但对于终末期肺疾病患者效果非常有限。而ECMO技术作为一项生命支持技术，能为心肺功能衰竭患者提供有效的支持治疗，作为肺移植前的桥接。ECMO应用于呼吸功能急剧恶化的终末期患者肺移植术前过渡起始于1975年，起初效果极差，有研究者认为终末期肺疾病患者术前接受ECMO是肺移植手术的禁忌证。但随着ECMO操作技术的逐步成熟和ECMO材料的改进，其安全性逐步提高，作为呼吸循环生命支持技术，适用于等待肺移植患者在呼吸衰竭加重、血流动力学不稳定的情况下进行术前过渡。近年来，越来越多的肺移植中心将ECMO应用于终末期肺疾病患者术前过渡，为此类患者争取了更多的生存机会。美国匹兹堡大学肺移植中心2005—2011年有3.4%的肺移植患者术前接受了ECMO过渡，过渡成功率为77.4%。瑞士苏黎世大学肺移植中心2007—2013年为期7年有14%的肺移植患者术前接受了ECMO辅助，过渡成功率为92.3%，中位过渡时间为21天。

肺移植患者术前主要表现为低氧、血流动力学不稳定、重要脏器功能障碍等特征。心脏缺氧和源自原发疾病的肺动脉高压继发的右心衰，肺通气障碍继发的胸膜内压改变等原因等均可导致血流动力学不稳定，且会随着原发疾病的加重而恶化。重要脏器的缺氧、右心衰继发的脏器淤血会导致移植前肝肾功能障碍甚至衰竭。当术前上述病理生理改变逐渐恶化，在吸氧及支持治疗下不能满足机体基本需求时即构成ECMO辅助指征，术前移植过渡的辅助目的主要是改善呼吸循环功能、维持全身各重要器官氧供与氧耗的平衡以等待可预期的供体和维持最佳的术前状态，以对应手术创伤。尽管已有多家肺移植中心发表文献，介绍其使用VV-ECMO后成功进行肺移植的经验，但目前并没有公认的具体适应证。ECMO后进行肺移植患者仍然有必要谨慎选择以保证稀缺供体带来的获益最大化。

移植前ECMO辅助并没有明确的绝对禁忌证，目前可供参考的禁忌证仍然来自各中心的独立经验。参考禁忌证如下：根据现行标准认为不适合行肺移植手术、不可逆的其他脏器功能衰竭、败血症或菌血症、新发或未得到控制的转移性恶性肿瘤、伴有其他肺移植无法治疗的终末期疾病，以及药物成瘾、社会因素不支持、治疗依从性差等。由于肺移植患者原发病均为不可逆病变且逐渐加重，ECMO辅助后通常无法脱机，直至辅助至移植手术，并进行术中甚至术后辅助，因此，在供体遥遥无期、没有移植预期时，并不建议进行ECMO辅助。

ECMO辅助模式的选择主要根据术前病理生理改变的特点决定，并根据实际情况及出现的并发症及时调整辅助方案。肺通气不足、弥散障碍导致的低氧血症或高碳酸血症，且未合并明显心脏基础疾病以及肺动脉压无明显升高的呼吸衰竭患者，优先选择VV模式，氧合改善后对循环和脏器功能改善有明显的帮助。术前肺循环血管高阻力以及由此导致的严重血流动力学障碍，则首选VA模式，可同时进行心肺功能辅助。通常VA模式经右侧股动脉—股静脉置管，VV模式选择颈内静脉—股静脉置管。无论哪种辅助方式，以经皮穿刺技术为基础的置管方式简单、方便，适用于床边或手术室置管，也可应用于紧急抢救性ECMO支持，是首选的置管策略。经皮穿刺禁忌时选择切开或半切开的直视插管策略。

ECMO辅助期间应保证动脉血氧分压（PaO_2）>75 mmHg，动脉血二氧化碳分压（$PaCO_2$）在40 mmHg左右。采用保护性肺通气策略进行机械通气，潮气量6~8 ml/（kg·min），呼吸频率8~12次/分，吸入氧浓度<0.60，气道峰压<25 cmH_2O（1 cmH_2O = 0.098 kPa），呼气末正

压 6 ~ 8 cmH₂O。ECMO应用期间予以常规镇静镇痛，密切监测心率、血压、氧饱和度等生命体征，监测血气分析和乳酸水平。

在循环和内环境稳定、氧供氧耗平衡、无需特别的气道护理，分泌物可控、配合度良好，呼吸协调不急迫的情况下，可以积极考虑清醒ECMO或拔除气管插管。这样可以避免VILI及相关并发症，避免气道和肺部感染，减少镇静和肌松，利于心理健康和移植术后早期康复与锻炼。经口进食亦利于胃肠功能恢复。相较于其他ECMO适应证的患者，肺移植术前桥接的ECMO辅助患者，有条件时更应该积极进行清醒ECMO辅助。如果患者ECMO转流前需要长期机械通气支持，或者ECMO后需要再次气管插管，则建议早期行气管切开。

（二）移植中的应用

肺移植过程不仅仅是切除病变肺、植入供肺的简单手术操作过程。由于肺部原发疾病带来的肺顺应性和肺血管阻力改变、肺通气/血流比例失调、高碳酸血症和慢性低氧以及继发对心脏的影响，手术过程中不可避免的缺血再灌注损伤、容量丢失、胸腔内低温，肺保护液进入体循环，病肺和移植肺之间通气/血流的变化，这些因素都可导致肺移植过程发生剧烈的病理生理改变。准确地评估患者手术风险至关重要，这直接决定移植术中是否需要ECMO辅助及选择哪种辅助模式。

肺移植手术中采用ECMO的目的包括：① 保证机体氧供和气体交换，避免手术过程低氧造成神经系统等重要脏器损伤；② 迅速稳定血流动力学，特别是存在肺动脉高压的患者，避免由于原发病和手术等原因导致急性左、右心衰竭；③ 在肺动脉开放过程实现控制性再灌注，减轻缺血再灌注损伤和供肺急性肺水肿；④ 由于ECMO的支持，便于呼吸道和循环管理。

根据2019版《肺移植围术期体外膜肺氧合应用指南》，术中ECMO辅助适应证包括：① 麻醉单肺通气时，经各种改善通气血流比值的方法，仍然不能保证氧合；② 术前超声证实肺动脉压呈现中、重度增高，或术前右心漂浮导管检查测平均肺动脉压 > 25 mmHg（10 mmHg = 1.33 kPa）；③ NYHA心功能分级Ⅲ级及以上；④ 详细评估后认为患者术中或术后可能出现血流动力学不稳定、高碳酸血症、低氧血症等情况，需要预防性支持；⑤ 边缘性供肺需进行体内肺修复；⑥ 术中阻断一侧肺动脉后，肺动脉压升高，右心室后负荷增加，使用扩张肺动脉药物、血管活性药物和调整机械通气后，循环仍不稳定或出现右心衰竭；⑦ 移植肺吻合完成，开放循环后，由于肺灌注液、肺内缺氧代谢产物等物质进入体循环及气栓进入冠状动脉等原因导致循环不稳定，使用正性肌力药物和血管活性药物仍难以维持血流动力学稳定或肺保护性通气策略无法满足最低气体交换需求。

肺移植术中有VV和VA两种模式可选，如果患者单纯发生高碳酸血症或低氧血症，肺动脉压不高，可优先选择VV-ECMO；如果患者存在中重度肺动脉高压或心功能不全，则宜选择VA-ECMO。股动静脉插管是常用的VA模式，手术视野清晰，建立方便、快捷。但预计患者股动静脉VA-ECMO辅助时，如果一侧肺移植后不能完全发挥功能，则有可能出现"南北综合征"现象，表现为冠脉和上半身明显缺氧。这时应该暂时阻断已种植肺的肺动脉，减少肺内分流和自身心脏的搏出，完全借助ECMO辅助；或者预计序贯式肺移植单肺无法满足需求时应直接采取中心置管方式。但需要注意的是，正常肺的氧供主要来自支气管动脉，而肺移植技术一般不吻合此动脉，移植肺本身的营养依赖于肺循环，因此VA-ECMO不宜长时间保持全流量的完全替代状态，应保持适当的右心室做功，以保证移植肺自身的血供。对于基础状态较差患者亦可先实施ECMO辅助后再行麻醉；如果术前已行VV辅助的患者，肺移植术中出现明显的循环衰竭（恶性心律失常致血流动力学紊乱、心源性休克等）则可直接改为VA或VVA模式（股静脉引流，颈内静脉和股动脉灌注）。体外循环、VV和VA两种ECMO辅助方式的特点见**表1-5-2**。

表1-5-2　肺移植中三种辅助方式功能特点对比

辅助方式/特点	CPB	VA-ECMO	VV-ECMO
抗凝	高	低	低
出血	高	低	低
炎性反应	高	低	低
插管	外周/中心	外周/中心	外周
南北综合征	否/是（外周插管）	是	否
循环辅助	是	是	否
氧供	充分	充分	尚可
费用	低	高	高

手术开始后需要单肺通气，此时既可影响气体交换也可影响血流动力学稳定，影响程度取决于通气肺的顺应性、气道压力、肺内分流、肺动脉压力和右心室功能等因素。如果有肺动脉高压伴右心室功能储备降低，则很难耐受单肺通气、维持循环稳定。肺动脉尝试阻断5~10 min，如果患者出现急性右心衰，心输出量明显降低，气体交换不稳定即应积极进行CPB或ECMO辅助。高碳酸血症一般可以很好耐受，并不是体外辅助的决定因素。

双肺移植一侧肺吻合结束开放肺动脉后，体循环血液快速充盈左心室和供肺，可能造成急性左心衰和供肺肺水肿，在术前左心功能受损的患者更易发生。术前存在慢阻肺（COPD）患者的肺顺应性高于正常，在单肺移植后，可出现双肺顺应性的差异。移植肺由于再灌注损伤可表现为顺应性降低，这样自身肺可出现过度膨胀，而移植肺则可能膨肺不全，导致功能残气量不足。特别是设置PEEP的情况下，可因纵隔移位导致血流动力学紊乱。尽管术后出现肺水肿很常见，但手术室内移植肺开始再灌注后立即出现严重肺水肿很少见。此时的肺水肿非常严重，常常致命。迅速出现的粉红色泡沫样痰可能阻塞气道，并同时出现换气障碍和肺顺应性迅速降低。采用ECMO辅助可减轻左心室和供肺负担，避免术中呼吸循环不稳定。同时，ECMO辅助下也可安全地采取保护性肺通气策略，避免机械通气对缺血再灌注后的肺泡造成损伤。

移植手术中一般可采取常规体外循环CPB或ECMO，但肺移植手术创伤较大，加上抗凝及对凝血机制的破坏，一般会出现较多的术中失血，所以需要的全量肝素化（ACT＞480）的体外循环技术已逐步被ECMO技术取代。抗凝要求较低甚至可以不抗凝的ECMO成为肺移植术中的首选方式。

肺移植的ECMO管理中，常常会出现限制性的流量不足，这主要是由于术中容量不足和插管位置不佳，以及术中压迫右心房所致，应针对相应措施积极处理，避免低流量带来的内环境和血流动力学紊乱。对于二氧化碳蓄积的患者，无论采用何种辅助模式，必须保证患者动脉血二氧化碳分压逐渐降至正常水平，二氧化碳水平快速下降可能导致脑出血风险增大。

（三）移植后的应用

如果术中发生血流动力学紊乱，发生急性左右心衰竭或急性肺水肿，患者的病理生理改变一般需要数天后才能逐渐恢复，这时ECMO可直接辅助患者过渡到术后，不应强求手术结束即停止ECMO辅助，否则过重的负担会对患者的心肺功能造成进一步打击。此外，肺移植术后早期可出现各种原因导致的急性呼吸衰竭，包括原发移植肺功能障碍（primary graft dysfunction, PGD）、缺血再灌注损伤、肺动脉高压患者术后急性心功能不全、感染、急性排斥反应，临床表现为低氧血症、酸中毒、肺动脉压力增高、肺顺应性下降、肺渗出性改变。常规治疗无效时，可利用ECMO来帮助患者度过术后危险期。ECMO成为重要的术后临床支持手段。

PGD是肺移植术后呼吸衰竭最常见的原因，也是影响术后病死率的一个重要因素。PGD是供肺经历一系列肺损伤之后的综合表现，在移植术后72 h内最为常见。虽然目前有多种方法（包括保护性肺通气、一氧化氮吸入、利尿等）可以改善，但对于3级PGD，传统治疗并不能改善预后。对于常规治疗无效的PGD，应尽早行ECMO支持治疗。

肺移植明显改变了肺血管系统。移植过程不可避免的缺血再灌注过程损伤了肺血管内皮，与健康人的肺相比，移植供肺的毛细血管通透性可高3倍。同时降低了cGMP和β肾上腺素cAMP介导的肺血管平滑肌舒张反应，去神经化的供肺移植后，血管活性物质浓度激增，内皮素水平迅速升高（可达正常的2～3倍），并持续一周，这些术后病理生理过程会造成术后肺水肿、肺动脉高压和右心衰。同时也是原发移植肺功能障碍（PGD，移植后7天内发生移植肺衰竭）的原因之一。这些肺损伤原因很多为可逆性，能否恢复依赖于病变性质和严重程度。因此需要利用ECMO帮助患者恢复或等待再次肺移植。移植后7天内进行ECMO辅助，长期生存率达可达70%。有证据表明，严重肺高压行双肺移植患者，移植后早期肺失功能的原因不仅是由于长期肺动脉压增高导致的肥厚右心室在移植后血流加速、剪切力增高导致肺血管内皮损伤而发生肺水肿，而且长期肺高压导致患者左心室功能缺乏锻炼使得移植术后早期左心室不能承受增大的左室前负荷，而出现左心室充盈压增高等左心室功能不全表现也是导致移植后肺水肿的原因。因此对于严重肺高压患者，在双肺移植后早期采用VA-ECMO有助于有效渡过这一危险期。对晚期移植肺衰竭的治疗包括早期活检，积极治疗排异和其他诱因，当机械通气等常规方法无效时，ECMO可以用来维持患者生命，但ECMO成功率远低于移植后7天内进行的ECMO。

术后需要应用ECMO辅助的适应证包括：① CPB或ECMO支持下行肺移植，术后撤离困难，需ECMO辅助撤离；② 术后重度PGD，传统常规治疗无效；③ 术中应用ECMO辅助患者，预期出现PGD风险大（如冷缺血时间过长、供肺吸烟史、边缘性供体等），术后延续ECMO辅助治疗，以减少过高条件的机械通气对移植肺的损伤；④ 肺动脉高压患者，术后容易出现左心功能不全及PGD，延迟撤离ECMO，给予一段时间的心功能逐步代偿可达到恢复心功能及改善肺水肿的目的；⑤ 术后出现急性排斥反应，伴严重低氧血症，常规呼吸支持手段难以维持通气及氧合；⑥ 术后早期出现PGD，如果需要再次肺移植，为再次肺移植等待过渡期支持治疗。

在启动ECMO的时机上，基于不同的临床情况及病理生理状况，需仔细评估患者综合情况，如PGD或呼吸衰竭的严重程度、急性排斥反应、外科术后并发症等决定术后ECMO的启动时机。对于肺移植术后的呼吸衰竭患者，过高的呼吸支持条件，无疑会增加供肺的损伤，有ECMO治疗指征的患者应尽早启动，避免过高条件的机械通气治疗，从而减少对移植肺的氧化应激和肺损伤。吸气峰压 > 35 cmH$_2$O、吸氧浓度 > 60% 时应积极考虑ECMO辅助。

肺移植术后的早期康复是至关重要的。尽管ECMO患者病情相对较重，存在出血风险、管路安全等情况使其早期康复受到限制，但诸多研究表明，对于凝血功能稳定、插管处无出血、血流动力学和ECMO流量稳定的患者，进行早期康复是安全可行的。术后早期应用ECMO过程中，在高ECMO流量保障下可采用低剂量肝素抗凝甚至无肝素抗凝的策略，以减少术后出血风险。

三、体外肺灌注技术简介

虽然肺移植在过去的几十年中取得了巨大的进展，但移植供体短缺仍然是世界性难题，而体外肺灌注技术的发展，扩宽了供肺来源，并提升了边缘供体移植成功率。根据国际心肺移植学会数据库，各国肺移植病例数逐年递增，但适合进行肺移植的供体数量与病例数的差异逐渐加大，使得每年美国的每百例等待肺移植患者的等待病死率为15.4%（2010—2012年）。移植供体在脑死亡和供体捐献过程中经历了多重损伤，如呼吸机相关肺炎、神经性或容量性肺水肿、呼吸机气压伤等，导致供肺采集时已经不宜实施肺移植。目前已经有几种技术尝试来扩充供肺来源以扩展传统供肺选择标准，其中，体外肺灌注技术（ex-vivo lung perfusion，EVLP）对不完全满足供肺条件的"边缘供体"进行离体肺灌注取得了一定成功，值得进一步改进、提高。

（一）EVLP设备及方法

有关心、肾等脏器灌注的研究始于20世纪30年代，而直到20世纪90年代，肺灌注一直作为研究肺生理的一项方法。肺灌注的首次临床应用者是2001年Lund大学医院的Steen教授，他对一位54岁、因心梗入住ICU、经历190 min心肺复苏后的患者进行了肺灌注。他们将患者双肺用Perfadex保存液（是一种含细胞外离子的右旋糖苷40溶液）进行表面降温，然后进行供肺采集，随后进行了65 min EVLP，并成功实施了右肺单肺移植。随后该研究组继续扩展短时间EVLP应用以扩大移植肺供体来源，完成了6对供肺（分别灌注61～121 min），并成功实施了双肺移植。而加拿大多伦多的研究组将该技术发展为长时间灌注，实现了常温下的供肺处理、供肺评估和保护。

EVLP管路是由离心泵、白细胞滤器、中空纤维氧合器/热交换器和一个硬壳回流罐组成，连同供肺保护罩共同形成了一个完整的EVLP系统。目前的EVLP系统既可自行通过上面的设备组装（图1-5-3），也有商用设备面市（图1-5-4）。灌注液通常采用2 L的Steen液（XVIVO，Vitrolife），加入500 mg甲泼尼龙、3000 IU普通肝素和抗生素进行预充。

EVLP的适应证通常为：① 供体最佳PaO$_2$/FiO$_2$ < 300 mmHg；② 供体体检或胸片发现供肺

水肿征象；③供肺采集时发现肺顺应性差；④供体高风险病史，如输血超过10个单位或误吸；⑤DCD供体在撤除生命支持系统到心跳停止时间＞60 min。

EVLP的具体方法：在供肺采集时，将供体左心房袖修剪后用4-0聚丙烯缝线连续缝合，与特制插管端端吻合。如果肺动脉足够长，可直接将肺动脉插管插到肺动脉分叉处，并用两股粗丝线捆扎固定。如果因同时采集心脏供体导致主肺动脉较短，则可以把带缝合袖的肺动脉插管

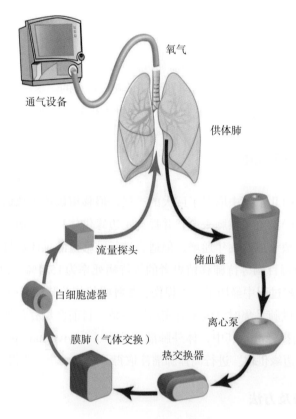

图 1-5-3　EVLP 示意图

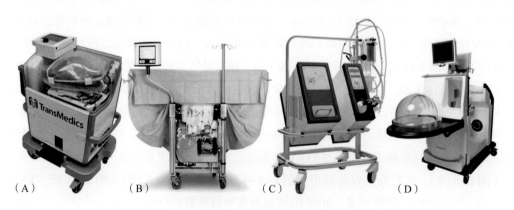

（A）　　　　　　　（B）　　　　　　　（C）　　　　　　　（D）

图 1-5-4　商品化 EVLP 设备

以5-0聚丙烯缝线连续缝合到肺动脉上。供肺气管在隆突水平钳闭后，将切割缝合器气管缝合口开放，置入常规气管插管并双重丝线捆扎。此时用1 L Perfadex进行二次逆行灌注并进行供肺膨肺。之后将供肺置入EVLP灌注保护装置中，连接于灌注环路进行灌注。如果判断一侧肺临床损伤严重（如发生肺炎），则可以进行对侧肺单肺灌注。供体采集时应注意保留足够长度的心房袖和肺动脉袖，以及气管支气管。

灌注管路排气后通过左心房引流，肺动脉插管供血进行顺行灌注；灌注流量目标为预计心输出量的40%。多伦多方案原则是对灌注液逐步加温并逐渐提高灌注流量，因此开始灌注时采用室温灌注，流量为预计流量的10%。10 min后流量升至20%，温度设定为30℃。随后每10 min间隔（第20、30、40、50 min），流量提高至预计值30%、50%、80%和100%。而灌注温度在第20 min时设定至37℃，并在温度实际达到33℃时开始通气（7 ml/kg, PEEP 5 cmH$_2$O，频率7次/分）。膜肺通气采用混合气体（86%N$_2$、8%CO$_2$和6%O$_2$），气流量1 L/min，通过调节气流量大小实现目标膜肺后PCO$_2$为35~40 mmHg。通过调整灌注回流罐高度维持左心房压力3~5 mmHg。一旦供肺灌注达到目标流量，开始以25 cmH$_2$O手动膨肺，此时供肺进入稳定阶段。灌注环路内的Steen液每小时更换一次，第1小时更换500 ml，随后每小时更换250 ml。

EVLP进入稳定状态后，即可开始供肺评估。供肺评估每小时一次，肺通气参数设置为潮气量10 ml/kg，频率10次/分，纯氧下通气5 min，记录肺动脉压、左房压、气道峰压和气道平台压，以及肺动态和静态顺应性。对供肺静脉端和动脉端采集灌注液监测血气分析。EVLP一小时和之后每两小时，常规对供肺拍摄X线片。完成以上措施后，经过EVLP的供肺适宜移植的标准：① P/F ratio > 400 mmHg；② 肺动脉压稳定或改善；③ 气道压稳定或改善；④ 肺顺应性稳定或改善。而经过EVLP供肺不适宜移植的标准：① P/F ratio < 400 mmHg；② 肺动脉压升高超过15%；③ 气道压/肺顺应性变差超过15%。在上述指标体系中，应该注意由于EVLP灌注液不含血细胞，所以灌注液PO$_2$降低是肺损伤较晚出现的标志，而肺损伤中肺顺应性和气道峰压变化出现较早。每次供肺评估后30 min，均应通过增加潮气量随后吸气暂停维持25 cmH$_2$O 10 s来进行肺复张操作。

多伦多经验主张EVLP进行4~6 h。而通常在3 h内可以做出判断（3次评估，2次肺X线片）是否适宜做供体。第4 h即可开始受体切皮。如果在此时间点还不能做出决定，可将EVLP延长至6 h。一旦决定停止肺灌注，则肺通气用50%氧浓度，降温至15℃。将流出和流入插管钳闭后拔除。钳闭气管插管，注意保持肺处于膨胀状态。最后一次顺行灌注500 ml Steen液。随后供肺表面用Perfadex和冰泥表面降温，随后供肺置入0℃冰桶进入受体手术室。

（二）EVLP作用与发展前景

EVLP技术通过离体肺灌注，维持供肺代谢功能，对供肺干预以进行复苏或积极治疗来修复损伤的肺组织，提高"边缘供体"质量，延长供肺保存时限；并可通过支气管肺泡灌洗液中的生物标记对供肺功能进行评估，准确地诊断肺损伤。由于EVLP技术使得供肺保存时限延长，使远距离供肺使用成为可能，也为供肺优化提供了充足的时间。一些供肺在心脏停跳到供肺获取期间因热缺血时间太长遭到严重损伤导致移植失败，或临床分级不能使用的供肺在EVLP保护和修复后经详细评估和测试后却可以成为合格供肺，EVLP扩大了肺源，提高了手术的可预测性和安全性。虽然EVLP这种新的保存方法才刚刚起步，但随着临床研究和应用增加，有望大幅提高供肺的利用率和术后肺功能。

小　结

体外生命支持或体外膜肺氧合（ECMO）技术是体外循环发展过程中的衍生技术，体外循环医师对这项辅助技术的理解也是最深入的。该技术在胸外科应用过程中，需要心外科医生介入，并涉及麻醉等相关学科之间的沟通和配合。学习ECMO辅助胸外科手术的特点、病理生理改变（如血流动力学特点或凝血功能等）以及与其他外科手术的区别，采用多学科协作的模式来进行个体化、精准化的治疗，是保障手术安全的前提。总之，ECMO技术在胸外科的应用发展保障了疑难重症胸外科手术的安全性，同时也在向微创化、精准化发展中更多地应用于危重急症患者的治疗。面对这些新变化，胸外科、麻醉科及相关专业人员要加强训练学习，积极应对新兴治疗技术发展带来的挑战和机遇，加强多学科的协作，提高手术的安全性和医疗质量。

从学科或技术发展层面看，ECMO技术的发展变化特点大多是积极的，是科学技术进步的必然趋势。因此需要各级专业学术组织及人员积极应对学科发展的新变化，面对挑战，顺势而为。ECMO技术在各医疗中心胸外科中的应用多为新技术、新业务，无先例可循，无规范遵守，应根据患者的病情个体化设计治疗方式。新技术、新方法的开展必然会存在争议，但值得探索总结，最终为危重患者的救治发挥关键作用。

（郭震　上海交通大学医学院附属胸科医院体外循环科）

参考文献

［1］ TUDORACHE I, SOMMER W, KUHN C, et al. Lung transplantation for severe pulmonary hypertension-awake extracorporeal membrane oxygenation for postoperative left ventricular remodeling［J］. Transplantation, 2015, 99(2): 451-458.

［2］ LEHMANN S, UHLEMANN M, LEONTYEV S, et al. Fate of patients with extracorporeal lung assist as a bridge to lung transplantation versus patients without-a single-center experience［J］. Perfusion, 2015, 30 (2):154-160.

［3］ AGERSTRAND CL, BACCHETTA MD AND BRODIE D. ECMO for adult respiratory failure: current use and evolving applications［J］. ASAIO, 2014, 60: 255-262.

［4］ REDWAN B, ZIEGELER S, FREERMANN S, et al. Intraoperative veno-venous extracorporeal lung support in thoracic surgery: a single-center experience［J］. Interact Cardiovasc Thorac Surg, 2015, 21(6): 766-772.

［5］ 李双磊, 吴扬, 任崇雷, 等. 体外膜氧合在除肺移植外的非心脏手术中的应用［J］. 中国体外循环杂志,

2019, 17(2):323-326.

[6] LANG G, GHANIM B, HOTZENECKER K, et al. Extracorporeal membrane oxygenation support for complex tracheo-bronchial procedures[J]. Eur J Cardiothorac Surg, 2015, 47(2): 250-255.

[7] HONG Y, JO KW, LYU J, et al. Use of venovenous extracorporeal membrane oxygenation in central airway obstruction to facilitate interventions leading to definitive airway security[J]. J Crit Care, 2013, 28(5): 669-674.

[8] WOODS FM, NEPTUNE WB, PALATCHI A. Resection of the carina and main-stem bronchi with the use of extracorporeal circulation[J]. N Engl J Med, 1961;264:492-494.

[9] DELLGREN G, RIISE G, SWARD K, et al. Extracorporeal membrane oxygenation as a bride to lung transplantation: a long-term study[J]. Eur J Cardiothorac Surg, 2015, 47(1):95-100.

[10] LEE SG, SON BS, KANG PJ, et al. The feasibility of extracorporeal membrane oxygenation support for inter-hospital transport and as a bridge to lung transplantation[J]. Ann Thorac Cardiovasc Surg, 2014, 20: 26-31.

[11] HONG Y, JO KW, LYU J, et al. Use of venovenous extracorporeal membrane oxygenation in central airway obstruction to facilitate interventions leading to definitive airway security[J]. J Crit Care, 2013, 28: 669-674

[12] ROSENBERG AA, HAFT JW, BARTLETT R, et al. Prolonged duration ECMO for ARDS: futility, native lung recovery, or transplantation[J]. ASAIO, 2013, 59: 642-650.

[13] 夏维, 许红阳, 毛文君, 等. ECMO在肺移植患者术前过渡中的应用[J]. 中华危重病急救医学, 2018, 30 (12):1167-1172.

[14] FLYNN B, HASTIE J, SLADEN RN. Heart and lung transplantation[J]. Curr Opin Anesthesiol, 2014, 27: 153-160.

[15] MAKDISI G, MAKDISI T, JARMI T, et al. Ex vivo lung perfusion review of a revolutionary technology[J]. Ann Transl Med, 2017, 5(17): 343-350.

[16] VAN RAEMDONCK D, NEYRINCK A, CYPEL M. Ex-vivo lung perfusion[J]. Transpl Int, 2015, 28(6): 643-656.

[17] 中华医学会器官移植学分会, 国家肺移植质量管理与控制中心, 肺移植围术期体外膜肺氧合应用指南 [J]. 器官移植, 2019, 10(4): 402-409.

[18] RADAKOVIC D, LAZARUS M, LEYH RG, et al. Venovenous extracorporeal membrane oxygenation for the management of contralateral iatrogenic bronchus perforation during lower bilobectomy[J]. Eur J Cardiothorac Surg, 2018, 53(2): 475-476.

[19] LALIBERTE AS, MCDONALD C, WADDELL T, et al. Use of veno-arterial extracorporeal membrane oxygenation in a case of tracheal injury repair in a patient with severe relapsing polychondritis[J]. J Thorac Dis, 2017, 9: E1002-E1004.

[20] RYU KM, CHANG SW. Heparin-free extracorporeal membrane oxygenation in a patient with severe pulmonary contusions and bronchial disruption[J]. Clin Exp Emerg Med, 2018, 5: 204-207.

[21] SUH JW. Surgical Repair of a Traumatic Tracheobronchial Injury in a Pediatric Patient Assisted with Venoarterial Extracorporeal Membrane Oxygenation[J]. Korean J Thorac Cardiovasc Surg, 2017, 50: 403-406.

[22] BIANCOSINO, C, et al. First Successful Surgical Reconstruction of Bilateral Transected Main Bronchi With Extracorporeal Membrane Oxygenation Support[J]. Ann Thorac Surg, 2016, 102: e135-137.

［23］JYOTI A, MAHESHWARI A, SHIVNANI G,et al. Management of a case of left tracheal sleeve pneumonectomy under cardiopulmonary bypass: anesthesia perspectives［J］. Ann Card Anaesth, 2014,17: 62-66.

［24］KEEYAPAJ W, ALFIREVIC A. Carinal resection using an airway exchange catheter-assisted venovenous ECMO technique［J］. Can J Anaesth, 2012, 59: 1075-1076.

［25］KORVENOJA P, PITKÄNEN O, BERG E, et al. Veno-venous extracorporeal membrane oxygenation in surgery for bronchial repair［J］. Ann Thorac Surg, 2008, 86:1348-1349.

［26］HASHIMOTO K, HOETZENECKER K, YEUNG JC, et al. Intraoperative extracorporeal support during lung transplantation in patients bridged with venovenous extracorporeal membrane oxygenation［J］. J Heart Lung Transplant, 2018, 37:1418-1424.

［27］IUS, F, NATANOV R, SALMAN J, et al. Extracorporeal membrane oxygenation as a bridge to lung transplantation may not impact overall mortality risk after transplantation: results from a 7-year single-centre experience［J］. Eur J Cardiothorac Surg, 2018, 54:334-340.

［28］NAZARNIA S, SUBRAMANIAM K. Pro: Veno-arterial Extracorporeal Membrane Oxygenation (ECMO) Should Be Used Routinely for Bilateral Lung Transplantation［J］. J Cardiothorac Vasc Anesth, 2017, 31: 1505-1508.

［29］IUS F, SOMMER W, TUDORACHE I, et al. Five-year experience with intraoperative extracorporeal membrane oxygenation in lung transplantation: Indications and midterm results［J］. J Heart Lung Transplant, 2016, 35: 49-58.

第六节　超声技术在胸外科麻醉中的应用

近年来，超声成像因其方便、安全、无放射性、可床边操作等优点在麻醉科得到了广泛应用。随着"精准化麻醉"和"舒适化麻醉"等概念的不断提出，"超声可视化"在麻醉领域应用越来越普及，胸外科麻醉也不例外。使用超声可以使围麻醉期一些常见临床操作从"盲探"和"经验性"变得更为精准化，提高了一次操作成功率，减少了围术期相关不良事件的发生率。此外，胸外科手术为中高危手术，一些复杂手术围术期可能发生血流动力学不稳定的情况，超声检查可帮助迅速诊断病情，为临床诊疗决策提供建设性意见。床旁超声在胸科麻醉围术期血管通路的建立、区域神经阻滞的实施、肺部超声的检查、经胸和经食管心脏超声检查方面发挥了重要作用。

一、超声指导下血管穿刺及置管

（一）超声血管穿刺及置管基础

在超声应用之前，麻醉医师习惯于根据传统的解剖定位法进行血管穿刺，如胸锁乳头肌与锁骨之间组成的胸锁乳突肌三角常用于颈内静脉穿刺。超声技术应用后，我们发现临床实践中解剖变异性还是经常存在的；而且随着患者术前禁食时间的延长，静脉穿刺的条件也会变差，解剖定位盲穿法可能增加并发症的发生率，如神经损伤、气胸、血胸或意外穿刺到动脉。总的来说，中心静脉穿刺置管（颈内静脉、锁骨下静脉和股静脉）的并发症风险为5%～19%。超声用于颈内静脉置管时，可显著降低意外颈动脉穿刺（相对风险降低72%）和总体并发症（相对风险降低71%）的发生率。一项大样本的前瞻性研究发现，在1230个病例中，超声引导穿刺的穿刺成功率达到了100%，一次成功率为78%，穿刺时间平均为9.8 s，误穿颈动脉的概率为1.7%，均大大低于传统穿刺技术。即使在紧急情况下，如正在进行心肺复苏时，超声也可降低意外穿刺锁骨下动脉和股动脉的发生率。

基于超声在血管穿刺中应用的证据强度，美国麻醉医师协会在最近的临床指南中建议：如果具备超声，应使用实时超声进行颈内静脉置管（A1/A2类证据）和股静脉置管（A3类证据）。虽然该指南对于使用超声指导进行锁骨下静脉置管的证据模棱两可，但他们也指出使用超声可以减少意外穿刺到锁骨下动脉导致血肿的发生率，同时穿刺时间更短，成功率更高（A2类证据）。美国外科医师学会和危重症学会也提倡使用实时超声进行中心静脉导管穿刺置管。

尽管有这些指南和证据支持，但麻醉医师对超声引导下中心静脉穿刺的接受度仍然较低。未采用超声引导进行血管穿刺最常见的原因是缺乏培训，其次是医师认为超声太耗时和缺乏设备。2020年欧洲麻醉医师协会对于如何使用超声引导血管穿刺进行了详细叙述，本节将进行相关解读。

1. 超声探头的选择

常见的三种主要类型的超声探头包括相控阵探头、凸阵探头和线阵探头。相控阵探头和凸阵探头是一种低频探头，旨在显示机体深部组织结构，如心脏、胆囊、腹主动脉或膀胱。标准线阵探头使用高频（5～13 MHz）超声晶片，产生直线声波。标准线阵探头在矩形图像中显示人体的浅层结构时，图像分辨率高。因为血管靶点通常距离皮肤穿刺点较短（小于5 cm），高频线阵探头可提高图像质量，因此建议在血管穿刺时使用线阵探头。

2. 放置探头前：关于无菌技术

应注意放置中心静脉导管的无菌技术。2011年疾控中心关于预防血管内导管相关感染的建议可概述如下：首先应根据CDC指南的建议使用消毒液消毒患者穿刺范围的皮肤，然后铺标准无菌洞巾。操作者应严格执行手卫生，戴手术帽、口罩，穿手术衣，戴无菌手套。超声探头应放入无菌鞘内，现场应使用无菌凝胶，在超声探头套入无菌鞘时，应注意不要污染消毒穿刺部位或操作者。

3. 图像优化

在进行超声引导下的血管穿刺时，探头和屏幕显示最好一致（即一般探头左右或者上下跟屏幕图像的方向标示应当一致），超声屏幕上显示的是从操作者的视角看到的图像。一旦确定了探头和图像的方向，操作者应适当调整深度，使整个静脉和周围血管结构易于看清。调整超声的增益，使血管结构的中心变暗、周围结构加亮（增加对比度）。如果增益过大，周围的结构显示过亮，可能使血管结构显示困难。

4. 区分动脉和静脉

在超声图像上，静脉和动脉都呈现为暗性（回声暗区）圆形结构，边界明亮（回声致密）（图1-6-1）。当用超声探头给血管施加压力时，静脉通常可压瘪，而动脉不易压瘪。彩色血流多普勒可用于确定搏动和血流方向，但后者必须谨慎使用，因为显示器上显示的颜色（红色和蓝色）取决于血流相对探头的方向，可能误导新手操作医生。静脉血流信号在收缩期和舒张期持续出现，而动脉血流信号主要发生在收缩期。

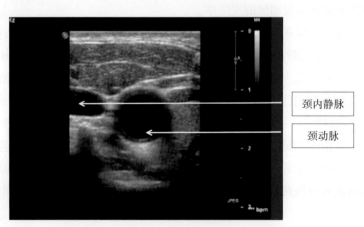

颈内静脉

颈动脉

图1-6-1　超声下颈内动静脉显像

5. 超声技术的局限性

实时超声的使用可以提高第一次穿刺置管的成功率和整体成功率。然而，实时超声需要一定程度的实践和技能练习。同样需要注意的是，超声显示的是二维图像，而针尖的轨迹是三维路径。当采用平面外法短轴成像时，超声图像上显示为一个小亮点；在针尖经过和穿透超声光束时，小亮点对针尖和针干无法识别，可能会导致操作者将针干误认为是针尖。为了防止针尖越过超声平面，操作者可以沿着皮肤表面移动探头，以确保始终能看到针尖。还可以使用长轴平面内技术来显示针尖从皮肤到血管的整个轨迹。2020年欧洲麻醉医师协会对于如何使用超声引导血管穿刺进行了详细叙述和总结，并推荐采用分步法用于血管穿刺置管（**图1-6-2**）。

I. 确定穿刺血管的解剖定位，明确静脉位置		
① 确定静脉、动脉和解剖关系 ② 检查有无解剖变异 ③ 使用短轴法（横截面；a）和长轴法（b）视角	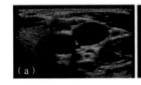	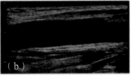
II. 确定静脉的通畅度		
① 超声探头检查并压迫，排除静脉血栓 ② 彩色多普勒成像检查血管通畅性	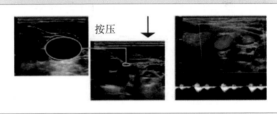	
III. 实时超声引导穿刺静脉		
① 无菌操作 ② 使用短轴法（a）或长轴法（b） ③ 尽可能最佳显示针尖位置		
IV. 确定针尖进入静脉		
置入引导钢丝前确定针尖位于血管正中位置	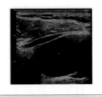	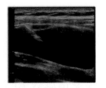
V. 确认钢丝位于静脉内		
短轴面（a）和长轴面（b）确认引导钢丝的正确位置	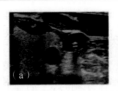	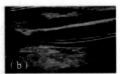
VI. 确认外套管进入静脉		

图 1-6-2　分步法进行血管穿刺置管

（二）超声引导下颈内静脉置管

1. 解剖

颈内静脉（internal jugular vein，IJV）起自颅骨底部的颈静脉孔，沿颈部向下走行；颈内静脉下降至胸锁关节后方与锁骨下静脉汇合形成头臂静脉或无名静脉。IJV与颈动脉（carotid artery, CA）和迷走神经一起位于颈动脉鞘内。通常情况下，颈内静脉位于颈动脉的前外侧，但患者之间的解剖变异是相当大的。

Sedillot三角是IJV置管的解剖标志，三角的三条边分别为胸锁乳突肌的胸骨头的外侧缘和锁骨头的内侧缘，以及锁骨上缘。在三角形的顶点处可探及IJV，这是超声探头放置的初始点。一般来说，超声探头放于颈中段。颈部血管的超声图像应显示两个主要的无回声暗黑影，在短轴上代表CA和IJV。CA对比IJV时有明确的区别，CA形状更圆，施加压力时不可压缩，并且脉冲血流更明显。IJV通常管腔更大，横向宽度更长，但实际情况有时并不一致（补充：尤其是当低血容量、血管充盈差时）。

调整适当的深度和增益，一旦确定两个主要血管的位置，应在颈部上下移动超声探头，以确定理想的穿刺部位。由于CA与IJV之间的相对解剖关系在整个颈部从上到下会发生变化，颈中段对于区分CA与IJV更有利（即CA和IVJ在解剖上是分离的，没有重叠）。置管时还需考虑到是否意外置入颈外静脉（如果穿刺部位太高时可能发生）以及如果穿刺部位太低，导致气胸或意外的头臂干动脉、锁骨下动脉穿刺血肿的可能性。

2. 短轴技术

静脉穿刺的深度通常在皮肤表面以下1～1.5 cm；但在体型较大的患者中，由于血管较深，进针点应该离探头更远，或者针的角度需要更陡，以避免进针过深，针尖越过超声光束以外。穿刺针应该从IJV的内侧皮肤进针，然后角度向外向血管中央推进。这种由内向外穿刺的轨迹是为了减少意外穿刺内侧CA的风险。

短轴技术的主要缺陷是针尖识别困难和针尖可能超过超声显影平面。改善针尖可视化可采用将探头上下轻微移动，以识别针的最远端。最后，当针行进过程中，可以看到针尖先到达IJV前壁。这就确认了针尖的位置（超声对于定向起到了重要作用），实时调整针尖位置，使针尖处于血管的中心。随后，可以选择短轴穿刺，也可选择长轴平面内穿刺：当针尖刺穿血管时，将探头转动90°，以确认针尖在长轴上的位置。

3. 长轴技术

虽然多项研究表明，超声引导可提高首次成功率、减少并发症，但意外CA穿刺的发生率仍高达4%。即使在超声引导下，仍可能意外穿刺到CA，部分原因是使用上述短轴技术时无法准确地显示针尖。此时另一种选择是旋转超声探头90°，从而使用长轴或平面内技术。长轴技术的优点是，不仅可以可视化针尖，而且针尖可以精确地放置在管腔的中心，避免穿刺针损伤IJV的后壁。

研究表明，当进行深静脉穿刺时，"后壁损伤"或IJV穿破后壁的发生率为34%～64%。静脉后壁损伤可引起颈部血肿或静脉血栓。理论上，针尖的直视化将减少这种并发症。

使用长轴技术时，首先在短轴上识别CA和IJV，然后将探头对准IJV，旋转探头90°在长轴上观察血管。然后进行穿刺，超声平面显示针尖轨迹，在穿刺过程中一直保持针尖可见。一旦针尖刺穿血管，将针尖准确地放置在血管的中间，有利于导丝顺利放置。

长轴技术的主要缺点是，虽然IJV和针尖可视化很好，但CA往往无法显示。但只要IJV最初在短轴视图中能清楚地识别，这一点就不成问题。另一个缺点是IJV穿刺的相对内侧和外侧位置很难确定，因为探头是与血管平行的。避免这个问题的一个方法是从短轴开始，并继续推进探头，直到到达IJV的中心位置；此时探头旋转90°实时显示针尖，并逐渐置入血管中。另外一个选择是使用Dilisio等人描述的"内侧倾斜"方法：超声换能器只旋转30°，以创建一个混合短/长轴视图。

4．导丝确认、问题处理及相关并发症

一旦刺穿IJV，下一步是通过Seldinger技术，经穿刺针推进导丝。然后取出穿刺针，在确认导丝在静脉中后，经导丝置入中心静脉套管。深静脉穿刺中最常见的一种较麻烦的情况，就是超声下IJV穿刺成功后，导丝放置困难。有时可能是患者存在血管异常、狭窄或梗阻，影响导丝进入IJV。然而，大多数时候，患者并不存在血管疾病的病史，仍然难以置入导丝。通常是由于针尖可能顶在IJV后壁。当发生这种情况时，虽然针尖回血顺畅，但导丝很难置进。使用长轴视图识别解决该问题时，可以轻轻地向后稍退针，直到在血管中心观察到穿刺针，这时导丝就容易顺利置入。

最后，超声可用于诊断与中心静脉置管相关的并发症。在一些穿刺前已放置多根导管或透析的患者中，IJV血栓、狭窄或异常可以在置管前识别和避免。使用超声可以很容易观察到穿破后壁或CA穿刺导致的颈部血肿。

5．结论

超声因为易于使用，并可以提高第一次穿刺的成功率和减少置管相关并发症，因此实时超声引导颈内静脉中心静脉导管置入已成为标准。IJV和CA的可视化可以通过短轴、长轴或两种技术的组合来完成。然而，无论技术如何，安全置管的重要步骤均应该包括确认血管解剖位置、显示针尖、确认导丝放置和确认有无穿破静脉。超声也可用于处理导丝放置困难，确认穿刺后有无血肿或气胸。

（三）超声引导下锁骨下静脉置管

1．解剖

锁骨下静脉是腋静脉的延续，从第一肋骨的外侧走行，与IJV汇合形成头臂静脉。在最近的一项多中心随机对照试验中，锁骨下静脉置管，感染和症状性血栓形成的风险低于IJV或股静脉。锁骨下静脉的解剖标志为胸骨上凹和锁骨内中1/3的交点。锁骨下静脉位于锁骨下动脉（subclavian artery, SCA）的前下方，有前斜角肌分隔锁骨下静脉和锁骨下动脉。周围其他重要的结构包括臂丛、胸膜和胸导管（左锁骨下静脉）。

超声引导下穿刺锁骨下静脉时，推荐的探头放置位置是在胸骨旁开1～2 cm、锁骨内中1/3交界处。探头垂直于锁骨，标记指向患者的头侧。探头右侧偏高，左侧偏低。在这里，锁骨下静脉可以被识别为圆形无回声血管，低于锁骨下动脉，高于白色胸膜线。与锁骨下动脉相比，锁骨下静脉搏动更小，更易压缩。

2. 锁骨下入路

虽然标准解剖定位法锁骨下静脉置管是一个非常经典的方法，但目前麻醉医师对锁骨下静脉超声引导下穿刺的兴趣正在增加。在解剖定位法中，穿刺点为锁骨的内侧和中间 1/3 的交界处，在穿刺点向下向外 1~2 cm 的皮肤穿刺点进针；针尖指向胸骨上凹，紧贴锁骨。然后，针头经锁骨下进入锁骨下静脉。虽然这种技术通常能成功地进行锁骨下静脉置管，但气胸的发生率高于颈内静脉置管，因为该技术毕竟是盲穿，胸膜往往与锁骨下静脉相邻。为了避免气胸，穿刺针应紧贴锁骨下，这一做法往往导致随后的钢丝放置、扩张和导管放置困难。

当使用超声时，标准操作流程是：探头放置在胸部，针穿刺处大约在稍低于锁骨处。如上所述，可以在短轴上识别锁骨下静脉和锁骨下动脉，然后超声探头可以在锁骨下静脉上居中，逆时针转动探头 90°，创建锁骨下静脉的长轴视图。然后，将探头对准患者的头部并在长轴上观察到搏动的 SCA，将探头向脚侧倾斜并观察可压缩的锁骨下静脉来确认。此时探头将与锁骨呈斜角，与胸骨上凹平行。然后，针尖可以从超声探头的远端沿长轴置入，直至在超声平面上显示穿刺针，进入锁骨下静脉中。

与传统穿刺技术相比，超声引导锁骨下静脉置管可减少并发症和尝试次数。与 IJV 置管一样，长轴技术具有针尖可视化的优点，这在锁骨下静脉置管中尤为重要，因为锁骨下静脉与胸膜很接近。短轴技术中，静脉后壁穿破率明显高于长轴技术。然而，长轴技术在技术上可能比短轴技术更困难，可能延长穿刺时间，使第一次置管成功率降低。

3. 锁骨上入路

锁骨上入路可替代传统的锁骨下入路技术。锁骨上入路第一次描述出现于 1965 年，锁骨上入路的锁骨下静脉穿刺有许多优点，如进入上腔静脉路径更直，离胸膜较远，在心脏或胸部手术时导管不在手术视野内。

经锁骨上行锁骨下静脉置管的标准解剖定位法：穿刺针从锁骨上方进行穿刺，指向胸锁乳突肌外侧，并向胸骨上凹推进。目的是在锁骨下静脉加入 IJV 形成头臂静脉之前穿刺锁骨下静脉。经锁骨上进行锁骨下静脉置管，可能降低意外动脉穿刺、臂丛神经损伤或气胸的风险。

对于经锁骨上进行锁骨下静脉置管，探头放置在锁骨上方，直接在胸锁乳突肌上。超声探头也可以放置在颈部，与 IJV 置管类似的部位，然后在颈部沿 IJV，直到它汇入锁骨下静脉。采用这种技术时，IJV 将在短轴上被看到，锁骨下静脉和头臂静脉将在长轴上被看到。

4. 腋静脉入路

疾病控制中心及导管相关性血流感染的预防指南推荐"成人中心静脉置管部位首选锁骨下静脉"。然而，这个最受推崇的部位，不管是选锁骨上入路还是锁骨下入路，都存在着机械损伤（尤其是气胸）的风险。这主要是因为锁骨下静脉贴近胸膜或解剖位置存在变异。腋静脉由肱静脉延续而来，在第一肋外侧缘移行于锁骨下静脉，经超声引导下腋静脉置管远远提高了锁骨下静脉穿刺的安全性。与锁骨下静脉穿刺相比，在误穿动脉的情况下，腋静脉穿刺点也有着较好的压迫止血条件。

操作前，将患者置于平躺仰卧位，使其头部自然居中位，选择穿刺左侧或右侧腋静脉均可。左上肢或右上肢掌心向上外展90°。超声探头上涂上耦合剂，用无菌保护套包裹超声探头。从上臂近端至腋窝处超声预扫描，同时探查腋动脉和腋静脉的长轴平面，注意用最小的压力来控制超声探头，避免把血管压瘪。首先选择短轴视图明确从皮肤到穿刺血管进针的深度，然后让探头旋转90°，以多普勒和（或）彩色血流来评估静脉及动脉的通畅性。从静脉交会处内侧进针，当超声显示针尖达腋静脉管腔中央时，可在超声血管横截面观察到针尖的斜面（白点），可以很容易地确定穿刺针在血管内的位置，也可以通过回抽1~2 ml血液来确认穿刺针的位置。当患者血压较低时，无搏动性血流出现并不能排除穿刺到动脉的可能。随后置J形导丝，导丝的位置也可在超声实时检查下确认，还可以通过颈部超声探查来排除导丝误入左侧颈内静脉的可能。导丝置入长度应限定在20 cm，以避免引起心律失常。随后扩张皮肤穿刺点，用Seldinger技术置入导管。在输注任何液体之前，回抽确认导管远端是否在血管腔内，随后再用肝素盐水冲洗导管。导管置入深度为20 cm。

（四）超声引导下股静脉置管

1. 解剖

尽管一些研究显示股静脉置管与感染和血栓形成的风险增加有关，但当需要快速建立中心静脉通路时，或如果IJV / SCV置管无法实施及有禁忌时，就可以使用股静脉置管。FV位于股三角区，股三角的上边界是腹股沟韧带，内侧是内长收肌，外侧是缝匠肌。在股三角内，股静脉和股动脉在鞘内运行，股神经正好在外，在股鞘外侧。股静脉穿刺的经典解剖定位法：在腹股沟韧带以下可以触诊到股动脉，在股动脉内侧大约0.5 cm处进行股静脉穿刺。从穿刺点向远端腹股沟韧带穿刺或拔除导管时，应注意适度按压血管，避免穿破血管后壁形成血肿。

2. 短轴技术

与传统技术相比，实时超声引导股静脉置管可提高第一次成功率和整体成功率，特别是在CPR期间。与IJV置管一样，超声探头放置在与传统技术描述相同位置的皮肤上。对于股静脉，理想的探头置于在股三角上正好低于腹股沟韧带的位置。通过短轴技术，可以很容易地在短轴识别股动脉为圆形回声并有搏动的结构。股静脉在股动脉内侧，无回声结，可压缩。超声探头应上下移动，以确定股深部静脉连接股静脉的位置，因为置管应该在这一点的近心端。还应注意识别浅部和深部的分支，有时两条动脉与股静脉相邻，易引起混淆。一旦识别了股静脉，就可以在距离超声探头远端1~2 cm进行穿刺，先45°角进针，显示针尖。患者皮下脂肪和肌肉越多，针的皮肤穿刺点就需要离探头越远，针的角度就越陡。与IJV置管一样，应该通过将探针稍微向上或向下移动来寻找针尖。一旦定位好针尖，探头移动到腹股沟韧带，以保持针尖在超声平面中。

3. 长轴技术

一旦从短轴刺穿血管，可以将探头旋转90°，以确认针尖放置在血管中心。或者，可以在长轴上显示股静脉，经平面内技术进行穿刺。使用长轴技术的缺点是在长轴中不能在同一平面上看到股动脉和股静脉。然而，主要的优点是避免穿刺后壁，因为长轴成像时可持续观察到针尖。

（五）超声引导下桡动脉置管

1．解剖

桡动脉是肱动脉的延续，沿着前臂和手腕的外侧走行。肱动脉分为桡动脉和肘远端的正中动脉。在前臂，桡动脉走行到肱桡肌深部，外侧到手腕正中神经，内侧到手腕桡神经。

2．超声技术

当放置桡动脉导管时，手腕通常固定在一个稍背伸的位置。超声探头放置在远端手腕的外侧，可以正常摸到搏动的解剖区域。桡动脉在超声图像上识别为小的搏动血管，当探头施加压力时不易发生塌陷。桡静脉与动脉一起走行，但很容易与动脉区分，因为它无搏动、很容易压瘪。一旦确定了桡动脉，并选择了穿刺的理想位置，应调整深度，以最大限度地放大超声屏幕上的动脉。

超声探头开始评估血管。确保探头左侧所处部位的显影在屏幕左侧。探头扫描起自腕部，在桡骨茎及桡侧腕屈肌之间确定桡动脉（呈现血管圆形声影）及周围静脉。必要时，可采用加压法鉴别动脉及静脉（探头加压后静脉塌陷，动脉不会发生塌陷）。确定桡动脉后，调整深度，使桡动脉成像处于屏幕中央位置，清晰可见。在血管直径最大及钙化程度最低的部位进行穿刺。

平面外穿刺法最为常用。屏幕上深度调节至2~3 cm，探头扫描血管短轴，可见血管圆形声影。将线阵探头的中央对准血管圆形声影的中心，以距离超声探头3~5 mm处的皮肤为进针点，以45°~60°角进行穿刺，进针速度不宜太快，始终调整探头以保证针尖在屏幕上清晰显影。当针尖刺破动脉时，可见血管圆形声影中出现小白点，继续进针并根据小白点在血管内的空间位置，调整穿刺针使小白点（针尖）位于血管中央后，将探头向前臂近端侧移动（远离穿刺针的方向）直至小白点消失，继续缓慢向前推进穿刺针，直至超声图像上再次看到小白点，调整小白点位于血管中央，重复此过程，连续移动超声探头2~4次，直到针尖在桡动脉管腔内始终可见，保持留置针内针芯位置不变，向前推进套管，其后撤出针芯，连接压力传感器套件。

综上所述，超声可视化在胸外科精准血管通路的建立中发挥了重要作用。尤其是当患者存在穿刺置管困难的情况下，如存在解剖异常、低血容量状态、盲穿法导致血肿或穿刺失败时，超声能够提供良好的可视化指导；无论是成人还是儿童，甚至婴幼儿中心静脉或动脉穿刺时，超声均具有重要意义。目前超声在血管穿刺中的应用，仍然存在一些争论，最集中的两大问题包括：① 超声指导是否优于既往的解剖定位盲穿法或其他非超声技术。② 如何培训麻醉医师使之能够熟练掌握超声引导下的血管穿刺。对于超声引导血管穿刺是否应该常规使用还是仅在特殊困难情况下（例如肥胖、儿科患者、解剖异常等）使用，仍然有一些争议；然而，2020年欧洲麻醉医师协会对于如何使用超声引导血管穿刺的指南强调，只要具备超声设备，均应首选超声引导下进行血管穿刺置管，除外时间危急时危及生命需要立刻抢救性建立静脉通路，或者皮下气肿影响超声成像。对于超声培训目前还缺乏相应强度的证据，然而对于具备超声设备的科室，笔者认为，无论是解剖经验丰富的麻醉医师，还是刚刚接触血管穿刺的新手，均应练习掌握超声这一技术。

二、超声指导下胸外科区域阻滞的实施

对于胸外科手术来说，无论是开胸手术还是微创胸腔镜手术，均可能损伤切口附近的肋间神经，导致术后出现严重的急性疼痛，一旦控制不佳，甚至会导致慢性疼痛。胸外科手术围术期急性疼痛的原因主要有两点：① 切口、置入器械时挤压肋间神经、肋骨损伤或切断、肋椎关节脱臼、胸部引流管所致的胸膜刺激、肺实质、心包和膈的内脏痛。② 术侧肩膀疼痛：膈肌、心包、纵隔（传入神经为膈神经）胸膜表面受到刺激；体位相关的肩部韧带损伤。

在胸外科手术中，超声引导下神经阻滞可精准将局麻药注射到所需阻滞的神经丛或神经干附近，以达到暂时阻断感觉神经的作用。目前，常用的胸部区域阻滞技术包括胸段硬膜外阻滞、肋间神经阻滞、椎旁神经阻滞和局部切口浸润麻醉。其中，超声引导下的椎旁神经阻滞和各种平面阻滞成为新趋势，在降低操作难度的同时，还能减少并发症的发生。

前外侧胸壁的神经支配主要由肋间神经支配，肋间神经的压迫或损伤可导致急、慢性疼痛。肋间神经起自脊神经的前支，每侧各 11 条。典型的肋间神经有四个重要分支：第一支为成对的灰白交通支，从交感神经节前面穿过与交感神经和交感神经链相接；第二支为背侧支，支配椎旁区的皮肤和肌肉；第三支为外侧皮支，穿前锯肌出肋间各层肌肉，分布于胸腹侧壁的皮肤；第四支为前皮支，发出分支分布于胸腹壁的中线。肋间神经为节段性神经支配，相邻神经之间有交叉，需要至少阻断所需节段上下支的神经以实现充分的阻滞。

胸内侧神经（$C_8 \sim T_1$）、胸外侧神经（$C_5 \sim C_7$）、胸长神经（$C_5 \sim C_7$）和胸背神经（$C_6 \sim C_8$）起源于臂丛，主要为胸壁肌肉提供运动神经支配，但也包含感觉神经纤维。与肋间神经相比，阻滞臂丛神经的这些分支对术后镇痛有多大帮助尚不清楚。然而，与简单的乳房切除术不同，开胸手术需要切开肌层，故阻滞这些神经可能在更大程度上有助于术后镇痛。

（一）椎旁神经阻滞

1905 年，Sellheim 在腹部手术麻醉中首次引入 PVB，效果确切，其后 Sellheim 和 Lawen 通过椎旁间隙注射局麻药，研究其对胸部手术的麻醉镇痛作用。1979 年，Eason 等提出连续胸椎旁神经阻滞（paravertebral nerve block, PVB）的概念。从 PVB 首次应用于腹部手术开始，该技术被逐渐应用于肺癌等开胸手术和微创胸腔镜手术中。

PVB 是通过将局麻药注射到椎旁间隙脊神经穿过椎间孔形成的脊髓外侧神经周围，阻滞躯体感觉和运动神经的传导，以减轻胸腹部手术引起疼痛的技术。连续 PVB 是通过置管，利用神经阻滞泵给药，从而实现持续神经阻滞。PVB 可以实施单侧和双侧阻滞，单侧 PVB 可以避免对侧交感神经阻滞，减少低血压发生，维持循环的稳定。有研究显示，胸部手术后 PVB 镇痛效果与硬膜外麻醉（thoracic epidural analgesia, TEA）相当，且不良反应更少。

椎旁间隙是脊椎两侧的楔形空隙，其前面和侧面是壁层胸膜，后面是肋横突韧带，内侧是后外侧椎体和椎间盘，脊神经由椎间孔穿出在此处形成椎旁神经。$T_1 \sim T_{12}$ 都存在椎旁间隙，内含脂肪组织和脊神经穿出椎间孔后的神经丛，延续成肋间神经。与肋间神经伴行的有肋间血管，

交感神经的背支、交通支和干支，椎旁神经束缺少神经鞘膜和束膜，对局麻药比较敏感。放射和尸检研究发现，局麻药通过硬膜外或椎体前方渗透到相邻椎旁间隙，证实单点注射麻醉镇痛药可渗透到其他间隙，实现多个节段阻滞效果。双侧PVB虽然需要相对大剂量的局麻药，但未见局麻药中毒的相关报道。临床研究证实，单点给药可达到与多点类似的效果。

1.超声解剖和阻滞技术

超声引导下PVB阻滞主要分为平面外进针法和平面内进针法两种方法。这两种方法均可测出皮肤距椎旁间隙深度，也可实时观察局麻药注入过程，提高穿刺成功率。

（1）平面外进针法。对新手操作者来说较为简便，可选择平面外肋骨间水平或肋横突水平进行阻滞。肋骨间水平椎旁间隙双侧为肋骨，前壁为肋提肌和肋间外肌，下壁为肋间最内肌和胸膜。操作方法：首先选择目标肋间隙；线阵探头矢状位置于棘突旁4～5 cm处，探头与棘突平行。从两肋骨中间缓慢进针，抵达目标区域及胸膜上方时，注射少许局麻药，观察胸膜线有无下陷（也称胸膜下陷为笑脸征）；随后回抽无血或气体后，注射剩余局麻药。彩色多普勒超声有时可显示肋间动脉，但由于这根血管较细，有时难以显示。

肋横突水平椎旁阻滞与肋骨间阻滞较为类似，不过探头位置更靠近脊柱，探头位置位于中线旁3～4 cm。横突间间隙相对较窄，位于肋横突韧带的前方。

（2）平面内进针法。有矢状位、轴向位两种进针方式。矢状位时，超声探头在棘突旁开2.5 cm处平行于脊柱、垂直于皮肤放置，分辨从上到下的横突间韧带、肋横突韧带、椎旁间隙、胸膜和肺组织。头向进针依次穿过横突间韧带、肋横突韧带到达椎旁间隙，针道是强回声影像，在椎旁肌深处。到达位置后回抽无血，注入3 ml试验剂量局麻药，若超声下观察到胸膜下移、椎旁间隙变大，说明位置正确。进针过程中将超声探头稍微倾斜，可以避开骨性结构遮挡，获得更好的视野。轴向位时，将探头紧贴所选节段的棘突呈轴面横向放置以获得图像，进针从外侧斜行向内侧进针。这种进针方式骨性结构遮挡少，能准确显影针道、定位针尖，但受进针角度影响，可能进入硬膜外或者脊神经鞘膜内，导致鞘膜损伤以及全脊麻发生，研究显示其硬膜外药物扩散的概率升高70%。

上海交通大学医学院附属胸科医院在大量平面内阻滞的基础上，总结了一套简单易行的"三征四步法"：首先定位目标棘突，棘突与周围两侧的胸膜形成"天鹅征"；探头从中线向肋骨方向上移，出现横突及胸膜，称为"山水征"；回抽无血或气后，注射局麻药，胸膜下陷，称为"退潮征"。

2.临床应用

椎旁神经阻滞是胸外科手术常用的区域阻滞方式，尤其在微创胸腔镜手术中应用更为广泛。笔者所在的上海交通大学医学院附属胸科医院，椎旁神经阻滞的应用率可达60%以上，可用于胸腔镜肺叶手术、纵隔手术、胸段气管手术、食管癌手术，也常用于开放胸外科手术中。椎旁阻滞对新手来说，平面外进针法是很好的选择，然而平面外进针法对针尖的识别能力较差；平面内进针法可通过"三征四步法"进行演练，经过数十例的积累，可达到熟练的程度。

除外胸外科手术，椎旁阻滞还可用于肺部小结节患者术前CT定位后手术前在等待区的剧烈疼痛，以及开胸术后慢性疼痛综合征。双侧椎旁阻滞可用于正中开胸手术的患者，但要注意剂量，避免局麻药过量。对于连续椎旁阻滞，由于导管易于移位，目前尚未成为常规。

3.并发症

PVB由于具有与硬膜外相似的麻醉镇痛效果和更小的不良反应而备受青睐。单侧PVB和连续PVB对循环的影响很小，患者很少出现低血压，血流动力学稳定。Meta分析显示，单侧PVB与TEA相比具有更好的阻滞效果和更少的并发症，PVB很少引起低血压、尿潴留以及恶心、呕吐。Richardson等综述分析了12篇研究结果，发现538例心胸外科手术患者行双侧PVB效果良好、并发症少，无严重不良事件，气胸发生率为0.5%。

应用不同技术实施PVB的失败率不同，解剖定位法为4.5%，神经刺激法为6.1%，超声引导法低至2.9%。超声引导技术可显著提高成功率。

神经损伤在PVB中很少发生。实施PVB阻滞的患者产生硬膜外或者脊髓麻醉的发生率约为1.1%。单次大剂量椎旁间隙给药可能会出现低血压和心动过缓，给予扩容、缩血管药物后一般能迅速好转。此外，椎旁间隙血管丰富，对局麻药吸收迅速，但尚无局麻药中毒的报道。

（二）胸肌平面（胸神经）阻滞

1. Ⅰ型胸神经（pectoral nerves Ⅰ，PECS Ⅰ）阻滞和Ⅱ型胸神经（pectoral nerves Ⅱ，PECS Ⅱ）阻滞

2011年Blanco等首次提出PECS Ⅰ阻滞。胸大、小肌之间穿行着支配二者的胸外侧、内侧神经，Blanco利用超声引导定位，在第三肋水平，注射局麻药物到胸大、小肌之间以阻滞上述神经。PECS Ⅰ阻滞适用于放置胸部假体、胸肌下外科操作的镇痛。除此之外，还可用于胸部创伤、放置心脏起搏器与放置胸腔引流管。Perez等随后对Blanco的方法进行了改良，进针方向由中线向外侧，减少了刺破胸膜与损伤胸肩峰动脉的风险。

Blanco等在PECS Ⅰ基础上提出了PECS Ⅱ阻滞。将超声探头放置于锁骨下方，寻找第3肋骨上方的胸小肌与前锯肌，注射局麻药物到胸小肌、前锯肌之间。PECS Ⅱ阻滞主要阻滞$T_2 \sim T_6$肋间神经外侧皮支、肋间臂神经、胸长神经。这种阻滞方法主要适用于腋窝淋巴结清扫术，也用于前哨淋巴结活检术及胸部浅表肿物切除术。Bashandy等使用PECS Ⅰ复合PECS Ⅱ阻滞用于乳腺癌改良根治手术后镇痛，发现PECS阻滞患者术后24h内VAS评分明显低于不给予胸神经（pectoral nerves, PECS）阻滞者，并且术后12h内阿片类药物使用量也更少。另有研究发现，PECS Ⅱ阻滞可以为上臂血管移植术提供镇痛。

2.超声解剖和阻滞技术

PECS Ⅰ和Ⅱ阻滞通常在超声引导下进行，使用平面内无菌技术。患者取仰卧位，将12~15MHz的线阵超声探头放置在锁骨下方锁骨中线处，识别锁骨下血管，探头向下移动到第三肋骨水平，轻微向内侧倾斜，可识别出3层肌肉：胸大肌、胸小肌和前锯肌。当同时进行两个阻滞时，单个穿刺点可用于保留近场图像，局麻药浸润于前锯肌和胸小肌之间（PECS Ⅱ），然后退针在胸小肌和胸大肌之间注药（PECS Ⅰ）。在进行PECS阻滞时，有帮助的解剖标志是胸肩峰动脉的胸肌支，它与胸外侧神经一起在两层胸肌之间走行，针尖指向第三肋，以避免意外刺破胸膜。胸内侧和胸外侧神经在胸大肌和胸小肌之间穿行，可以同时被PECS Ⅰ阻滞。

PECS I 的注射部位影响阻滞的分布：外侧注射更多将向腋窝扩散，阻滞肋间臂神经；内侧注射更多将向中线扩散，可能阻滞肋间神经前支。胸长神经、胸背神经和肋间神经的外侧皮支为前锯肌和外侧胸壁提供神经支配，可被PECS II 阻滞。

3. 临床应用

与PECS阻滞有关的心胸文献目前仅限于病例描述和少量小样本随机试验。比较PECS I / II 阻滞和椎旁阻滞的研究显示出对术后镇痛不一致的结果。两种技术似乎都是可靠的，都可以提供有效镇痛，但在镇痛持续时间和效果方面的结果有所不同。这可能部分归因于手术解剖的范围、阻滞时使用的技术、局麻药类型和量的不同。此外，各类阻滞的覆盖范围上存在差异，与椎旁阻滞不同，PECS II 会阻滞胸背神经和胸长神经，但保留了肋间神经的前支，所以更靠近胸骨旁椎旁阻滞可能无法覆盖的区域，如前纵隔肿瘤的手术时，PECS II 阻滞能够发挥更好的作用。

4. 并发症

PECS阻滞被认为是安全的，并发症发生率低。尽管罕见报道，但潜在的并发症包括感染、胸肩峰动脉损伤和血肿、气胸、血管内注射和局麻药全身毒性。

（三）前锯肌平面阻滞

前锯肌平面阻滞是一种最近被提出的新的胸部神经阻滞方法，主要阻断胸部肋间神经侧皮支，提供前外侧及部分后胸部区域镇痛，可用于乳腺手术、肋骨骨折、开胸手术等术后镇痛。2013年，Blanco等人描述了前锯肌平面阻滞，旨在主要阻滞胸部肋间神经，并提供侧胸壁镇痛。前锯肌平面（serratus anterior plane，SAP）阻滞可以认为是PECS II 阻滞的延伸，其注射水平更低、范围更广。SAP阻滞的扩散范围大致在T_2和T_9之间，包括前胸壁、外侧壁和后壁，但不包括中间的胸壁。重要的是其扩散主要受局麻药注入体积以及注射部位在前锯肌深面或浅面的影响。有研究提出，要实现$T_1 \sim T_8$的皮肤节段扩散，需要的局麻药体积应大于40 ml。

超声探头定位SAP阻滞时胸壁前外侧解剖肌肉和神经。从锁骨正下方的锁骨中线开始扫描，超声探头向尾侧移动，直到在腋中线辨认出第4和第5根肋骨，然后在前锯肌浅层（SSAP）或深层（DSAP）的筋膜平面注射局麻药。前锯肌平面阻滞可以阻滞前外侧胸壁肋间神经外侧皮支的支配，在胸腔镜手术围术期的镇痛效果不劣于胸椎旁阻滞。

1. 超声解剖和阻滞技术

SAP阻滞可在仰卧位或侧位进行。使用12～15 MHz的线性超声探头，从锁骨正下方的锁骨中线开始扫描。通过探头向尾部和侧方移动来计数肋骨，直到在腋中线识别出第4和第5肋。在这个位置时，背阔肌内侧可以看到前锯肌的浅面和深面。前锯肌位于肋骨之上，起源于前8根肋骨表面，并附着于肩胛骨内侧缘和背阔肌后方。通常在第4～5根肋骨水平的腋中线上平面内入路进针并注射，注射方向沿前后或头尾方向进行，局麻药沉积在前锯肌上方（浅表前锯肌阻滞）或下方（深面前锯肌阻滞）。

2. 临床应用

SAP在涉及侧胸壁切开（开胸）的手术中也能提供良好的镇痛效果。

SAP阻滞主要通过阻滞肋间神经的外侧皮支来向胸壁外侧提供镇痛。浅层SAP位于前锯肌的顶端，所以会阻滞胸长神经和胸背神经。这个平面是放置导管和持续注入局麻药的理想位置。目前已经发表的两种注射局麻药的技术分别是在前锯肌上方或下方注射局麻药，由于研究结果不一致，目前尚不清楚深层注射还是浅层注射更好，从尸体解剖标本来看浅层阻滞扩散的范围可能更广。一些作者建议使用深层注射可以更好地向前扩散，而浅层注射可能更好地向后扩散并且可能有更长的作用时间。出于安全原因，许多医生倾向于浅层入路。但是浅层如果纤维化和瘢痕形成，则可能会阻止局麻药扩散，或者浅层平面已被外科操作损害，在这些病例中，深层注射局麻药可能是更好的选择。

3. 并发症

SAP阻滞在心胸外科人群中的并发症报道较少。理论上的并发症包括感染、气胸、血管损伤造成的血肿、翼状肩胛（胸长神经阻滞造成的），以及血管内注射或局麻药重吸收引起的局麻药全身毒性。

（四）竖脊肌阻滞

竖脊肌阻滞（erector spinae plane block，ESPB）是一种新的筋膜间平面阻滞方法，Forero等在2016年首次发表ESPB在胸部神经性疼痛中的镇痛应用，描述ESPB作为一种简单、有效又安全的技术，可以用于胸部慢性神经性疼痛以及胸部急性术后或创伤后疼痛的止痛。此后，ESPB受到广泛关注，被逐步应用在胸部、腹部、髋关节、妇科和脊柱手术及其术后镇痛等方面。

竖脊肌是脊柱后方的长肌，下起骶骨背面，上达枕骨后方，填于棘突与肋角之间的沟内，也叫骶棘肌。超声引导下ESPB即在高频超声线阵探头引导下，通过神经阻滞穿刺针将局麻药物注射到竖脊肌与横突之间的筋膜内，局麻药物在此筋膜内扩散，可以使注药点附近的脊神经被阻滞。

ESPB最早应用于胸部神经性疼痛的镇痛，目前仍较多应用于胸部手术，可阻滞前外侧胸壁的皮肤感觉神经支配。Forero等研究发现，将局麻药注射到竖脊肌与横突之间的筋膜间隙内，可有效减少肋骨骨折引发的慢性疼痛。并且，在新鲜尸体上研究发现，ESPB可以透过横突间的结缔组织渗透到脊神经周围并使其麻痹，在T_5水平注入0.5%罗哌卡因20 ml，麻醉平面可以扩散至$T_2 \sim T_8$水平。Chin等研究发现，向竖脊肌平面注射0.5%罗哌卡因20 ml，从注射部位向头端至少扩散3个椎体水平，向尾端扩散4个椎体水平。

1. 超声解剖和阻滞技术

ESPB在超声引导下以坐位、俯卧位或侧卧位进行。使用无菌技术，将高频（12～15 MHz）线阵传感器置于旁矢状面，从外侧向内侧移动，直到看不到肋骨，并识别$T_3 \sim T_5$横突，上面覆盖有斜方肌、大菱形肌和竖脊肌。大菱形肌的最尾部附着点是T_5棘突，在这个位置从菱形逐渐变细可能有助于确定所需的探针位置。平面内针将针从头侧向尾向置入，向前进至竖脊肌下方，针尖接触T_5横突。注射局麻药，并将竖脊肌从横突上抬离，证实局麻药向颅尾侧扩散。如果需要导管连续注药，必须用局麻药将平面充分扩散，创造导管前进的空间。

2. 临床应用

目前ESPB仍较多被应用于胸部手术，可阻滞前外侧胸壁的皮肤感觉神经支配，也可用于胸外科手术后慢性疼痛的治疗。有研究报道，竖脊肌阻滞操作简单、安全，是胸部创伤术后急性疼痛的有效镇痛手段。竖脊肌平面内置管持续阻滞能有效减少胸腔镜辅助下肺叶切除术后急性期疼痛。

然而对竖脊肌平面阻滞在胸外科手术中的效果目前仍有争议。有学者认为，竖脊肌阻滞为半椎旁阻滞，即椎旁阻滞效果不明确；还有学者发现，单次竖脊肌平面阻滞，大多数患者前胸壁和侧胸壁临床阻滞效果30 min后几乎测不出来，背部区域可以明确感觉减退平面；竖脊肌产生的椎旁阻滞效果，一方面可能依赖于药液的直接扩散，另一种模式可能是"渗透"，这种模式的阻滞可能需要一定的时长。有学者证实，竖脊肌平面阻滞后，皮肤感觉消失的平面50 min后才扩散到前胸壁。单次竖脊肌平面阻滞可能对前胸腹壁和侧胸腹壁的镇痛效果稍差，而国内外文献均显示，连续置管对胸腹壁手术镇痛效果不错。

3. 并发症

目前还没有关于ESPB并发症的报道。与其他筋膜平面阻滞一样，ESPB理论上的并发症包括感染、血管损伤造成的血肿和局麻药的全身毒性反应。尽管尚未发布指南，但抗凝手术患者的相对安全性和理论上的低风险开启了改善术后疼痛管理的可能性。如果血管结构受损，竖脊肌区域的可压缩性将有助于止血。ESPB还需要进一步的研究调查，以确定潜在的并发症。

（五）胸肋间筋膜和胸横肌平面阻滞

2005年报道了胸骨旁局麻药浸润肋间神经分支以改善胸骨切开手术术后镇痛。然而在没有超声介入的情况下，实际的麻醉位置并没有介绍。最近，超声引导下胸肋间筋膜（pectointercostal fascial, PIF）阻滞被引入作为胸肌阻滞的辅助手段，即在胸大肌和肋间内肌之间距胸骨外侧2 cm进针注射，为受肋间神经的前皮支支配的前胸壁镇痛。研究人员还描述了一个更深层次的PIF，即在肋间内肌和胸横肌之间注射，为胸横肌平面（transverse thoracic muscle plane, TTMP）阻滞。但是胸横肌是位于胸骨后方一种非常薄的结构，超声很难观察到。

1. 超声解剖和阻滞技术

PIF阻滞是在超声引导下进行的。采用颅尾向或外向内侧进针，是为了避免不小心刺穿乳内动脉的分支或连接胸内静脉的前穿静脉，其目的是使局麻药在胸大肌和肋间肌之间扩散。颅尾平面针入路和注射位置通常在胸骨中部水平外侧1 cm处进针，局麻药沉积在胸大肌和肋间肌之间。肋间神经在肋间最内肌和肋间内肌之间穿行。当它们到达胸壁的最前部时，与乳内动脉在同一平面上穿过横胸肌（较深的）和肋间内肌（较浅的），然后穿过肋间内肌和肋间外膜形成内侧和外侧皮支。尽管这些阻滞有不同的名字，但它们都以邻近$T_2 \sim T_6$皮区分布的肋间神经前支为靶点。

2. 临床应用

关于PIF阻滞的文献有限，但提示可以改善正中开胸手术患者的镇痛效果，改善前胸壁钝性创伤患者的呼吸功能。同样，TTMP阻滞（作为PECS阻滞的辅助手段）在接受正中开胸手术的患者中也显示出了疗效。

3. 并发症

由于这些阻滞方式最近才出现，关于潜在并发症的报道很少。使用超声引导下的穿刺可以降低感染、血肿或气胸的风险。与TTMP阻滞相比，PIF阻滞位置表浅，避开乳内动脉，而且增加了与心肺组织的距离，并且具有相似的疗效，可能提高了安全性。鉴于所报道的阻滞效果、易执行性和安全性，PIF和TTMP阻滞具有广泛的临床应用潜力。

三、肺部超声检查

Lichtenstein等人的开创性工作使肺部超声诊断肺部病变成为可能，可用于补充临床判断和X射线的不足。利用临床经验和超声知识作为起点，麻醉医师可以将肺部超声运用到实践中。肺部超声是一种功能强大的超声技术。当与体格检查和其他成像方式结合使用时，还可以诊断和治疗呼吸衰竭。

肺部超声检查常用的探头选择为线阵探头、凸阵探头和相控阵探头，每种探头都有其特定的优缺点，临床上需要掌握。线阵探头是高频探头，可以清晰地识别胸膜线等浅表结构。但是，高频超声波衰减较快，因此在尝试观察更深的组织结构时，线性探头不是一个很好的选择。相比之下，凸阵探头频率较低，超声衰减较少，识别深部肺组织的能力较强。但是，凸阵探头占用体表面积较大，在用于肺部超声检查时，在扫描区域内始终显示肋骨阴影。相控阵探头也是低频探头，较为扁平，占用体表面积较小，非常适合放置在肋骨之间，因此适合用于胸部扫描。此外，相控阵探头能够产生高帧频，可以很好地显示快速运动的结构（如心脏），但是相控阵探头空间分辨率较低。因此，在识别更深的组织平面中，凸阵探头优于相控阵探头，可实时显示针的入路（例如，实时超声引导的胸膜穿刺）。在检查肺和胸膜时，必须了解每个探头的优缺点（表1-6-1）。

表 1-6-1 不同探头的优缺点

探头	线阵探头	凸阵探头	相控阵探头
生成的图像			

探头	线阵探头	凸阵探头	相控阵探头
频率	高频（5～15 MHz）	低频（2～5 MHz）	低频（2～5 MHz）
分辨率和穿透深度	轴向分辨率较高，但穿透深度有限（不超过6 cm）	轴向分辨率较低，但穿透深度较深（最高可达35 cm）	轴向分辨率较低，但穿透深度较深（最高可达35 cm）
扫描束	垂直光束（产生矩形图像）	散射光束（产生扇形图像）	散射光束（产生扇形图像）
帧速率	快速帧频	帧频较低，但空间分辨率较高	帧频较高，空间分辨率较低
使用（诊断）	用于胸膜线成像	用于胸膜和肺实质检查	用于胸膜和肺实质检查

患者通常在仰卧位时进行肺部超声检查，但也可处于坐位进行扫描。显示背侧组织结构时通常要求患者处于侧卧位。进行肺部超声检查时，超声探头标记应始终朝向头部方向。对每侧胸部进行四区检查（表1-6-2）。结束左侧检查后对侧半胸重复检查，并做适当的标记。

表1-6-2　左侧胸部常见四区检查

目标区域	探头位置	对应肺区
左前胸壁	探头置于锁骨中线第二或第三肋间	左（或右）肺上叶
左腋前线	探头置于腋前线第四或第五肋间	左肺舌叶或右肺中叶
左肋膈角	探头置于腋中线肺组织与膈肌交界	左（或右）肺下叶
左后外侧肺泡胸膜综合征	探头沿着横膈膜向后移动到腋后线为了进行充分检查，患者需稍向对侧旋转	该点对应于左（或右）肺后基底段。对于仰卧位患者，此处为肺重力依赖区

开机预设更改为"肺部"或"腹部"模式，以优化图像质量。为了优化获得的图像，通常需要调整深度和增益。前胸壁检查胸膜线时，所需深度通常很浅，将检查深度设置为4～6 cm可优化图像分辨率，胸膜滑动征非常明显。但是当使用低频探头检查肺实质时，建议深度至少为15 cm。通常用2D模式，部分需要使用M型超声，很少用到多普勒。

肺部超声检查时，有一些征象可供参考。

1. 肺滑行征和肺点

在呼吸过程中，脏层胸膜和壁层胸膜之间相互运动产生的肺部超声图像称为肺滑行征。通常表现为每次吸气和呼气时胸膜线的来回轻微移动。肺滑行征阳性表明脏层胸膜和壁层胸膜之间紧密接触，排除了它们之间存在空气或液体。通过检查每侧胸腔的非重力依赖区确认肺滑行征的存在，可以100%排除气胸。

心脏搏动传导过来的胸膜移动，导致脏层胸膜和壁层胸膜之间的相互运动，称为肺搏动，通常多出现于左侧胸腔，胸膜以较快的频率（与心率一致）出现轻微的搏动。气胸时可阻止心脏振荡传递到壁层胸膜。因此，胸膜线处的肺搏动可以基本排除探头扫描部位气胸的可能。

通常在整个检查过程中使用低频探头，先观察肺部滑动征在后观察深部组织结构。为了显示是否存在肺滑动征及获得更详细的图像，可使用高频线阵探头。

使用M模式（运动模式）可以进一步确认肺滑动征。在正常呼吸过程中，胸膜线以下的运动呈现典型的沙滩外观，而胸膜线以上的组织相对静止呈直线状。这一特征图像被称为"海岸线征"。相反，胸膜线上肺滑动征消失导致胸膜线上方和下方出现多条静态水平线的M型图像，又称为"条码征"或"平流层征"。肺滑行征敏感性较高，阳性基本可100%排除气胸。但是，肺滑行征消失并非气胸所特有。实际上，任何阻止脏层胸膜向壁层胸膜运动的情况（就像正常呼吸时发生的那样）都将导致肺部滑行征消失，可能原因包括窒息或呼吸暂停、大面积肺不张导致的肺无法通气、气管内插管和大叶性肺炎。此外，胸膜固定后也不会出现滑动。在一定临床背景下，肺滑动征消失高度提示气胸，但还需要全面的鉴别诊断，可以结合胸部听诊或床旁X线检查。

肺点的检测可以帮助进一步诊断气胸。肺点是正常肺滑动和肺滑动消失过渡点的超声图像。从解剖学上讲，肺点代表了脏层胸膜和壁层胸膜在气胸时开始分离的交界点。超声检查时发现肺点，气胸诊断的特异性为100%。

2. A线和B线

超声评估肺实质的一个重要概念是评估A线和B线的存在。A线是由于胸膜与超声探头之间的多重反射而产生的混响伪影的结果。A线表现为胸膜线下方的等距、水平、高回声线。A线的存在提示无明显的肺泡或间质水肿，无肺部实变。因此，超声图像上显示一条或多条A线往往表明探头扫描处肺通气正常。此外，当肺滑行征阳性且双侧肺A线明显时，超声显示为正常肺。

相比之下，B线是起源自胸膜下肺实质的环形声波衰减或彗尾伪影。在超声图像上，B线显示为起源自胸膜下延伸至屏幕底部的与胸膜垂直、激光样的高回声线。

B线的出现通常反映了小叶间隔内液体积聚，提示肺水肿的可能。B线的数量取决于肺脏的气液比例，也就是肺通气损失的程度：无B线、孤立的B线或B线局限在膈肌上最后一个肋间时，是正常表现；B3线，B线间距在3 mm左右，提示肺泡性肺水肿；B7线，B线间距在7 mm左右，提示肺小叶隔增厚，多为间质性肺水肿；弥漫性B线，也称"白肺"，提示重度肺水肿。

其他一些病理生理因素，如小叶间隔中蛋白质、结缔组织、细胞或血液积聚也会产生B线，常见疾病主要包括肺炎、肺纤维化、肺挫伤和肺肿瘤。此外，节段性肺不张可产生局部B线，特别是在肺重力依赖区。B线的几个重要特征包括：B线起源于胸膜线，延伸至远场而不会发生衰减，并且与胸膜滑动同步；B线优于A线，当两条线均可见时，B线将覆盖A线到达屏幕末端；即使在正常的充气肺组织，也可见到一些散在的B线；但是作为临床阈值，在同一个视野中存在三条或更多B线，或者当B线大量融合时往往提示病理性因素。

肺部超声在诊断气胸、肺炎肺实变、肺水肿、指导患者对输液的耐受性方面有重要意义。

在诊断气胸时，平流层征的出现、肺点等的存在与否可以用来评估气胸。在心血管或呼吸系统不稳定的患者，临床上通常需要排除严重气胸。肺部超声检查比胸部X线检查更节省时间，比单纯的临床检查更准确。

在当肺组织内液体量增加、肺泡萎陷等，气体消失后形成实变组织，如肺水肿、肺炎、肺挫伤、肿瘤时，超声上可出现：①组织样征，肺出现类似于肝样组织结构；②碎片征，块状样组织位于胸膜下产生的征象；③ 支气管充气征，在不均匀的组织样实变超声图像区域（类似肝脏回声）内，常可以发现多个点状或支气管样的线状高回声征象，表明在实变或不张的肺组织支气管或肺泡内存在残留空气。

在肺水肿时，B线的数量和间隔有助于明确肺水肿的严重程度。超声指导休克患者的液体复苏。患者处于休克状态：A线占主导地位时，可以加快补液；B线逐渐增多应停止补液，谨防肺水肿；复苏后拟撤机患者，如果存在B线，表明可能需要持续支持/给予利尿。超声也有助于诊断胸腔积液：液体积聚在壁层和脏层胸膜之间，形成无回声或低回声暗区，其形状可能随着呼吸动作发生改变。

四、经胸和经食管心脏超声检查

围术期经胸食管心脏超声检查（transthoracic echocardiography, TTE）和经食管超声心动图（transesophageal echocardiography, TEE）监测在心脏手术中应用非常普遍，但TTE和TEE在胸外科手术围术期的报道相对较少；TTE和TEE监测在胸外科手术的常见适应证、禁忌证、使用价值等目前多基于专家意见，尚缺乏足够的证据。

目前，美国每年有超过40000例的普通胸外科手术、2500例肺移植手术和1000例肺动脉血栓内膜切除术（PTE）。而在中国，近年来胸外科手术和肺移植手术也有迅猛发展。目前每年普胸手术已达20万例以上，而肺移植手术2020年在全国范围内也已达到500例。与其他专科相比，胸外科手术患者围术期发病率和病死率较高，围术期病死率在2%~6%，高危胸外科手术的术后并发症发生率可高达39%。因此，针对胸外科手术的高危性，优化围术期管理方案越来越被学界所重视。无论是经食管超声心动图（TEE），还是经胸超声心动图（TTE），均可直视心脏的结构与功能、前负荷状态等，可以及时、准确地了解CO值变化的原因，从而提高循环处理措施的针对性和有效性。其中TEE不影响术野及手术操作，更加适合手术中使用。

（一）经食管超声心动图

经食管超声心动图探头置入、超声切面获取和图像解读均需要较长时间的专业培训，美国超声心动图学会（ASE）联合美国心血管麻醉医师协会（SCA）提出了TEE基本检查及11个基本切面，相对降低了TEE的技术难度，有利于TEE的使用和推广。中国心胸血管麻醉学会非心脏手术麻醉分会在参考国内外相关资料的基础上，通过归纳总结，形成了《经食管超声心动图在非心脏手术中应用专家共识（2020版）》，旨在规范麻醉科医师通过TEE加强术中管理，同时最大限度地发挥TEE在非心脏手术麻醉管理中的优势作用。围术期TEE在胸外科手术中的证据仍然非常有限，目前TEE在胸外科手术中的指南大多基于专家意见，很少有研究评估TEE在胸部手术中使用的益处。

胸外科手术中TEE的适应证与其他非心脏手术的适应证没有区别，主要用于"当手术或患者的心血管病变可能导致严重的血流动力学紊乱、肺或神经系统损害时"。TEE最常用于需要体外循环辅助的胸外科手术、肺移植术、或存在心脏功能受损的患者。目前还缺乏专门研究TEE

在胸外科的作用来推动形成指南和共识，胸外科患者的管理可能与其他大手术相同。

1.TEE在胸外科麻醉时的适应证

（1）容量监测。

（2）心功能监测和心肌缺血的监测。

（3）TEE在术中血流动力学不稳定时的应用。

（4）肺移植手术和慢性肺动脉内膜剥脱术（PTE）中的应用。

2.TEE在胸外科麻醉时的禁忌证

TEE操作起来风险不高，但是麻醉医师在使用TEE前仍然要熟知TEE的禁忌证。TEE的绝对禁忌证包括食管黏膜穿孔，上消化道活动性出血，食管疾病如食管狭窄、外伤、肿瘤，硬皮病，贲门黏膜撕裂或食管憩室，以及新近的上消化道或食管手术。TEE的相对禁忌证包括：颈椎关节疾病、术前胸部放疗、出现临床症状的胃肠综合征、凝血障碍和血小板减少症等。

3.TEE在胸外科手术中的常规应用

（1）容量监测。术前禁食水、麻醉后血管扩张以及外科手术失血因素都可能导致术中血容量绝对和相对不足，这是围术期血流动力学不稳定的常见因素。

（2）切面选择与评估方法。用来进行容量监测最为常用的超声定量参数是在经胃乳头肌中部左室短轴切面观察到的"左室舒张末直径"和"左室舒张末面积"，或者通过目测法（eye-balling）定性评估左室腔大小。使用这些定性和（或）定量评估监测到的左室舒张末基础值与测定时刻实际值的变化关系，对于评估左室前负荷的急性变化非常有效。TEE所测的左室腔大小的变化还可作为动态参数来评估补液的反应性，从而为液体治疗提供指导（即目标导向性液体疗法）。

（3）TEE提示的容量监测信息。① 低血容量：低血容量表现为左室腔非常小（内径和横截面积）。对于基线心室大小和功能正常的患者，急性低血容量表现为舒张和收缩末期左室内径均缩小的高动力性收缩功能状态，通常可通过目测法来快速识别。严重低血容量的一个经典超声征象，就是在经胃乳头肌中部左室短轴切面观察到收缩末期心腔重度缩小，前后乳头肌高动力向心性运动，甚至贴合形成"室壁亲吻征"（wall kissing）现象。需要注意的是，此处观察到的低血容量实际上是左室前负荷降低，并不能反映是血容量绝对不足（禁食水或外科出血所致）还是相对不足（麻醉药、全身性过敏反应或脓毒症导致的血管扩张所致），因此需要结合临床具体情况进行综合判断。此外，低血容量患者可能出现下腔静脉（IVC）内径减小（内径＜1.5 cm）伴吸气试验（自主用力吸气）时管腔塌陷。虽然该测量参数能够提供补充数据，但与自主呼吸的清醒患者相比，全身麻醉且正压机械通气患者的IVC内径变化的诊断价值不太可靠，而且观察下腔静脉所需的TEE切面属于非基本切面。② 高血容量：低血容量患者在给予液体治疗后，收缩末期心腔重度缩小和室壁亲吻征现象会得以改善。继续液体输注至容量过负荷，会导致左室心腔在舒缩末显著增加，甚至成球形，结合心率和左室心腔大小的前后变化趋势可以得出容量过多的结论。此外，急性血容量过多还可以见到心房增大、三尖瓣反流恶化。对于原本存在充血性心力衰竭患者，其左心室重塑和扩张使其呈球形，这与健康心脏输液过多所致的椭球形显著不同，尤其是在结合监测到的前后变化趋势做判断时，相应的处理措施也有很大不同。容量过多所致的心脏扩张，限液是第一位的，而心力衰竭所致的心脏扩张则以强心为主。

4. TEE在术中血流动力学不稳定时的应用

在高危胸外科手术患者中，血流动力学不稳定的原因有很多，譬如一些危险性较大的胸外科手术如纵隔肿瘤切除术术中可能发生类似情况。ASA指南建议应基于患者的情况、手术操作的风险、是否存在血流动力学不稳定的因素或纠正治疗后仍存在原因不明危及生命的循环衰竭时使用TEE。

1996年美国麻醉医师协会（ASA）和美国超声心动图学会（ASE）一起确立了术中TEE监测的20个标准切面，对全世界术中TEE推广、培训具有里程碑意义。随后，ASA和ASE每隔3～4年更新和增减一次内容，2013年美国心血管麻醉医师协会和美国心脏超声协会共同发表联合声明，将20个TEE标准切面简化到11个。TEE的11个基本切面用来评估围术期复苏过程中的心脏基本解剖和血流动力学变化参数。围术期使用TEE可帮助86%的血流动力学不稳定患者明确诊断：在81%的患者中，TEE可指导进一步的治疗；在54%的患者中，TEE可指导特定的外科干预。

编者注：虽然胸外科手术大多采取侧卧位，而侧卧位下可能导致心脏旋转而使TEE视图不佳，此外，某些患者因素，如BMI越小，心脏移位越大，同样影响监测的效果。胸外科麻醉中实施TEE检查尽管有这些不利因素存在，但TEE检查对于胸外科的价值仍不可忽视，主要体现在可以更动态直观地观察一些复杂的血流动力学变化。对于血流动力学不稳定的患者，需因人而异地制订检查顺序以快速确定最可能的原因，评估内容包括5个"V"：即volume status（容量状态），vascular resistance（血管阻力），ventricular function（心室功能），valvular structure and function（瓣膜结构与功能），"venue"-specific issues that are guided by the clinical setting（由临床情况指导的"临床场景"特异性问题）。

5. TEE在肺移植中的引用

在肺移植器官分配评分中，受体的肺动脉收缩压、平均肺动脉压和中心静脉压都是重要参考指标。患者往往患有继发于肺部疾病的合并症，特别是右心功能不全，因此肺移植患者围术期死亡的风险很高。绝大多数患者需要在围术期的不同阶段进行针对性的复苏治疗，右室功能不全是常见的并发症。

虽然在肺移植中使用TEE可以实时帮助麻醉医师和外科团队指导术中管理，但目前TEE并未在肺移植中常规使用，仅仅作为Ⅱb类证据（证据有用性或有效性而不太确定）。然而，在麻醉诱导期间、单肺通气开始时、外科翻动心脏期间、肺动脉夹闭后以及移植肺再灌注后，心室功能可能受到不利影响。麻醉诱导期间和单肺通气开始后，肺动脉压力增加，体循环压力下降，可引发急性右心室衰竭。在肺动脉阻断时，TEE评估右心室功能有助于明确手术是否能在非体外循环（CPB）的情况下继续进行。TEE还有助于评估右心室对正性肌力药物的反应、前负荷的变化以及肺血管扩张药物的效果。此外，肺动脉夹闭可能导致右向左分流，例如，通过房间隔缺损或卵圆孔未闭，导致低氧血症恶化。TEE可快速确定右向左分流的生理学起源。最后，在完成肺静脉吻合后，TEE可评估是否存在梗阻或狭窄：收缩期血流峰值流速超过1m/s时提示存在可疑的梗阻。

肺移植患者常见的心脏异常是肺动脉高压，此外高达30%的终末期肺病患者存在冠状动脉疾病，在肺移植的同时进行冠状动脉搭桥也不少见。体外膜氧肺合（ECMO）和无泵体外肺支持（Novalung TM）用于肺移植手术，尽管TEE对肺移植患者预后的影响尚不明确，但其在肺移植过程中提供了其他监测手段所不具备的参数，目前的麻醉指南没有特别提到肺移植手术是TEE的适应证，但也有指南认为肺移植手术使用TEE为Ⅱ类适应证，因为肺移植受者术中血流动力学受损和手术吻合问题的风险很高。终末期肺部疾病患者置入TEE探头的禁忌证可能是硬皮病，因为硬皮病与食管狭窄有关。

TEE基线评估应尽量进行全面的检查，需特别注意右心室功能和心内分流的存在。即便是小的卵圆孔未闭，在手术过程中也可能会因肺动脉夹闭或心脏操作，导致右心室压力增加，出现右向左分流而导致低氧。可根据TEE结果选择性地使用CPB来修复卵圆孔未闭。此外TEE还可评估体外机械循环辅助系统的插管情况，静脉引流管定位不当将导致静脉回流受阻，无法提供足够的血液来氧合和动脉化。

手术过程中，心脏的机械压迫和大血管的扭曲可引起血流动力学不稳定。TEE可及时排除其他原因引起的低血压，人为造成的心腔压迫通过TEE很容易就可发现。供体吻合完成后，开放动静脉吻合口时，有可能发生低血压和心力衰竭，可通过TEE诊断原因，有时可能是在此过程中有气泡从供肺冲入左心系统，发生冠状动脉空气栓塞，也有可能是低体温和肺保存液中的代谢产物导致左心衰。

一般来说，肺移植术中TEE评估主要应关注以下方面：

（1）血管内容量评估。评估血管内容量状态有助于指导整个手术期间的液体治疗，尤其是发生低血压时。在经胃乳头肌中部短轴切面，通过视觉定性评估左室腔大小可快速评估血管内容量状态。可以定量测定左心室舒张末期的内径或横截面积。使用这些定性和（或）定量评估来监测左心室容量相对于基线值的变化。急性右心室功能不全也可能引起左心室充盈不足，必须与低血容量相鉴别。

（2）右心室功能评估。整个手术期间都应评估右心室功能。右心室超负荷和功能障碍的一些最常见特征包括舒张末期右心室容积增加、右心室游离壁心内膜位移减少和壁增厚、左心室间隔移位以及三尖瓣环收缩期位移减少。发生重度右心室功能障碍会影响术中开始机械心肺支持（如ECMO或完全CPB）的决定，尤其是钳闭肺动脉期间正性肌力药和肺血管扩张剂对低氧血症和（或）血流动力学不稳定无效时。

（3）左心室功能。移植肺再灌注后发生的左心室功能不全可能由移植肺排气不完全所致冠状动脉空气栓塞引起。下壁运动异常和右心室功能障碍可能由右冠状动脉空气栓塞引起。

（4）引导ECMO置管。对于术中需要ECMO的患者，通常要使用TEE。TEE可用于引导将静脉导管置入右心房，而不推压三尖瓣或房间隔。还可确认通过导丝插入降主动脉的动脉导管的最终位置是否正确。此外，TEE通常还可诊断低血容量引起的静脉回流不良或ECMO套管相关并发症（如扭结、阻塞、房间隔穿孔）。

（5）移植后评估肺静脉。移植后评估肺静脉吻合情况对排除这些血管的血流受限情况很重要，因为这可能导致术后肺水肿、缺氧和肺移植失败。肺静脉扭结、外部压迫或血栓都可能导致肺静脉血流受限。应使用彩色血流多普勒和脉冲波多普勒检查4根肺静脉的血流。血流应呈层流，峰值流速<100 cm/s，但单肺移植后血流速度可能暂时升高，因为移植肺的PVR较低，血流到达移植肺的分流比例更大。

6. TEE在肺动脉内膜剥脱术（pulmonary thromboendarterectomy, PTE）中的应用

如果手术风险可以接受，PTE是治愈近端肺动脉血栓栓塞性疾病的一种可行性选择。PTE手术需要胸骨正中切开、体外循环、逐步降温、深低温停循环（deep hypothermic circulatory arrest, DHCA）。在手术的每一个关键步骤中都应该持续评估右心室功能；TEE是唯一适合提供这种监测的手段。

TEE在PTE中有多种应用，有助于指导麻醉和手术处理。通常，在麻醉诱导后和肺动脉导管置入前放置TEE。一项随机对照试验表明，在TEE辅助下，肺动脉导管放置位置正确率为100%。对所有接受PTE的患者均应进行全面的TEE评估，重点是评估左心室和右心室功能。肺动脉内膜血栓剥脱术后，通常肺血管阻力会有一定改善，但这种改善并不一定会伴随右心室射血分数的改善。使用超声心动图可以对右心室进行鉴别评估诊断，包括对右心室射血分数的三维评估和入射角的独立评估，如使用斑点示追踪技术和心肌应变率成像技术，突出了TEE在PTE中的潜在价值。然而目前，仍然缺乏评估TEE在PTE期间益处的前瞻性研究。

编者注：PTE术中右心评估的主要关注点建议包括以下内容。

（1）腔室大小和室壁厚度。右心房、右心室的大小、面积、容积，右心房、右心室的线性内径，右心室流出道内径等。

（2）三尖瓣环收缩期位移（tricuspid annular plane systolic excursion, TAPSE）。有时称为三尖瓣环运动（tricuspid annular motion, TAM），反映的是RV纵向缩短。TAPSE在心尖四腔切面进行测量，即将M型超声的游标放置于三尖瓣环外侧，测量收缩期此参考点移动的最大距离。收缩期位移越大表示RV的收缩功能越佳，TAPSE正常参考范围为≥1.7 cm。TAPSE的主要局限是其仅代表单一RV心肌节段的一部分运动。即使TAPSE相对正常，RV仍可能出现明显功能不全，如某些严重肺动脉高压病例。或者，即使TAPSE严重下降，RV仍有可能保留总体功能，这常见于心脏手术后。在健康个体中，TAPSE与RV大小相关。TAPSE的两个常见错误来源是：① M型超声的游标未与纵向运动平面平行放置，导致出现角度而低估TAPSE；② 在M型图像上测量位移距离的方法不正确。除去这些问题，TAPSE仍是被广泛使用的测量RV收缩功能的方法之一，因为该指标容易获得，且已发现在严重疾病状态下，该指标有非常好的诊断和预后价值。

7. TEE在肺和纵隔肿块诊断治疗中的应用

TEE可偶然发现心包积液引流患者的纵隔肿瘤；TEE可确定外科海绵纱布的存在，也可诊断食管癌；在巨大前、中纵隔肿瘤的切除术中，术中TEE起到关键作用。

TEE可以评估所有心腔，并明确可能的外在压迫和肿瘤侵犯。纵隔肿块的存在易导致麻醉诱导时的循环衰竭，这是使用TEE的Ⅰ类适应证。

在左肺癌患者中，TEE可在术前评估胸主动脉外膜是否受累，与CT扫描相比，TEE的敏感性更高。

（二）经胸超声心动图（transthoracic echocardiography，TTE）

1. 胸骨旁长轴

胸骨旁长轴切面是通过将超声探头置于胸骨左缘第3～5肋间，定位标记指向患者的右肩。该切面显示了一部分的右心室（right ventricle, RV）、主动脉瓣、升主动脉（ascending aorta, AO）近端、左心房（left atrium, LA）、二尖瓣（mitral valve, MV）和左心室（left ventricle, LV），这一切面可应用于评估心室大小、整个左心室的收缩功能、主动脉瓣和二尖瓣的功能。

2. 胸骨旁左心室短轴

胸骨旁短轴切面由长轴方向旋转90°而成，定位标记指向患者的左肩。该切面显示了乳头肌水平左、右心室的中间部分。该切面显示了左心室的6个分段，涵盖了3条冠状动脉的分布。该切面可以用来评估左心室整体及局部的收缩功能和左心室充盈的程度。

3. 心尖四腔切面

移动探头到LV顶点即可得到心尖四腔切面，可以通过触摸心尖搏动来确认。当从上方观察时，定位标记大约指向5点钟方向。该切面显示左、右心室，二尖瓣，三尖瓣以及左、右心房。这个切面可以用来评估左、右心室收缩功能和充盈程度，心腔大小和二尖瓣、三尖瓣的功能，还可评估有无心包积液的发生。

4. 剑突下四腔切面

在剑突下四腔切面的基础上，保持右心房位于视野内，顺时针缓慢旋转探头，直到下腔静脉进入右心房。这个切面显示了下腔静脉随着通气其直径的变化，可反映右心房的压力和容量状态。

小 结

总之，超声技术在胸外科麻醉中的应用，在很大程度上改变了既往单纯依靠解剖定位或盲法的操作习惯，极大程度上实现了可视化和精准化的当代麻醉的新进展。超声也为胸外科麻醉在术中监测、区域阻滞、血管通路的建立等方面提供了技术支持，促使麻醉医师们进一步研究和探索改善患者预后的新方案或新手段。

（邱郁薇　上海交通大学医学院附属胸科医院麻醉科）

参考文献

[1] SELLERS D, CASSAR-DEMAJO W, KESHAVJEE S et al. The Evolution of Anesthesia for Lung Transplantation [J]. J Cardiothorac Vasc Anesth, 2017, 31(3):1071-1079.

［2］ PETER S, RANDAL S. B, JAVIER C, et al. Principles and Practice of Anesthesia for Thoracic Surgery (2nd. Edition)［M］. The registered company Springer Nature Switzerland AG. 2019, 471-501.

［3］ MOJOLI F, BOUHEMAD B, MONGODI S, et al. Lung Ultrasound for Critically Ill Patients［J］. Am J Respir Crit Care Med, 2019, 199(6): 701-714.

［4］ ARMBRUSTER W, EICHHOLZ R, NOTHEISEN T. Lung Ultrasound for Anesthesia, Intensive Care and Emergency Medicine［J］. Anasthesiol Intensivmed Notfallmed Schmerzther, 2019, 54(2): 108-127.

［5］ HAAKSMA ME, SMIT JM, HELDEWEG MLA, et al. Lung ultrasound and B-lines: B careful［J］. Intensive Care Med, 2020, 46(3):544-545.

［6］ CIFTCI B, EKINCI M, CELIK EC, et al. Efficacy of an Ultrasound-Guided Erector Spinae Plane Block for Postoperative Analgesia Management After Video-Assisted Thoracic Surgery: A Prospective Randomized Study［J］. J Cardiothorac Vasc Anesth, 2020, 34(2): 444-449.

［7］ BLANCO R, PARRAS T, MCDONNELL JG, et al. Serratus plane block: a novel ultrasound-guided thoracic wall nerve block［J］. Anaesthesia, 2013, 68(11): 1107-1113.

［8］ KREDIET AC, MOAYERI N, VAN GEFFEN GJ, et al. Different Approaches to Ultrasound-guided Thoracic Paravertebral Block: An Illustrated Review［J］. Anesthesiology, 2015, 123(2): 459-474.

［9］ LAMPERTI M, BIASUCCI DG, DISMA N, et al. European Society of Anaesthesiology guidelines on peri-operative use of ultrasound-guided for vascular access (PERSEUS vascular access)［J］. Eur J Anaesthesiol, 2020, 37(5): 344-376.

［10］ KIM KK, KRAUSE M, BRANDES IF, et al. Transesophageal echocardiography for perioperative management in thoracic surgery［J］. Curr Opin Anaesthesiol, 2021, 34(1): 7-12.

［11］ MONGODI, S, BOUHEMAD B, ORLANDO A, et al. Modified Lung Ultrasound Score for Assessing and Monitoring Pulmonary Aeration［J］. Ultraschall Med, 2017, 38(05): 530-537.

［12］ LUCA D D. Semiquantititative lung ultrasound scores are accurate and useful in critical care, irrespective of patients' ages: The power of data over opinions［J］. J Ultrasound Med, 2020, 39(6): 1235-1239.

［13］ SOUMMER A, PERBET S, BRISSON H, et al. Ultrasound assessment of lung aeration loss during a successful weaning trial predicts postextubation distress［J］. Criti Care Med, 2012, 40(7): 2064-2072.

［14］ DARGENT A, CHATELAIN E, KREITMANN L, et al. Lung ultrasound score to monitor COVID-19 pneumonia progression in patients with ARDS［J］. PLoS ONE, 2020, 15(7): e0236312.

［15］ DAVIDE C, SILVIA M, ILARIA A, et al. Assessment of Lung Aeration and Recruitment by CT Scan and Ultrasound in Acute Respiratory Distress Syndrome Patients［J］. Crit Care Med, 2018, 46(11): 1761-1768.

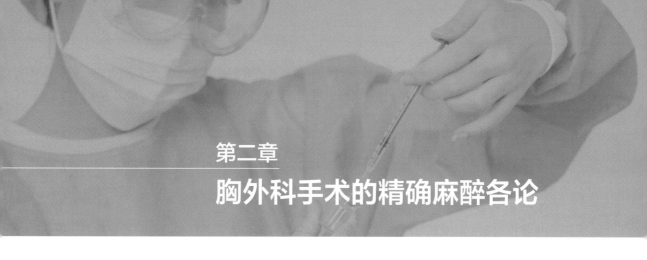

第二章
胸外科手术的精确麻醉各论

第一节　肺部视频辅助胸腔镜手术的精确麻醉

肺部视频辅助胸腔镜手术（video-assisted thoracoscopic surgery，VATS）是指借助摄像机进行的胸部微创手术，通常需要做一个小切口安置摄像头，另需不超过3个小切口来置入其他器械（图2-1-1）。与开胸手术相比，VATS的优势是避免了使用肋骨撑开器、切断肋间神经和游离肌肉组织，从而最大限度地减轻了术后疼痛，对镇痛药物的需求较低，肩关节功能障碍减轻，缩短了术后康复时间。

最早在1910年，瑞典医生Hans Christian Jacobaeus将输尿管镜插入胸腔，用于治疗肺结核。直到20世纪90年代早期，外科技术、手术器械和视频技术的进步使得肺部VATS成为可能，能进行各种各样的治疗。在过去的十几年中，VATS的比例显著增加。很多肿瘤治疗中心对于早期肺癌的治疗都以VATS为主。目前在作者所在的机构超过90%的肺部手术是VATS（数据来自2020—2021年上海交通大学医学院附属胸科医院麻醉科数据库）。

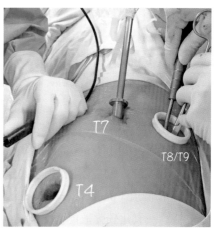

图 2-1-1　**肺部 VATS 手术操作**

（图片拍摄自上海交通大学医学院附属胸科医院杨运海医生）

一、围术期精确麻醉管理的策略

患者和家属经常会有一个错误的认知，觉得VATS手术是微创的，围术期风险也是"最小的"。现在还有越来越多的ASA Ⅲ~Ⅳ级患者进行肺部VATS手术，过去认为这些患者是不能耐受手术的。重症的患者也期待平稳地度过围术期，这给麻醉团队带来了更大的压力。需要临床上更科学、精确地进行麻醉期管理，提高麻醉质量，减少并发症的发生，促进患者术后康复。

（一）术前评估和准备

准确的术前评估是胸外科手术麻醉的基础，麻醉医师术前可以充分利用麻醉科门诊开展评估工作。

1. 术前检查

主要目的是提前发现可能在术后发生严重并发症的患者，并积极改善其功能状态。第一步完善病史、体格检查以及实验室检查；第二步评估患者的活动耐量、吸烟史、咳嗽、咳痰量、端坐呼吸以及呼吸困难的程度，了解患者的心肺功能、气体交换量以及心肺储备，以此判断患者是否可以承受麻醉及手术。

除了常规的术前检查，行择期VATS肺叶切除术的患者还应该进行肺功能测定（pulmonary function tests，PFTs）（表2-1-1），以识别可能不耐受单肺通气的高危患者。

表 2-1-1　不同范围的肺切除术的最低肺功能检测标准

检查项目	正常	全肺切除	肺叶切除	肺段切除
MBC（L/min）	>100	>50	>40	>25
MBC（预测值的百分比）	100%	>50%	>40%	>25%
FEV_1（L）	>4	2.1~1.7	1.2~1.0	0.9~0.6
FEV_1（%）	>80% FVC	>50% FVC	>40% FVC	>40% FVC
$FEV_{25\sim75\%}$（L）	>2	>1.6	1.6~0.6	>0.6

注：MBC(maximum breathing capacity，最大通气量)。

呼吸功能评估主要包括呼吸力学、肺实质功能和心肺储备能力。呼吸力学包括：用力肺活量（FVC）、第一秒用力呼气量（FEV_1）、残气量/肺总量（RV/TLC），吸入支气管扩张剂后的FEV_1和FEV_1/FVC以及临床症状用于判定慢性阻塞性肺部疾病（COPD）的严重程度。重点指标为术后FEV_1预测值（predicted postoperative forced expiratory volume in 1 second，$ppoFEV_1$）。肺实质功能包括：一氧化碳弥散能力（DLCO）、动脉氧分压（PaO_2），动脉二氧化碳分压（$PaCO_2$）。心肺储备能力包括：6 min步行实验、代谢当量评估、最大摄氧量（VO_{2max}）。VO_{2max}是评价有氧代谢能力和心肺健康的金标准（$VO_{2max}<35\%$为高危，$VO_{2max}35\%\sim75\%$为中危，$VO_{2max}>75\%$为低危）。

右心功能是近年来胸外科麻醉术前评估关注的项目。术前合并有COPD、肺动脉高压或肺心病病史，术中单肺通气、硬膜外麻醉（尚存争议）、容量过负荷或低血容量，以及开放性手术是影响行肺叶切除术的患者围术期右心功能的危险因素。围术期经胸超声心动图或经食管超声心动图或心脏MRI检查是目前推荐的右心功能评估方法。临床医师也可借助其他工具来完善评估，如影像学检查。

2. 术前准备

主要包括以下几个方面。

（1）优化术前用药：根据患者的检查结果及术前状态，调整患者术前用药（主要是降压药、降糖药和抗凝药等）。

（2）调整患者术前状态：患者术前需戒烟、戒酒，减肥、锻炼。可以通过有效的医患沟通和术前宣教，减轻患者的恐惧心理和焦虑情绪。

（3）术前禁食管理：传统上遵循术前6h禁食固体饮食，术前2h禁食清流质；术前12h避免使用长效镇静药，减少对患者早期进食和活动的影响。在当今ERAS的理念下，无糖尿病史患者可推荐术前2h饮用5ml/kg含12.5%碳水化合物的饮料。

（二）术中管理

1. 肺部VATS手术的麻醉准备

在麻醉方式选择上，可依据不同中心的惯例和手术要求选择合适的麻醉方式。对于大多数肺部VATS手术，全身麻醉与单肺通气（one lung ventilation，OLV）是更好的选择。采用OLV技术可以提供更好的手术视野暴露，并保证侧卧位时气道的安全。全身麻醉复合局部阻滞的多模式麻醉及镇痛是目前临床上常用的方式。非插管麻醉在近年来成为胸外科麻醉的热点。非插管麻醉需要经过充分的麻醉评估后制订一个安全的麻醉方案，缺点是对于在局部/区域麻醉下进行的VATS手术，患者在手术牵拉肺组织时可能有不适并伴有肩部疼痛。当患者处于侧卧位时，如需要紧急插入双腔管（DLT），可能会遇到困难。上海交通大学医学院附属胸科医院麻醉科在非插管的麻醉管理方面，选择置入可视喉罩的方式；可视喉罩即使侧卧位下，也可以方便地进行支气管封堵器的放置或插入气管导管，为手术中突发紧急情况提供了良好的预案。

肺隔离是大多数胸外科手术所需要的麻醉技术。双腔管或支气管阻塞导管是常用的气道控制工具。DLT被认为是实现OLV的"金标准"。就手术暴露质量而言，使用支气管阻塞导管与双腔管没有显著差异，插入支气管阻塞导管实施单肺通气是一个很好的替代方案，尤其是遇到困难插管时，使用双腔导管会更加困难。

近年来，可视双腔管的引入是气道工具可视化的一次飞跃，插管过程可视化，术中还可持续监测，及时发现并纠正导管位置。可视双腔管插管时间短，成功率高，避免或减少了纤维支气管镜的使用。近年来还出现了可监测心输出量的体外膜肺氧合（ECMO）双腔管。Fuji-Silbroncho双腔管的支气管腔为一可弯曲的钢丝加强导管，其支气管腔开口为斜面且套囊较短，适用于交换导管辅助下的单-双腔管交换。

以往临床上主要参考患者的身高、性别和测量胸部CT上支气管的内径来选择双腔管的大小，以减少插管过程中的气管损伤。还可应用超声测定气管内径联合患者身高来选择双腔管。

肺部VATS手术通常失血很少，但仍需准备至少一根大口径静脉导管，甚至比开胸手术时更重要，因为出血时开胸手术更容易控制肺门血管。在出血的可能性大时，最好置入2根大口径的外周静脉导管。患者侧卧时，手臂肘部弯曲，留置在肘前静脉的通路可能会不通畅。根据需要可以采用中心静脉通路，以保证血管通路充足。

2. 术中麻醉管理

（1）术中监测。患者入手术室后除心电图（ECG）、脉搏血氧饱和度、体温、$ETCO_2$和呼吸力学等常规监测外，还应进行有创动脉压和血气分析。根据需要使用中心静脉通路并监测中心静脉压（CVP）。在ERAS原则下，不要求常规插入导尿管。其他侵入性监测如肺动脉导管应根据情况采用。偶尔会紧急使用术中经食管超声心动图检查，以快速诊断意料之外的严重血流动力学不稳定原因。应固定好这些监测仪，以防患者调整为侧卧位时机器移位（具体细则参见本书第一章第三节）。

（2）麻醉诱导和维持。应根据患者情况，选择合适的麻醉药物进行诱导和维持，避免血流动力学剧烈波动。在维持阶段，必须保持患者处于合适及稳定的麻醉、肌松和机械通气状态，以提供最佳手术条件。

（3）体位。多数的患者处侧卧位并固定，手术侧朝上，需妥善摆放肢体并在受压点放置保护垫，以预防外周神经、视力和其他损伤。防止气道装置、监测仪和血管套管移位。摆放体位后应用纤维支气管镜再次评估ETT和肺隔离装置的位置。

（4）气道管理和通气策略。肺隔离技术的选择应根据具体的应用偏好和专业知识来选择。通常在全身麻醉诱导后置入实施OLV的装置，如双腔导管（DLT）或支气管阻塞导管，患者处于仰卧位时通常进行纤维支气管镜检查，帮助双腔导管或支气管阻塞导管达到最佳定位。支气管阻塞导管移位率相对高于双腔导管，可能需要反复地确认球囊位置。术中麻醉医师需要与外科医生交流，以确定开始OLV的时机、速度和随后的肺萎陷质量。

术中通气策略是胸外科手术麻醉管理的重要内容。2019年《英国麻醉学杂志》（*British Journal of Anaesthesial*）杂志发布了外科手术患者术中保护性肺通气策略的共识，该共识强调采用低V_T通气、PEEP、手法肺复张，并提出术中应监测动态肺顺应性、驱动压（即平台压与PEEP的差值）和平台压。

在OLV和双肺通气期间，应用保护性通气策略可以最大限度地减少急性肺损伤。一般潮气量为4~6 ml/kg（理想体重），呼气末正压（PEEP）设置为5~10 cmH_2O。保护性通气策略需要个体化。目前利用EIT技术进行个体化通气管理和PEEP设定是关注较多的方法之一。

（5）液体管理。大多数肺部VATS手术会采取限制性补液策略。术中和术后容量过负荷是肺损伤的独立风险因素，术中液体总量＞4L或输注速度＞10 ml/(kg·h)容易引起容量过负荷和肺损伤。VATS推荐输注3~10 ml/(kg·h)晶体液或胶体液是安全的。

近年来，有学者推荐采用目标导向液体治疗（GDFT）策略。胸外科手术时，采用每搏量变异度（SVV）来指导GDFT，受不少条件的限制，例如小潮气量、单肺通气等，都可能影响测量参考值的范围和准确性，因此动态观察SVV变化更加重要，应当围绕肺部VATS手术制订符合胸外科手术的个性化GDFT策略。

（6）体温管理。围术期低体温会增加切口感染率，以及围术期心律失常、凝血功能障碍、围术期出血、心肌缺血的发生率。低体温危害较大，因此，可采取术前等候区热风毯保温、手术室温度控制、术中应用加温装置、预热冲洗液和输液、苏醒期保温等措施，预防围术期低体温的发生。

3. 苏醒期管理

术毕患者恢复仰卧位，必要时需进行最后的纤维支气管镜检查来确保支气管的通畅、移除残余的血液和分泌物，以及检查新形成的支气管残端。

把患者转运至苏醒室的过程中，要密切监测其呼吸循环情况。一般在苏醒室将患者置于半Fowler位（床头抬高30°～45°，部分坐位）从麻醉状态苏醒。当患者满足拔管的常规标准时，可以拔除导管。需注意水封瓶的波动和引流情况，以防患者剧烈咳嗽时有胸腔大出血的危急情况。当符合出苏醒室指征时（如血气结果正常）再转回病房或ICU，做好转运交接工作。

4. 术后疼痛管理

胸外科手术后，急慢性疼痛的发生率较高，术后疼痛的管理对患者呼吸功能的恢复至关重要。疼痛影响肺部VATS手术后的患者深呼吸，导致分泌物潴留、FRC降低，应该积极管理。疼痛包括外科切口痛和术侧肩膀疼痛（ipsilateral shoulder pain，ISP）。目前临床实践中，麻醉医师尚未就肺部VATS术后的最佳疼痛管理方法达成共识，大多数会采用多模式、个体化的原则。

许多中心常用的多模式疼痛管理包括：术前和术后口服非甾体类抗炎药，术中对特定患者进行联合区域镇痛技术，如胸段硬膜外镇痛（TEA）、椎旁阻滞、肋间神经阻滞、竖脊肌平面阻滞（ESPB）和前锯肌平面阻滞（SAPB）等，术后静脉用阿片类及其他辅助药物进行患者自控镇痛（PCA）。

全身阿片类药物具有呼吸抑制作用，会抑制咳嗽反射。非甾体类抗炎药可以抑制凝血，并且单独使用不足以控制患者术后的即时疼痛。TEA可用于严重肺功能障碍、术后呼吸并发症风险高的患者，具有长期有效性和安全性，曾被视为术后镇痛的金标准，但不适合患者快速出院。随着超声技术的发展和普及，神经阻滞技术也迅速发展。目前大多数肺部VATS手术都广泛采用其他类型的区域阻滞，如椎旁神经阻滞（图2-1-2）。

Feray等人总结过去10年有关VATS术后疼痛管理的文献，于2021年11月在Anaesthesia上发表了一篇系统综述，该综述建议：使用区域神经阻滞技术，首选椎旁神经阻滞或竖脊肌平面阻滞，前锯肌平面阻滞也可

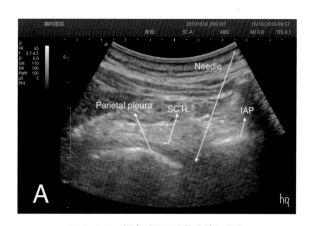

图2-1-2　超声引导下胸椎旁神经阻滞

（由上海交通大学医学院附属胸科医院麻醉科黄琦医生拍摄并标注：parietal pleura 壁层胸膜，SCTL 上肋横韧带，Needle 神经阻滞针，IAP下关节突）

以作为备选；术前或术中使用基本镇痛药，包括对乙酰氨基酚或环氧化酶-2特异性抑制剂，并在术后继续使用；术中静脉输注右美托咪定；术后应使用阿片类药物作为急救镇痛药；术后镇痛不推荐使用胸段硬膜外镇痛。

二、肺部视频辅助胸腔镜手术麻醉的其他注意事项

除了常规麻醉管理外，肺部VATS手术还会伴有一些特殊情况，需要麻醉医师及时与外科

医生交流并提供帮助。下面进行具体分析。

（一）术前定位

以往外科医生确定肺小结节位置的最常用方法是术前查看经皮电子计算机断层扫描（computed tomography，CT）图像，术中通过VATS切口用手指触摸肺表面，这要求手术侧肺保持完全萎陷，以便更好地观察和触诊小结节。

近年来，人们开发了许多技术用于手术前识别这些病变以便手术切除。这些技术包括在CT引导下用Hookwire或染料定位技术。术前CT引导放置Hookwire被认为是最有用的方法。染料定位是经皮或经电磁导航支气管镜使染料沉积在目标病灶处，便于VATS下观察胸膜表面标记病灶的染料。

定位技术带来的麻醉问题是有的患者在放置Hookwire时会出现轻微气胸。应假定这些患者有潜在的气胸或支气管胸膜瘘，麻醉诱导时无肺隔离的正压通气可能导致同侧张力性气胸。因此建议采用改良的DLT快速序贯麻醉诱导，即插管后立刻用纤维支气管镜检查和调整DLT的位置，在支气管套囊充气后开始对侧肺单肺通气。

（二）术中OLV期间低氧血症的治疗

OLV期间可能出现低氧血症（$SpO_2 < 90\%$）。传统上向非通气侧肺应用持续气道正压通气（continuous positive airway pressure，CPAP）是治疗OLV期间低氧血症的最佳方法，被广泛用在开胸手术中，而在VATS术中，外科医生对CPAP的耐受性较差，因为部分膨胀的肺会阻挡手术视野。对大多数患者而言，肺手法复张和通气侧肺应用呼气末正压通气（positive end-expiratory pressure，PEEP）都是有用的，但严重阻塞性肺疾病患者除外。另一种改善氧合的有效方法是在支气管镜引导下将氧气吹入远离手术部位的非通气侧肺段。

（三）术中检查支气管的通畅性

肺部VATS手术中为避免危及未受累支气管，在手术枪钉夹闭支气管后尚未发射切割前，外科医生通常会要求麻醉医师暂时对不通气侧肺重新充气，或使用纤维支气管镜观察支气管残端以确定其余非病变支气管通畅，再用吻合器闭合要手术的肺叶或段支气管。为此，麻醉医师需要详细了解气管镜下支气管的解剖知识。

（四）改善术中的肺萎陷

在肺部VATS手术过程中，需要术侧肺最大限度萎陷，以达到最佳手术视野。若肺萎陷不佳，吻合器切除吻合时可能导致切端持续漏气。外科医生用器械压迫肺组织或注入二氧化碳气胸可促进肺萎陷。麻醉医师常用以下三种方法提高非通气侧肺萎陷的速率。

（1）如果在单肺通气开始时非通气侧肺中存在空气，溶解性差的氮气将会延迟萎陷。需要在开始单肺通气之前清除手术侧肺中所有的氮气，最好用1.0的FiO_2通气3～5 min对手术侧肺进行脱氮。

（2）在单肺通气期间，应避免将室内空气带入非通气侧肺。许多麻醉医师会在手术开始前尽快开始单肺通气，以促进肺萎陷。然而在胸腔紧闭、单肺通气期间，如果通向非通气侧肺的双腔管管腔向大气开放，则非通气侧肺将发生被动反常通气（在通气侧肺的呼气阶段吸气），并且空气将被吸入非通气侧肺，从而延迟萎陷。被动通气的潮气量为50～130 ml/次呼吸，远远超过了双腔管一侧的无效腔（10～15 ml）。当进胸后，大气压力会在非通气侧胸腔内平衡，则停止被动潮气量。

（3）在单肺通气开始时，对双腔管管腔或者对支气管阻塞导管非通气侧肺进行低压吸引（-20 cmH$_2$O），可提高胸腔镜手术的肺萎陷率。

（五）CO$_2$气胸

在术中，一些外科医生可能会向手术侧胸腔内吹入CO$_2$维持气胸，以帮助加速肺萎陷。目前没有很好的证据证明有何益处。由于胸腔是一个封闭的腔隙，CO$_2$气胸可能会使胸腔内压力升高，减少静脉回流和心输出量，导致血流动力学损害和明显的低血压，并因此必须监测胸腔内的压力并保持在较低水平，一般保持在10 cmH$_2$O以下，可以降低对血流动力学的影响。在这个时期，外科医生和麻醉医师之间的沟通至关重要。

（六）血管结扎

结扎肺动脉分支时应避免患者咳嗽和体动，以防外科器械损伤血管。结扎肺动脉分支后，右心室后负荷可能增加，但大多数患者都可耐受这种情况，因为重力和缺氧性肺血管收缩已减少流向术侧肺的血流。结扎肺动脉分支后分流到术侧的血容量减少，氧合通常会改善。

（七）肺复张

完成外科手术时需要复张非通气侧肺，以便外科医生检查支气管切端是否有明显漏气。肺复张时要注意手法和压力，这时需要麻醉医师一边观察VATS显示屏，以确保残余肺组织缓慢但完全复张，一边观察监护仪，防止患者循环波动明显。

三、特殊的手术方式带来的麻醉挑战

肺部视频辅助胸腔镜手术不断发展：理论创新反映在层出不穷的特殊微创手术方式上；科技进步体现在一大批新型医疗器械上，如3D镜头、荧光腔镜设备、单孔器械以及机器人胸腔镜器械等。新的事物开拓了麻醉医师的眼界，也带来了诸多挑战，期待有更精确的麻醉管理创新。

（一）机器人辅助胸腔镜手术

机器人辅助胸腔镜手术（robotic-assisted thoracic surgery，RATS）是目前微创外科领域最先进的技术，未来将运用得更加广泛，其优势是患者的住院时间缩短、术后疼痛减轻、患者满意度提高。作为肺部视频辅助胸腔镜手术的一种特殊形式，RATS的麻醉管理有一些独特的特点，

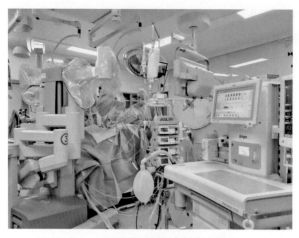

图 2-1-3　机器人辅助胸腔镜手术照片

（图片拍摄自上海交通大学医学院附属胸科医院罗清泉医生机器人手术操作）

某些细节与标准 VATS 手术不同。了解机器人手术麻醉管理原则，包括注意事项和并发症的处理，对于手术的成功和患者的安全至关重要。

因为麻醉医师接触患者的空间有限，这使得肺隔离、监护仪和管线的放置要求十分严格，以最大限度地减少干预或调整患者附近的布局。推荐使用足够长的麻醉管路、监护导线以及静脉延长线，并且换能器的位置应远离机械臂，使用可视双腔管持续监测导管位置（图 2-1-3）。有的中心在患者头端放置透明洞巾以便直观地显示气道、血管通路以及患者皮肤颜色。

1. 麻醉要点

（1）肺隔离技术。

因为机器人设备限制了麻醉医师在患者头部区域操作，可使用可视双腔管或可视单腔气管导管＋支气管封堵器，为术中气道管理提供了极大便利，可持续监测导管位置。

（2）CO_2 气胸和循环管理。

术中 CO_2 气胸会对气体交换以及心血管产生影响，可能会导致某些患者有高碳酸血症和血流动力学不稳定。建议采取保护性肺通气策略，允许一定程度的高碳酸血症。一般遵循相对限制的液体管理原则。微创手术失血量通常很小，但由于纵隔血管受压，CO_2 气胸等原因可能会导致静脉回流减少，引起血流动力学不稳定，故可能需要使用血管收缩药，或者减少或停止 CO_2 的吹入。手术时间较长时，长时间吹入冷 CO_2 气体使患者难以维持正常体温，还会导致较高的胸腔压力，有潜在的气体栓塞风险，需要提高警惕，并和突发的循环系统衰竭相鉴别诊断。

（3）避免患者体动。

术中患者体动或咳嗽有导致组织撕裂或损伤的风险，需充分肌松来避免患者体动。因此建议术中进行肌松监测，并考虑连续输注合适的肌肉松弛剂（如顺式阿曲库铵等）。

2. 与外科团队合作

（1）交流与人为因素。

由于术者远离患者和团队，头部在控制台内通过麦克风与人交流，有潜在的沟通障碍。如果手术遇到困难、患者情况不稳定时，术者必须从控制台伸出头来与团队进行面对面的交流。

（2）相关并发症的紧急管理能力。

机器人辅助胸腔镜手术需要一个庞大的团队合作，最好由固定的成员组成，他们须接受充分的培训，从而熟悉手术设备、解决特定问题和掌握应急方法，需随时做好开胸手术的准备。

（二）单孔VATS手术

胸外科发展经历了从单个大切口的开放式手术，到4个、3个、2个最后是单孔VATS的微创手术。2016年，单孔视频辅助胸腔镜手术被正式缩写为"UVATS"（uniportal video-assisted thoracoscopic surgery）。

在过去的几年中，UVATS已经风靡全球。这一技术最初由于安全性的限制，还是一个相对新兴的领域，如今正经历着快速发展。随着成像技术的发展，可以使用更小的摄像元件，这使单孔方式在技术上更加容易。吻合器的改进和其他旋转器械的开发也有助于开展单孔技术。单孔技术现在已经扩展到肺叶切除术，甚至全肺切除术。UVATS的优势在于减轻切口疼痛和感觉异常，缩短住院时间。

UVATS手术切口是在第4～6肋间隙腋前线做一个2～4cm的保留肌肉的切口（图2-1-4）。与标准的VATS手术一样，单孔技术可以采用全身麻醉，也可用于非插管、自主呼吸的患者。UVATS可经剑突下、肋、腋下、胸骨、膈等方式进行，还有尚在动物实验阶段的经自然腔道单孔手术。剑突下单孔胸腔镜和不插管麻醉单孔胸腔镜，考虑到两者的技术难度与挑战性，其在临床治疗中的应用仍有一定限制。

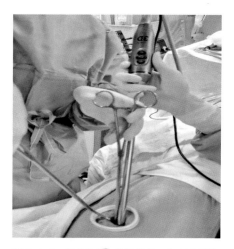

图2-1-4　患者处于左侧卧体位，多个手术器械可以通过一个孔

（照片拍摄自上海交通大学医学院附属胸科医院成兴华医生单孔胸腔镜手术操作）

1. 单孔胸腔镜肺段切除术

无论是单孔还是传统胸腔镜肺段手术，都得益于新技术的发展（例如三维重建、磁导航、荧光染料等）。术前定位、术中膨肺或注射显影剂，都可以帮助划定段间界限。单孔胸腔镜肺段切除术的手术时间长于多孔胸腔镜肺段切除术。在段支气管切断之前，麻醉医师需配合外科医生，在夹紧支气管后行肺通气或通过术中支气管镜检查确认。术中出血是手术中最常见也是最严重的术中并发症。

2. 剑突下单孔胸腔镜手术

剑突下单孔胸腔镜手术最早于2012年应用于胸腺手术，并于2014年报道了首例剑突下单孔胸腔镜肺叶切除术。相比于经肋间切口手术，剑突下手术目前最大的优势为减少肋间神经的破坏而降低术后切口的疼痛感。缺点是有研究报道，剑突下单孔胸腔镜在手术时间和出血量方面都明显高于肋间单孔胸腔镜，其中出血量多主要是由于经剑突下进行止血操作较肋间更为困难。

3. 非插管麻醉单孔胸腔镜手术

为了进一步减少手术对患者造成的创伤，胸外科医生与麻醉医师合作，在2004年报道了首例不插管胸腔镜肺部手术，又在2010年首次将单孔胸腔镜技术与不插管技术结合用于肺部手术。术中并发症处理是影响安全性和可行性至关重要的因素，对麻醉团队要求较高，其发展也因此受一定限制。必要时需多学科会诊，由麻醉团队评估并严格掌握指征。

（三）非气管插管胸腔镜手术

非气管插管胸腔镜手术（NITS）是对自主呼吸患者进行的另一种VATS，无须全身麻醉、插管和肺隔离。通常采用区域麻醉技术，辅以短效麻醉药物镇静。应谨慎使用阿片类药物，容许轻度的允许性高碳酸血症，以尽量降低患者处于侧卧位时需要紧急气管内插管的风险。

安全实施需要建立在种种严格的条件之上，建议选择合适的患者：女性BMI < 23 kg/m² （或更低），男性BMI < 25 kg/m²（或更低）。预期手术时间为1 h的更理想。禁忌证包括：手术时间较长、年龄较大、呼吸功能差、肿瘤侵犯气管、气道分泌物较多、出血较多的胸外科手术、血流动力学不稳定、病态肥胖、患者无法配合、广泛胸膜粘连、位于中央的较大肿瘤、困难气道以及区域麻醉的任何禁忌证（如凝血障碍）。

外科和麻醉团队必须反应迅速、有经验，准备好全身麻醉所需的全部设备和药品，熟悉并掌握不插管麻醉的流程和关键要点。术中要避免患者发生低氧血症和高碳酸血症，一旦发生外科问题（心搏骤停、手术出血、中转开胸等）或过度镇静导致气道失败时，可能需要紧急换为全身麻醉。

（四）胸外科手术的加速康复

加速康复外科（enhanced recovery after surgery，ERAS）最早由丹麦外科医生 Henrik Kehlet 教授提出，旨在采用有循证医学证据证实的一系列围术期处理优化措施，以减少手术患者的生理及心理的创伤应激，达到快速康复的目的。

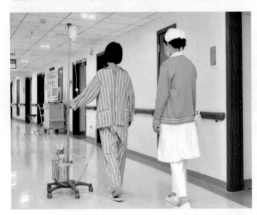

图2-1-5 上海交通大学医学院附属胸科医院开展 ERAS 项目，患者术后几小时就可下床活动

将ERAS理念应用到胸外科手术围术期管理也是理论创新的表现。在胸外科手术ERAS实施中，麻醉科医师需要承担起更多的责任，肩负起ERAS工作中的核心角色。以上海交通大学医学院附属胸科医院为例，ERAS-MDT团队分工主要分为外科、麻醉科和护理团队三部分，同时由医务科协调员负责各部门之间工作的协调；外科负责开展相应的微创手术和肋间神经阻滞，麻醉科主要负责开展快通道麻醉、术后复苏和术后镇痛，护理团队负责术前宣教、拔管后陪护、下床活动，以及早期康复护理等工作（图2-1-5）。

1. 胸外科手术ERAS面临的挑战

存在以下问题与挑战：胸外科手术刺激大，对麻醉深度要求更高；气道管理有挑战，例如单肺通气等特殊通气情况；患者中合并慢性呼吸道疾病的比例远高于其他术种，患者术后肺部并发症发生率远高于其他术种；消化和营养失衡，水分丢失过多等问题；体热丢失；胸腔引流管相关的疼痛、不适等问题；活动受限；恶心呕吐、乏力、睡眠不足；情绪紧张、术后疼痛。这些问题进一步增加了难度。

2. ERAS麻醉技术和管理

胸外科手术ERAS方案共有45项策略，其中核心策略18项：术前2h饮水、术前避免使用镇静药物、机械和药物预防深静脉血栓形成、对于高危患者延长预防性抗深静脉血栓治疗、围术期使用抗生素、积极保温、持续监测核心体温、单肺通气期间采用保护性肺通气、采用全身麻醉复合区域麻醉、使用短效麻醉药物、非药物预防术后恶心呕吐（PONV）、多模式药物预防PONV、多模式镇痛采用对乙酰氨基酚联合NSAID、多模式镇痛采用氯胺酮、多模式镇痛采用地塞米松、等容液体管理、使用平衡晶体液和早期开始肠道营养支持。

3. 快速通道麻醉策略

推荐的胸外科手术ERAS的有效方案分为全身麻醉气管插管和无插管（tubeless）麻醉技术两方面内容：

（1）全身麻醉气管插管。应采用双腔管或单腔阻塞导管进行术中单肺通气，同时结合椎旁神经阻滞＋少量短效阿片类药物应用（即"阿片类药物节俭"策略），并在适当条件下选择使用选择性肌松拮抗剂舒更葡糖钠，适用于绝大多数VATS患者。

（2）无插管麻醉技术。主要分为区域神经阻滞＋清醒镇静或椎旁神经阻滞＋喉罩保留自主呼吸全麻两种方式。这是近些年来兴起的颇有争议的一项麻醉技术，旨在减少气管插管的使用，从而加速术后恢复。但是这一方式的适应范围较窄，需要合作熟练的专业麻醉团队开展，要求患者体重指数（BMI）$< 25\,\mathrm{kg/m^2}$、手术时间在1.5 h内为宜。在开展这项技术时，麻醉科医师需要更多关注患者的术中呼吸循环管理，并做好在必要情况下紧急改为全麻气管插管的应急预案。

4. 阿片类药物节俭策略

麻醉科医师在选择阿片类药物节俭策略时要进行权衡，遵循个体化用药的原则，明确区域阻滞是无阿片麻醉方案的基石，多模式镇痛方案和无阿片麻醉方案不能替代有效的局部或区域麻醉。

虽然我们有很多好的区域阻滞方法可以使用，包括TEA、PVB、SPB和ESP等，但如何解决长期镇痛的问题，仍有很多的工作要做。相信在不久的将来，胸外科手术ERAS技术会更进步、成熟。

小 结

肺部视频辅助胸腔镜手术的麻醉管理是一项不断发展的科学，相关研究层出不穷，麻醉医师应该多学习新事物，拓宽眼界，但仍还有许多未知的领域尚待探索。未来期待有更多麻醉领域的创新和研究成果涌现，从而更好地指导临床实践，促进患者的术后转归和康复。

（吴镜湘　徐江宁　上海交通大学医学院附属胸科医院麻醉科）

参考文献

［1］ LEDERMAND, EASWAR J, FELDMAN J. et al. Anesthetic considerations for lung resection, preoperative assessment, intraoperative challenges and postoperative analgesia［J］.Ann Transl Med, 2019, 7(15): 356.

［2］ HAYES T, CHARLESWORTH M, GARCIA M. Patients with left ventricle assist devices presenting for thoracic surgery and lung resection: tips, tricks and evidence［J］Curr Opin Anaesthesiol, 2020, 33(1): 17-26.

［3］ HOOGENBOOM EM, ONG C, CHRISTODOULIDES G. Placement of VivaSighTm double lumen tube ［J］.Anaesthesia, 2016, 71(6): 725-726.

［4］ YOUNG CC, HARRIS EM, VACCHIANO C, et al. Lung- protective ventilation for the surgical patient: international expert panel-based consensus recommendations［J］.Br J Anaesth, 2019, 123(6): 898-913.

［5］ FERAY S, LUBACH J, JOSHI G P, et al. PROSPECT Working Group *of the European Society of Regional Anaesthesia and Pain Therapy. PROSPECT guidelines for video-assisted thoracoscopic surgery: a systematic review and procedure-specific postoperative pain management recommendations ［J］. Anaesthesia, 77(3): 311-325.

［6］ KO R, MCRAE K, DARLING G, et al. The use of air in the inspired gas mixture during two-lung ventilation delays lung collapse during one-lung ventilation［J］. Anesth Analg, 2009, 108: 1092–1096.

［7］ PFITZNER J, PEACOCK MJ, MCALEER PT. Gas movement in the non-ventilated lung at the onset of single-lung ventilation for video-assisted thoracoscopy［J］. Anaesthesia, 2000, 54: 437–443.

［8］ NARAYANASWAMY M, MCRAE K, SLINGER P, et al. Choosing a lung isolation device for thoracic surgery: a randomized trial of three bronchial blockers versus double-lumen tubes［J］. Anesth Analg, 2009, 108: 1097–1101.

［9］ 董懂, 韩丁培, 曹羽钦, 等.《单孔胸腔镜手术治疗肺癌中国专家共识》解读［J］. 中国胸心血管外科临床杂志, 2021, 28(2): 137-145.

［10］ MIGLIORE M. Nonintubated uniportal video-assisted thoracic surgery for chest infections［J］.Thorac Surg Clin, 2020, 30(1): 33-39.

第二节　食管手术的精确麻醉

食管手术是胸外科手术中仅次于肺手术的一大类手术。而食管癌（esophageal carcinoma, or carcinoma of the esophageal）手术又占据了其中的主要部分。食管癌目前被列为全球第九大恶性疾病，是一种常见的上消化道恶性肿瘤，我国是世界上食管癌高发地区之一。除此之外，临床上开展的食管手术还包括食管良性肿瘤切除术、食管外伤或腐蚀性灼伤修复和贲门失弛缓症纠治等。食管良性肿瘤（benign tumors of the esophagus）较少见，按其组织发生来源可分为腔内型（息肉及乳头状瘤）、黏膜下型（血管瘤及颗粒细胞成肌细胞瘤）及壁间型（食管平滑肌瘤或食管间质瘤），此类手术越来越微创，甚至可以在内镜下完成。贲门失弛缓症的重症患者可以进行手术治疗，通常采用经腹或经左胸做食管下段贲门肌层切开术（Heller 手术）。随着内镜技术的发展，贲门失弛缓内镜下治疗可用于如食管扩张术、食管支架置入术、肉毒素注射术和经口内镜下肌切开术等。经口内镜下肌切开术（per-oral endoscopic myotomy，POEM）目前在我国开展的数量已经世界第一。作为麻醉科医生，熟悉所实施麻醉患者的手术方式，以及清晰地了解同一病种不同手术方式的优缺点对于麻醉管理具有非常重要的意义。具备必要的外科知识，了解疾病和手术最新进展，有利于麻醉医师与外科医生之间有效的交流和合作。在此基础上制订有针对性的麻醉管理方案，使麻醉工作有预见性和计划性，进而实施精确麻醉管理。

一、食管切除术的麻醉管理

（一）食管外科的历史和手术方式

手术治疗食管疾病的历史可以追溯到1738年，然而剖胸治疗食管癌手术的历史仅有100余年。1904年，Sauerbruch在密封负压容器中完成了第一例剖胸手术。1911年，Torek在气管内正压通气下首次完成了胸内食管癌的切除，由于未做重建手术，手术后患者由连接颈部食管和胃的胶皮管维持营养存活达12年之久。1920年，Kirschner的食管 - 胃颈部吻合成功。1938年，Adams等完成了食管下段癌一期切除和吻合。我国吴英恺医生在1941年报道了胸内食管切除术成功的病例。1946年，Ivor Lewis创立了经典的右胸上腹手术入路，该术式一直是西方食管癌手术的主流模式。食管切除术的入路分为左胸入路、右胸入路和纵隔入路。左胸入路指常规左后外侧剖胸一切口（Sweet 术式）或左后外侧剖胸、左颈二切口。右胸入路包括常规右胸二切口（经上腹正中切口＋右胸后外侧切口，Ivor-Lewis 术式）和常规右胸三切口（右胸后外侧＋腹正中切口＋左颈，McKeown 术式）及经右胸胸腔镜／腹腔镜微创二切口或三切口食管切除术手术（minimally invasive esophagectomy，MIE）。经纵隔入路既往主要用于早期食管癌剥脱或经膈肌裂孔食管癌切除及食管胃颈部吻合术，切口可以经腹部正中切口和颈部切口，也可用腹腔镜或（和）纵隔镜辅助。由于不经胸的入路存在淋巴结清扫方面的缺陷和非直视下切除食管所带来的出血和气管撕裂等手术风险，或纵隔镜下手术空间狭小等缺陷，故目前已很少应用。目前也有在内镜（胃镜）辅助下通过颈部切口经纵隔入路行食管癌手术，为新型手术方式，需要临床病例积累来进一步判断其普及性。随着胸腹腔镜技术的不断进步和发展，经右胸入路的胸腹腔镜食管切除术加左颈吻合/胸内吻合手术已逐步成为主流手术方式。

（二）食管切除术各种入路的优缺点及选择

左胸入路是食管切除术最为古老的手术入路。经左胸入路治疗食管癌的优点是只需左胸后外侧剖胸一个切口，经膈肌切口游离胃，因此技术上更简便，且操作上不用变换体位，手术时间较短，是长期以来国内食管外科的基本术式。左胸入路的缺点是，由于主动脉弓和左锁骨下动脉的遮挡，弓上三角区域狭小及侧卧位的原因，对上纵隔及腹腔动脉干旁淋巴结清扫不便，尤其不能完全清扫到左、右两侧气管食管沟和喉返神经旁的淋巴结。此外，增加的膈肌切口也影响到患者术后的呼吸功能。

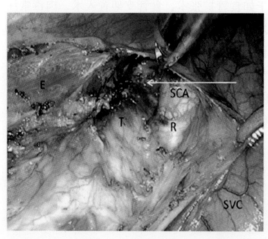

（E：食管，T：气管，SCA：右侧锁骨下动脉，R：右侧喉返神经，SVC：上腔静脉）

图 2-2-1　右胸入路

经右胸入路，处于后纵隔内的食管几乎没有任何遮挡，因此游离食管更加方便。此外，另一个突出的优点是便于进行上纵隔区域尤其是两侧气管食管沟和左、右喉返神经旁淋巴结的完全清扫（图2-2-1），不仅提高了食管癌病理分期的准确性，同时也可能具有潜在的改善预后作用。此术式的主要缺点是由于肝脏的遮挡，经右胸膈肌切口或食管裂孔游离胃很困难，因此，需要再次摆放患者体位和消毒，难免增加手术时间。

对于食管癌治疗来说，不同的食管切除术入路及其相应能够达到的淋巴结清扫范围和程度对预后可能有着不同的影响，因此，依据食管癌的发病部位、术前检查及准确的临床分期选择个体化合适的手术入路至关重要。

（1）胸上段食管癌：目前大多选择经右胸入路行右胸、腹正中、左颈三切口或经右胸/腹腔镜微创食管切除术左颈吻合术，并进行完全性颈、胸、腹三野淋巴结清扫。到目前为止，上述大部分研究多为回顾性研究报道，因此，循证医学证据级别较低。

（2）胸中下段食管癌：若术前超声内镜+胸腹部增强CT/PET-CT联合分期为$T_1bT_3N_{0-1}M_0$，上纵隔无可疑淋巴结肿大转移的，究竟是选择左胸入路还是右胸入路进行手术治疗，目前尚有争议。因有研究表明，上纵隔无可疑淋巴结转移的患者，左侧剖胸和右侧剖胸术后5年生存率、术后并发症发生率、局部复发率以及远处复发率的差异均无统计学意义，期待更多研究能提供有力证据来指导手术入路的选择。对于术前超声内镜+胸腹部增强CT/PET-CT联合分期有可疑上纵隔淋巴结肿大转移的中下段食管癌患者，目前大多推荐右胸入路：包括常规右胸、腹正中二切口，或右胸、腹正中、左颈三切口食管切除术，以及完全二野或三野淋巴结清扫或经右胸入路的胸/腹腔镜食管切除术＋左颈吻合＋二野或三野淋巴结清扫。自2007以来，微创食管切除术（minimally invasive esophagectomy，MIE）在全球广泛开展，它采用腹腔镜和胸腔镜进行食管切除和重建，旨在减少与开腹联合剖胸或不剖胸手术操作相关的并发症。MIE最常见的术式是对Ivor Lewis术式改良的胸腹腔多切口的McKeown术。MIE对于患者术后病死率、主要并发症发生率、再入院率以及5年生存率无显著改善。但MIE可改善淋巴结清扫条件，缩短住院时间（1天），降低肠梗阻和切口感染发生率以及减少异体血输注机会。在最近的指南中MIE已成为食管切除术的A级推荐方案。然而，MIE需要的手术时间长，有较高的再手术率（9.5% *vs.* 4.4%），此外，行MIE患者有较高的脓胸发生率。机器人辅助的MIE似乎不能带来更多益处。目前尚缺乏比较MIE和开放手术的随机对照研究。

麻醉科医生了解患者的疾病程度和手术方式能更好地对患者的整体情况进行把控，对整个围术期麻醉管理包括术后镇痛实施个体化原则，体现精准麻醉理念。

（三）食管切除术麻醉管理

食管切除术仍然是胸外科高风险手术，根据美国胸外科医师协会近期的数据，食管切除术的围术期病死率为3%左右，主要并发症发生率高达30%。许多与围术期病死率和并发症发生率相关的因素是不可纠正的，例如年龄超过65岁、BMI＞35kg/m²、吸烟史、鳞状细胞癌及三切口手术。然而，也有一些可以在术前得到纠正或改善的危险因素，例如吸烟、充血性心衰和较差的营养状况等可影响围术期预后。采用以患者为中心和循证医学为基础的外科和麻醉策略，即使在高危患者中，仍然可以达到降低并发症发生率和病死率的目标。

1.液体管理

围术期液体过负荷与食管切除术后PPCs相关。当患者存在低蛋白血症时，液体过负荷同样会增加食管切除术后PPCs的发生率并与急性肾损伤（AKI）相关。目前液体输注方案的关注点已从限制和开放的争论，过渡到以获得组织灌注优化为目标的合理液体治疗方案。我们需要权衡低血容量所带来的胃肠道和器官缺血的风险，以及容量过负荷所造成的肺损伤与吻合口瘘发生增加之间的风险。以往文献报道，术中液体超过4L［＞10 ml/（kg·h）］与PPCs的发生相关。在食管切除术较多的医院，较多的液体输入量（3 815±353 ml *vs.* 2 669±315 ml）是术后第一天PPCs发生的独立危险因素，而高液体平衡却与术后第二天PPCs的发生相关性不大。随着对围术期AKI普遍发生的认识，人们对胸外科手术的术中限液策略产生了质疑。然而，最近一项对1442名患者的回顾性研究表明，限制性输注晶体液＜3 ml/（kg·h）并不与胸外科手术（包括食管切除术）后AKI相关。因为心输出量和脉搏变异度并不能够准确预测在胸腹食管切除术中患者对液体的反应性，故确定哪些患者需要更多的液体量仍然存在挑战。此外，目标导向的液体治疗策略在最近的一项食管切除术指南中仅取得了C级推荐。从现有的研究来看，术中基础补液量2～3 ml/（kg·h），用晶体液或胶体液补充失血量，总的术中液体量至少达到3 ml/（kg·h），但不超过10 ml/（kg·h）是食管切除术比较合理的液体方案。

2. 机械通气管理

食管手术根据不同的手术入路，选择不同的气管插管方式，目前三切口手术胸部过程普遍采用气管导管结合二氧化碳人工气胸的方式完成，如遇患者肺实质病变严重或预计手术难度很大的情况下，可以辅助以支气管阻塞导管。而经左胸一切口或胸腹联合切口手术，仍需要标准的单肺通气完成手术。手术术后肺部并发症（PPCs）仍然是食管切除术后常见的并发症，发生率在20%～40%，其中急性呼吸窘迫综合征（ARDS）的发生率高达25%，与并发症发生率增加、ICU滞留和住院时间延长相关。术后早期ARDS可能与肺损伤相关，术中机械通气尤其是单肺通气可加重肺损伤。保护性单肺通气可降低食管切除术后炎症介质的释放，应成为食管手术术中标准的通气策略。最近的一项随机对照研究表明，在MIE手术时，使用潮气量为5 ml/kg 加PEEP的通气方案与潮气量为8 ml/kg 不加PEEP的方案相比，PPCs发生率显著降低。此外，在胸腔食管操作时，对萎陷侧肺实施持续气道正压（continuous positive airway pressure，CPAP）能减轻局部炎症，可作为进一步减轻肺损伤的策略。最近的一项综述总结了单肺通气术后肺损伤的机制，强调采用低潮气量（4～5 ml/kg）和PEEP（5～10 cmH$_2$O）以及常规使用手法肺复张。这些策略与允许性高碳酸血症以及尝试缩短单肺通气时间一起应该作为食管切除术胸腔操作部分的常规。对于肺功能相对正常的患者，在单肺通气期间使用5 cmH$_2$O的PEEP可能不够，应该在手法肺复张后采取设定的方式确定获得最佳动态肺顺应性时的PEEP水平。不需要单肺通气的食管手术（例如经食管裂孔食管手术），文章作者所在医院的做法是采用容量控制压力限制的通气模式，潮气量为4～6 ml/kg，PEEP为5～10 cmH$_2$O，气道峰压力小于30 cmH$_2$O。

3. 血管活性药物使用和循环维持

食管切除术后吻合口瘘和狭窄的主要原因是组织缺血。全身麻醉、椎管内麻醉、术中失血以及内外源性儿茶酚胺造成的血管收缩均是与缺血相关的非手术原因。胸段硬膜外（TEA）使用局麻药引起的低血压可减少胃的血供，使用去氧肾上腺素可快速纠正低血压，然而，去甲肾上腺素可能是更好的选择，因为与去氧肾上腺素相比，它可以更好地保证心输出量，带来更少的内脏血管收缩和较低的乳酸水平。此外，也可以在食管癌术后第一天使用小剂量去甲肾上腺素对抗硬膜外引起的低血压，以避免液体过负荷。

4. 术后镇痛

TEA仍然是食管切除术患者围术期镇痛的主要方法。在三切口手术中，TEA使肺炎的发生率从32%降低至19.7%，吻合口瘘的发生率从23%降低至14%。但TEA会引起低血压和长时间的尿管留置。在行Ivor Lewis术的患者中，与单独静脉使用阿片类镇痛药物相比，TEA能减轻全身炎症反应，提供更好的术后镇痛。最近的回顾性研究表明，TEA可显著减少患者的ICU停留时间。鉴于低血压与吻合口瘘的高发生率相关，应避免硬膜外单次过量给予局麻药。椎旁阻滞是TEA的替代方法。有研究证实，在食管切除术中，椎旁阻滞对疼痛、肺功能和住院时间的影响要好于静脉单独使用阿片类药物。对于MIE，镇痛方案仍需研究，考虑到食管癌手术多切口以及胸腹腔的手术操作，文章作者所在的医院采用TEA来抑制炎症反应和优化术后镇痛。

5. 食管手术后加速康复方案（ERAS）

ERAS方案旨在使治疗方案更优化和标准化，以达到患者术后并发症发生率最低以及快速出院的目的。许多外科手术已证实了ERAS方案所带来的益处，最近也有一些研究评价了ERAS在食管切除术中的效果。有研究描述了术前方案、TEA、保护性肺通气、液体治疗策略以及术后早期拔管的标准化围术期路径的发展，在一家手术量较大的医学中心，在食管切除术中使用这些以多学科循证证据为基础的方法，尽管患者并发症发生率略有升高，但30天病死率低至0.5%。食管切除术相关指南的证据来源有限，仅有一小部分与麻醉相关的A级推荐，包括术前摄入碳水化合物、禁饮2 h、禁食固体食物6 h、采用胸段硬膜外阻滞、NSAIDs和局部麻醉预防性镇痛。其他A级推荐包括外科方法（微创手术）、术后早期进食和预防血栓。未得到同样水平证据支持的做法包括：术前优化血红蛋白和营养状况，术后早期活动以及每日评估引流，导管早期拔除均是加速康复方案的重要组成部分。一项Meta分析的结果表明，食管切除术ERAS方案显著减少了吻合口瘘和PPCs的发生率，并缩短了住院时间，但对患者总体病死率无影响。因此，ERAS方案必须涵盖整个围术期的多个因素，需要由外科医生、麻醉科医生以及其他参与患者围术期治疗的人员不断地设计修订，需要前瞻性、大样本的多中心研究来确定最佳治疗方案。

食管切除术仍然是治疗食管癌的主要手段。食管切除术后病死率、并发症发生率及远期生存率是围术期医学永恒的关注点。尽管在各个围术期治疗环节已经取得了一些进步，但仍然有大约25%的患者会在食管切除术后发生肺部并发症，15%的患者发生吻合口瘘，2%的患者术后死亡。麻醉科医生对于术前患者一般情况的优化、液体和升压药管理以及多模式镇痛具有本专业独特的视角和观点。进一步寻找最大获益点以及更多地采用ERAS方案，最终改善食管癌手术患者的围术期结局，是今后的工作方向。

二、内镜下治疗贲门失弛缓症手术的麻醉管理

（一）贲门失弛缓症内镜治疗

贲门失弛缓症（esophageal achalasia）又称贲门痉挛或巨食管，是由于食管胃交接部（esophagogastric junction, EGJ）神经肌肉功能障碍所致的功能性疾病。其主要特征是食管缺乏蠕动，食管下端括约肌（lower esophageal sphincter, LES）高压和对吞咽动作的松弛反应减弱。临床表现为吞咽困难、胸骨后疼痛、食物反流以及因食物反流误吸入气管导致咳嗽、肺部感染等症状。病因迄今不明，一般认为是神经肌肉功能障碍所致，发病与食管肌层内Auerbach神经节细胞变性、减少或缺乏以及副交感神经分布缺陷有关，病因也可能与感染、免疫等因素有关。治疗的目的在于降低食管下括约肌压力，使食管下段松弛，从而解除功能性梗阻，使食物顺利进入胃内。治疗方式主要包括药物治疗、内镜治疗和手术治疗。近年来，随着消化内镜诊断和治疗技术的飞速发展，经口内镜下肌切开术（POEM）是一种通过隧道内镜技术进行肌切开的内镜微创新技术，2008年被首次应用于贲门失弛缓症的临床治疗。我国的POEM起步于2010年，经过几年的迅速发展，目前我国已成为开展POEM手术治疗最多的国家。随着POEM手术的大规模开展，临床治疗成功率大幅提高，成为一种"超微创手术"。特别是一些特殊人群如小儿、老年人、胃肠改道术后贲门失弛缓症等患者，首选POEM治疗。随着患者数量的增加，内镜麻醉也已发展成为一种专科麻醉，不仅可提供单纯的舒适无痛技术，还可保障患者安全、防止相

关并发症。

（二）POEM手术的麻醉管理

1. 术前访视和麻醉评估

贲门失弛缓症患者往往存在营养不良等情况，术前应给予积极的营养支持。一般患者术前2天予以流质饮食，入院后少渣饮食，术前禁食禁饮至少8 h。为预防术后呼吸系统并发症患者应术前禁烟，急性呼吸道感染应推迟手术至感染完全控制后2周，术前酌情增加体能锻炼并进行呼吸训练等。针对患者有反流误吸风险，应术前1天开始静脉注射质子泵抑制剂，术前30 min静脉使用抗生素，术前不常规使用镇静药物。

2. 术中管理

POEM治疗采用气管插管全身麻醉。常规监测手段NIBP、ECG、SpO_2和$P_{ET}CO_2$等，建议监测中心体温，实行术中保温措施，危重患者应增加有创持续动脉压监测。在麻醉诱导前，建议常规使用大钳道内镜行食管胃十二指肠检查并吸除食物残渣，如仍存有较多固体残渣且无法清除，应推迟手术。明确已完全清除食物残渣和胃内物大量液体后，可实施常规麻醉诱导。如仍觉有反流误吸风险，应采取快速序贯诱导。POEM手术的疼痛刺激并不剧烈，应选用速效、短效的麻醉药物，可以采用丙泊酚联合瑞芬太尼 ［$0.05 \sim 0.1 \mu g/(kg \cdot min)$］持续静脉泵注，也可以吸入全麻药联合瑞芬太尼泵注来维持，减少除瑞芬太尼外其他镇痛药的用量。如果手术时间超过1 h，应考虑追加芬太尼或舒芬太尼等。根据气道压可适当追加肌松药。必要时可以注射抗胆碱能药物来缓解胃肠道蠕动过强或痉挛，要注意此类药物可能引起心动过速。皮下气肿和纵隔积气是POEM术中和术后常见的并发症，麻醉医师术中应仔细监测气道压力和$P_{ET}CO_2$，如气道压力显著增高，在排除患者呼吸对抗、气管导管弯折或误入一侧支气管等情况后，应提醒内镜医生关注穿孔、气肿、气胸和气腹等风险。进行快速体检，查看患者有无皮下气肿、腹部膨隆或张力高的情况，利用叩击鼓音来判断是否有气腹。气道峰压上升超过20%时，应考虑经皮腹腔穿刺减压，用14～16 G套管穿刺针行右侧麦氏点放气，症状明显改善后可继续手术。术中平均气道压＞20 mmHg、SpO_2＜90%时，应进行听诊，如明确有气胸发生，应放置胸腔闭式引流。

手术末期应有策略地减浅麻醉。患者意识清醒、吞咽反射和自主呼吸恢复达到指征后拔除气管导管，患者应常规进PACU观察，稳定后回病房，少数危重患者可转入SICU。

3. 术后管理

术后1天禁食，静脉输液1500 ml左右。取半卧位，观察有无颈部和胸部皮下气肿，术后2天行胸片、胸部CT检查，酌情进食流质。放置胸管的患者应做好镇痛直至胸管拔除。

小　结

食管手术作为胸外科手术的一大类手术，围术期管理至关重要，降低手术并发症的发生率和病死率和准确的术前评估、精准的术中个体化管理原则以及术后良好的镇痛密不可分。ERAS理论在食管手术麻醉方案中可以总结为以下：

（1）术前进行风险评估，注意食管狭窄梗阻引起的营养不良和胃食管反流症，老年患者注意内科夹杂证，进行合理的干预，术前对患者进行教育、沟通和心理辅导，让患者意识到术后可能会经历一种怎样的过程，从而积极配合和面对，进行运动试验和训练。缩短禁食时间，术前口服10%糖水等。预防性使用抗生素，预防DVT。

（2）食管手术最常见的并发症是吻合口瘘，致死率高，吻合口愈合是否良好取决于充足的血流和氧供，影响因素很多，术中和麻醉相关的是系统血压、心输出量、氧供和补液量。补液应遵循个体化原则，在保证最适心输出量和氧输送的前提下避免过度补液，以免组织间隙水肿影响伤口愈合，同时也能减少患者术后呼吸系统并发症的发生，低氧血症本身就会造成吻合口瘘的发生率增加。这里也要提醒避免出现矫枉过正的过度限液，没有良好的组织灌注，同样会增加吻合口瘘的风险。

（3）食管癌手术时间一般为3～5 h，全麻联合硬膜外阻滞仍是最优选择，良好的术后镇痛管理可使患者早期拔管、早期活动，能够显著改善预后。

（李　懿　复旦大学附属中山医院麻醉科）

参考文献

［1］　SHEN Y, ZHANG Y, TAN L, et al. Extensive Mediastinal Lymphadenectomy During Minimally Invasive Esophagectomy: Optimal Results from a Single Center［J］.J Gastrointest Surg, 2012, 16, 715-721.

［2］　DURKIN C, SCHISLER T, LOHSER J. Current trends in anesthesia for esophagectomy［J］.Curr Opin Anaesthesiol, 2017, 30, 30-35.

［3］　FERGUSON M K, DURKIN A E. Preoperative prediction of the risk of pulmonary complications after esophagectomy for cancer.［J］. J Thorac Cardiovasc Surg, 2002, 123, 661-669.

［4］　FORCE S. The "innocent bystander" complications following esophagectomy: atrial fibrillation, recurrent laryngeal nerve injury, chylothorax, and pulmonary complications［J］. Semin Thor Cardiovasc Surg, 2004, 16, 117-123.

［5］　CHAPPELL D, JACOB M, HOFMANN-KIEFER K, et al. Hydrocortisone Preserves the Vascular Barrier by Protecting the Endothelial Glycocalyx［J］. Anesthesiology, 2007, 107(5):776-784.

［6］　HAHM T S, LEE J J, YANG M K, et al. Risk Factors for an Intraoperative Arrhythmia during Esophagectomy［J］. Yonsei Med J, 2007, 48, 474-479.

［7］　AL-RAWI O Y, PENNEFATHER S H, PAGE R D, et al. The effect of thoracic epidural bupivacaine and an intravenous adrenaline infusion on gastric tube blood flow during esophagectomy.［J］.Anesth Analg, 2008, 106(3):884-887.

［8］　TISDALE J E, WROBLEWSKI H A, KESLER K A. Prophylaxis of Atrial Fibrillation After Noncardiac Thoracic Surgery［J］.Semin Thorac Cardiovasc Surg, 2010, 22, 310-320.

［9］ INOUE J, ONO R, MAKIURA D, et al. Prevention of postoperative pulmonary complications through intensive preoperative respiratory rehabilitation in patients with esophageal cancer［J］.Dis Esophagus, 2013, 26, 68-74.

［10］ KASSIS E S, KOSINSKI A S, ROSS P, et al. Predictors of anastomotic leak after esophagectomy: An analysis of the Society of Thoracic Surgeons General Thoracic Database［J］.Ann Thor Surg, 2013, 96(6): 1919-1926.

［11］ JANOWAK C F, BLASBERG J D, TAYLOR L, et al. The Surgical Apgar Score in esophagectomy［J］.J Thor Cardiov Surg, 2015, 150(4): 806-812.

［12］ IPPEI, YAMANA, SHINSUKE, et al. Randomized controlled study to evaluate the efficacy of a preoperative respiratory rehabilitation program to prevent postoperative pulmonary complications after esophagectomy.［J］.Dig Surg, 2015, 32, 331-337.

［13］ FUMAGALLI U, MELIS A, BALAZOVA J, et al. Intra-operative hypotensive episodes may be associated with post-operative esophageal anastomotic leak［J］.Updates Surg, 2016, 68(2): 185-190.

［14］ CARLI F, SILVER J K, FELDMAN L S, et al. Surgical prehabilitation in patients with cancer: state-of-the-science and recommendations for future research from a panel of subject matter experts［J］.Phys Med Rehabil Clin N Am, 2017, 28, 49-64.

［15］ Sinclair R C F, Phillips A W, Navidi M, et al. Pre-operative variables including fitness associated with complications after oesophagectomy［J］. Anaesthesia, 2017, 72, 1501-1507.

［16］ DRUMMOND R J, VASS D, WADHAWAN H, et al. Routine pre- and post-neoadjuvant chemotherapy fitness testing is not indicated for oesophagogastric cancer surgery［J］. Ann R Coll Surg Engl, 2018, 100, 515-519.

［17］ MINNELLA E, AWASTHI R, LOISELLE S, et al. Effect of exercise and nutrition prehabilitation on functional capacity in esophagogastric cancer surgery: A randomized clinical trial.［J］. JAMA Surg, 2018, 153, 1081-1089.

［18］ NAVIDI M, PHILLIPS A W, GRIFFIN S M, et al. Cardiopulmonary fitness before and after neoadjuvant chemotherapy in patients with oesophagogastric cancer［J］.Bri J Surg, 2018, 105, 900-906.

［19］ THOMSON I G, WALLEN M P, HALL A, et al.Neoadjuvant therapy reduces cardiopulmunary function in patients undegoing oesophagectomy［J］. Int J Surg, 2018, 53, 86-92.

［20］ GUINAN E M, FORDE C, O'NEILL L, et al.Effect of preoperative inspiratory muscle training on physical functioning following esophagectomy［J］.Dis Esophagus, 2019, 32.

［21］ HALL BRADLEY R, FLORES LAURA E, PARSHALL ZACHARY S, et al. Risk factors for anastomotic leak after esophagectomy for cancer: A NSQIP procedure-targeted analysis［J］.J Surg Oncol, 2019, 120, 661-669.

［22］ LAM S, ALEXANDRE L, HARDWICK G, et al. The association between preoperative cardiopulmonary exercise–test variables and short-term morbidity after esophagectomy: A hospital-based cohort study［J］. Surgery, 2019, 166, 28-33.

［23］ LOW D E, ALLUM W, DE MANZONI G, et al. Guidelines for perioperative care in esophagectomy: enhanced recovery after surgery (ERAS®) society recommendations［J］.World J Surg, 2019, 43, 299-330.

［24］ MBOUMI I W, REDDY S, LIDOR A O, et al. Complications after esophagectomy［J］. Surg Clin North Am, 2019, 99, 501-510.

［25］ PATEL N, POWELL AG, WHEAT JR, et al. Cardiopulmonary fitness predicts postoperative major morbidity after esophagectomy for patients with cancer[J]. Physiol Rep, 2019, 7(14): e14174.

［26］SCHIZAS D, KOSMOPOULOS M, GIANNOPOULOS S, et al. Meta-analysis of risk factors and complications associated with atrial fibrillation after oesophagectomy[J]. Br J Surg, 2019, 106(5): 534-547.

［27］KAMARAJAH SK, LIN A, THARMARAJA T, et al. Risk factors and outcomes associated with anastomotic leaks following esophagectomy: a systematic review and meta-analysis[J]. Dis Esophagus, 2020, 33(3): doz089.

第三节 纵隔肿瘤手术的精确麻醉

纵隔是两侧纵隔胸膜之间所有器官的总称。纵隔的上界是胸廓入口，下界是膈肌，左右两侧分别是壁层胸膜，前界是胸骨的后缘，后界是脊柱的前缘，以上区域统称为纵隔。纵隔内的器官主要包括心包、心脏及出入心的大血管、气管、食管、胸导管、神经、胸腺和淋巴结等。

纵隔肿瘤可能压迫主气道、主动脉、肺动脉、心脏和上腔静脉，尤以上纵隔或前纵隔较为显著，或两者兼而有之。对麻醉医师来说，纵隔肿瘤的呼吸系统和循环系统并发症尤为棘手。因此本章将对纵隔肿瘤特征、术前评估、手术与麻醉、上腔静脉综合征、重症肌无力、体外膜式氧合（ECMO）以及纵隔镜检查进行详细介绍，以求做到精确。

一、纵隔肿瘤特征

（一）纵隔分区

纵隔分区现常用四分区法，以胸骨角与第四胸椎下缘的连线为界，将纵隔分为上、下纵隔。

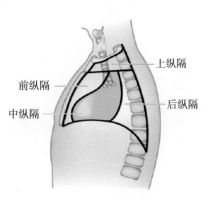

图 2-3-1　纵隔四分区的解剖位置

下纵隔又以心包的前、后面为界分为前、中、后纵隔：心包前面与胸骨之间为前纵隔；心包及大血管所占据的区域为中纵隔；心包后面与脊柱之间为后纵隔。**图2-3-1**显示了纵隔四分区的解剖位置。

（二）纵隔肿瘤性质

纵隔肿瘤可分为良性肿瘤、恶性肿瘤、畸胎瘤、神经鞘瘤、囊肿和动脉瘤等。绝大多数纵隔肿瘤位于上纵隔和前纵隔。**表2-3-1**显示不同纵隔区域的纵隔肿瘤性质。

表 2-3-1　纵隔肿物的性质

分类	成人	儿童
上纵隔	良性：胸腺瘤；胸骨后甲状腺；食管憩室；主动脉瘤 恶性：淋巴瘤；转移性肿瘤；甲状旁腺肿瘤	淋巴瘤；胸腺瘤；胸骨后甲状腺；甲状旁腺肿瘤
前纵隔	良性：胸腺瘤；胸腺囊肿；胸腺增生；甲状腺（甲状腺肿、异位甲状腺组织）；甲状旁腺腺瘤 恶性：胸腺瘤；甲状腺癌；精原细胞瘤；生殖细胞肿瘤（精原细胞瘤、畸胎瘤、非精原细胞瘤）；淋巴瘤	淋巴瘤；畸胎瘤；囊状水瘤；胸腺瘤；心包囊肿；先天性胸骨旁疝

分类	成人	儿童
中纵隔	良性：良性淋巴结病；囊肿；食管肿瘤；食管裂孔疝；心脏和血管结构疾病（心包囊肿、动脉瘤） 恶性：淋巴瘤；转移性肿瘤；食管癌；甲状腺癌	
后纵隔	良性：神经纤维瘤；神经鞘瘤；非嗜铬性副神经节瘤；食管裂孔疝 恶性：神经母细胞瘤	

二、术前评估

（一）临床症状和体征

纵隔肿物患者的常见症状包括呼吸困难、咳嗽、声音嘶哑、喘息、晕厥、胸痛、盗汗、体重减轻、吞咽困难和上腔静脉压迫综合征等。纵隔肿物也可能是无症状的，因其他疾病的检查而被偶然诊断。

术前应重点评估肿瘤对呼吸系统和循环系统的影响。呼吸系统会因肿瘤或充血的静脉压迫气道而发生改变。如果患者仰卧位时症状加重、端坐呼吸、气道受压横截面积≥50%，需要警惕麻醉诱导后气管插管困难。循环系统会因肿瘤压迫或侵犯心脏和大血管而发生改变。如果肺动静脉内存在癌栓、术中癌栓脱落、肿瘤侵犯或包绕大血管（上腔静脉或无名静脉）、心包积液，需要警惕麻醉诱导后循环衰竭，必要时术前准备股动、静脉插管，以便术中及时建立 ECMO。

纵隔肿瘤患者如为胸腺瘤，常伴有重症肌无力症状，术前评估应了解重症肌无力分型分期、严重程度及对药物治疗的反应。强调术前进行肺功能检查，对肺功能明显低下，有明显咳嗽、咳痰或吞咽困难等症状的患者，宜推迟手术，待药物及呼吸物理治疗后症状改善再择期手术。术前抗胆碱酯酶药物剂量减量到最小，以能维持足够通气量和有效咳嗽、吞咽能力为标准。术日早晨不停用胆碱酯酶抑制剂，并维持之前剂量，可以保持良好的呼吸功能。麻醉前用药原则是小剂量、能镇静并且不抑制呼吸。症状较轻可选用安定类药物，症状较重需慎用镇静药。抗胆碱酯酶药物的不良反应可增加呼吸道分泌物，对此可用阿托品或东莨菪碱控制。

（二）辅助检查

CT扫描作为重要的辅助检查手段，可以呈现纵隔肿物的大小、与邻近脏器的关系、肿物压迫气道的位置和程度以及心血管受累程度。但是CT扫描是静态图像，不能呈现肿物的动态变化。MRI可以呈现人体的软组织结构，尤其对神经源性和血管性结构可以清晰成像。

如CT或MRI结果提示心脏或大血管受累，则需要借助经胸超声心动图和经食管超声心动图来诊断。TTE和TEE可以提供更多心脏结构侵犯或压迫的信息。如CT或MRI结果提示纵隔肿瘤压迫气道，可在清醒状态下进行纤维支气管镜检查以评估气道压迫程度，作为制订麻醉诱导方案的辅助手段。

氟代脱氧葡萄糖正电子发射断层扫描（fluorodeoxyglucose positron emission tomography, FDG-PET）可以为分期、诊断和预后提供更多信息，因为它可以评估肿瘤的代谢活动，以预测其对新辅助治疗的反应。

三、手术与麻醉

（一）生理特点

由于纵隔肿瘤毗邻气道和心血管，在麻醉下纵隔肿瘤压迫或侵犯这些脏器而导致并发症。虽然大多数的并发症与前纵隔肿瘤相关，但中纵隔和后纵隔肿物在全身麻醉下也会导致呼吸系统和循环系统的改变。

自主呼吸时，肺的通气-血流比主要由肺顺应性控制。研究表明，麻醉状态下患者功能残气量降低。麻醉状态下，患者为仰卧位且肌肉松弛，膈肌向头侧移位，进一步减少气体交换。Neuman等陈述了全身麻醉下的三个危险因素：① 全麻下肺容量减少500～1500 ml；② 支气管平滑肌松弛导致气管容易受压；③ 膈肌松弛，胸腔内压力梯度下降导致气道扩张。这些变化在全麻状态下纵隔肿瘤患者中尤为显著，并且肿物压迫气道将进一步导致通气—血流比的改变。

如果纵隔肿物压迫心脏或大血管（如肺动脉和上腔静脉），则可能发生血流动力学的失代偿改变。肺动脉受到纵隔肿瘤压迫时，肺灌注减少可导致低氧血症、急性右心室衰竭甚至心搏骤停。上腔静脉受压迫时，主要导致静脉回流减少、心输出量减少。直接压迫心脏较少见，但可导致心律失常、心包积液、前负荷减少。

（二）手术特点

纵隔肿瘤的手术方式主要有胸腔镜微创手术和开胸手术。

（1）胸腔镜手术：又分单孔腔镜手术、单操作孔腔镜手术以及多孔腔镜手术。单孔腔镜手术就是在胸壁上打一个洞，器械都从这一个洞进去观察与操作；单操作孔腔镜手术就是一个洞做器械的操作，另外要加一个观察孔；多孔腔镜手术是在胸壁上打3～4个操作孔和观察孔。瘤体如果是比较小，对于前上纵隔或后纵隔的肿瘤，通过胸腔镜手术方式能做到完整的根治性切除。对于后纵隔的神经鞘瘤这些良性肿瘤，也可以通过这种方法得到很好的根治性切除。选择何种手术一切以患者的安全、手术的快捷方便为首要考虑。对于瘤体较小的纵隔肿瘤，近年来还发展了剑突下的腔镜手术，即不从胸壁打洞，而是从剑突下打2～3个洞把纵隔肿瘤切除，这样的切口对患者可以减轻疼痛，对呼吸系统影响较少。

（2）开胸手术：切口包括正中的胸骨劈开、上段的胸骨L形的劈开，以及左右侧胸部切口。还有一种叫蚌壳式的胸骨横断切口，这种切口主要是针对比较复杂的巨大纵隔肿瘤而设计。正中开胸手术，术中对肿瘤进行探查，可尽可能完整地切除肿瘤。对有些侵犯心脏和血管的纵隔肿瘤，需要合并大血管的切除，然后进行人工血管的置换，尽可能达到根治效果，对患者预后能有所改善。但此类开胸手术创伤大，术后呼吸和循环并发症发生率高。

（三）麻醉要点

1. 镇静

合理使用镇静药物，因为呼吸抑制、上呼吸道阻塞和任何程度的肌肉松弛都可能加重纵隔肿物的压迫症状。右美托咪定是一种理想的麻醉镇静药，无肌肉松弛作用，并且患者可以维持自主呼吸。

2. 高危患者的麻醉诱导

纵隔肿瘤患者，应根据其症状和CT扫描结果进行处理。对于"不确定"气道的患者，应尽可能在局部麻醉和区域麻醉下完成诊断性操作。对于"不确定"气道且需要全身麻醉的患者，需分步进行麻醉诱导。这种麻醉诱导称为"给自己留条退路"（noli pontes ignii consumer, NPIC）。在进行每个步骤前，都需要足够的通气和循环支持准备。使用短效药物可以迅速拮抗逆转。在麻醉诱导前，应制订气道和循环系统并发症的抢救方案。需要准备不同内径的气管导管、双腔气管导管、支气管封堵器、纤维支气管镜、硬质气管镜以及经验丰富的支气管镜医生、体外循环医生和装置。格隆溴铵可以减少气道分泌物，以及减轻迷走神经的反应。诱导方法归纳如下：

（1）局麻，有/无镇静。

（2）清醒状态下纤维支气管镜引导气管插管，使气管插管超过肿物压迫或狭窄区域，然后进行麻醉诱导。

（3）使用小剂量静脉麻醉药（例如氯胺酮、异丙酚或依托咪酯）或吸入麻醉药，并维持患者自主呼吸。

（4）静脉麻醉诱导使用肌松药。

3. 麻醉维持与监测

麻醉监测需要心电图、脉搏血氧饱和度、呼气末二氧化碳、有创动脉血压监测、中心静脉压监测。经食管超声心动图（TEE）作为监测和诊断血流动力学的手段，在纵隔肿物切除术中可能发挥越来越重要的作用。TEE提供心脏和周围脏器的实时成像；提供纵隔肿物的解剖和功能信息；还可以提供心脏收缩力、右心室流出道梗阻程度、容量状况和心包积液等信息。此外，TEE还可以用于不明原因的持续低血压和低氧血症的患者。

术中应尽可能给予小剂量的短效肌松药，并给予机械通气支持。在机械通气下，若气道压和血流动力学没有明显改变，则可以继续使用短效肌松药。对于高危患者术中需要ECMO支持，本节第六部分（"六、体外膜式氧合"）将进行更详细的探讨。

4. 术后监护

术后容易发生与纵隔肿瘤相关的并发症，因此需要继续密切监护。麻醉苏醒期，患者疼痛、焦虑或咳嗽将加重气道损伤，从而表现出呼吸困难。巨大纵隔肿瘤长期压迫气道容易造成气道软化。此外，对紧闭的声门加压给氧时，上气道梗阻和肌张力下降会进一步加重气道塌陷。气道水肿和上腔静脉阻塞的患者拔管后有呼吸困难风险。大多数患者需要术后严密的监护，特别是在气道梗阻原因未得到完全控制的时候。

随着对患者术中急性呼吸道阻塞危险认识的提高，手术室发生的危及生命的事件越来越少。急性呼吸道梗阻更可能发生在术后苏醒室。因此，术后苏醒期应该保持警惕。

5. 前纵隔巨大肿瘤患者麻醉处理的特殊性

由于前纵隔巨大肿瘤在麻醉诱导时可发生威胁生命甚至致死性呼吸道梗阻或循环虚脱，故对其麻醉处理的某些问题再做强调。术前应注意患者的症状和体征，如仰卧位呼吸困难或咳嗽提示呼吸道并发症的发生率增加；晕厥或心外流出道梗阻症状则反映心血管并发症的危险性增加。颈、胸部CT片可显示肿块的位置、范围、气道受累情况；心脏超声检查则用于评估心脏、体血管和肺血管的受压情况。麻醉风险评估中，重要的是考虑患者的诊治方案是为了诊断还是治疗。如果为了诊断性操作，CT扫描、肺功能流速-容量环以及超声心动图检查评估肿瘤的位置，只要这三种检查结果中的一项为阳性，则采用全身麻醉属于高危，建议尽可能采用局部麻醉、清醒、CT引导下的穿刺活检术，其诊断的精确性可超过90%。一旦明确诊断，如果需要手术治疗，则需进一步制订安全的麻醉方案。

全身麻醉诱导必须在心电图、脉搏血氧饱和度、呼气末二氧化碳和有创动脉血压监测下进行，保留自主呼吸直至呼吸道得到控制，值得注意的是，即便保留了自主呼吸也有可能是不安全的。如果在诱导前CT显示无终末气管受压，可以顺利插入气管导管，则清醒气管插管是安全可靠的。如果需要肌肉松弛，第一步必须确认手控正压通气有效，然后应用短效肌肉松弛药。如果发生气道或血管进一步受压，则必须立刻手术暴露，故麻醉诱导前外科医师应洗手准备随时手术。术中威胁生命的气道受压可用下列方法应对：重新翻动患者体位（回到诱导前或患者较少出现症状的体位）或应用硬质气管镜越过阻塞部位远端进行通气。麻醉诱导插管后，由于肌松药、重力及体位等的影响，部分患者可出现巨大肿瘤压迫肺叶致肺不张、低氧血症、气道压增高等，需要调节体位达到最佳状态，必要时须让手术医师配合，立刻进胸托起肿瘤，以解除对肺叶及气道的压迫。对于麻醉诱导后，肿瘤压迫气管和血管，导致气道压升高和血压降低加重呼吸系统和循环系统，此时减浅麻醉的是无效的，只有立刻正中胸骨劈开，术者提升肿瘤，使肿瘤离开大血管方可缓解。术前评估后认为诱导后不能维持呼吸系统、循环系统功能的患者，可在ECMO辅助下进行麻醉诱导和手术。

麻醉苏醒期需排除气管软化后才能拔管，注意术中对受压部位的观察，并在拔管前先放气囊后观察，拔管时可在气管导管内先置入较细的交换导管，一旦拔除气管导管后有问题，可以顺着交换导管再次插管；另外，也可在拔管时经气管导管置入纤维支气管镜明视观察，如无气管软化则拔出气管导管。巨大纵隔肿瘤如果术中循环波动明显，则可能术后仍需要血管活性药物进行循环支持。

四、上腔静脉综合征

（一）病因与症状体征

上腔静脉综合征是由上腔静脉的机械阻塞所引起。上腔静脉综合征的发生原因包括：支气管肺癌（87%）、恶性淋巴瘤（10%）、良性病变（3%）如中心静脉营养、起搏器导线产生的上腔静脉血栓、特发性纵隔纤维化、纵隔肉芽肿以及多结节性甲状腺。上腔静脉综合征的典型特征包括：上半身表浅静脉怒张；面颈部、上肢水肿；胸壁有静脉侧支循环。静脉怒张在平卧时最明显，但大多数患者在直立时静脉也不会像正常人一样塌陷，面部水肿较为明显，眼周围组织肿胀以至于不能睁眼，严重的水肿可掩盖静脉扩张症状。大部分患者的呼吸道黏膜水肿可引起呼吸道梗阻症状（呼吸急促、咳嗽、端坐呼吸）；此外，还可因脑静脉回流障碍引起脑水肿致意识、精神、行为改变。

（二）麻醉管理

麻醉前评估包括详细的呼吸道检查。面颈部水肿同样可以出现在口腔、口咽部和喉咽部。另外，还可能存在呼吸道外部的压迫和纤维化，正常呼吸运动受限，或存在喉返神经损害。怀疑有气道压迫时，术前应行CT扫描进行评估。

麻醉前慎用镇静药，以免加重呼吸困难。为减轻气道水肿，患者以头高体位护送到手术室。存在呼吸道阻塞或肌无力综合征时，首选在局麻下清醒插管。如果采用全麻，诱导前应在局麻下用纤维支气管镜对气道进行评估，采用纤维支气管镜外套加强型气管导管，纤维支气管镜辅助下插入气管导管。全麻诱导采用半斜坡卧位。整个手术过程中最好能保留自主呼吸，避免使用肌松剂，以防胸腔内压力波动过大，使已软化的气管支气管系统发生塌陷。在场人员应该具备快速改变患者为侧卧或俯卧位的能力。随时准备好硬质气管镜，以通过远端气管和隆突部位的梗阻，以避免麻醉诱导及正压通气导致的循环系统急剧恶化，必要时需提前准备ECMO。

麻醉监测可采用有创动脉测压，上肢采用桡动脉、下肢采用股动脉或足背动脉穿刺置入测压管。由于肿物压迫上腔静脉，导致静脉回流障碍，术中若需要快速输血，宜采用两条大口径静脉通路，其中一条在下肢。有人提出行人工血管搭桥阻断无名静脉前，可给予肝素100 IU/kg，人工血管吻合完毕，除去心耳钳后，静脉注射鱼精蛋白中和肝素。也有人建议不给予鱼精蛋白，以免发生静脉血栓，堵塞人工血管。根据术中失血量多少及时补充胶体液提升血容量。若手术时间长，输入过多液体和血制品时，需注意保温。

出血是术中常见问题。过多失血是由于中心静脉压太高，破坏了侧支循环血管。因病变造成术野组织解剖变形，血管蜿蜒屈曲，大量出血和渗血，术野显露不清，手术愈发困难，可能误伤动脉而发生大出血。因此，手术一开始就应备血，且需有足够的血源，术中注意保护重要脏器。为了保证足够的脑供血，阻断一侧无名静脉的时间不宜太久，一般限于30 min以内。临床经验发现，上腔静脉综合征多为逐渐发生，侧支血管多已建立，手术时阻断一侧无名静脉仍可有另一支无名静脉回流。术中偶有可能压迫右总动脉引起偏瘫，长时间主动脉受压后容易发生心动过缓，可予静脉注射阿托品。

五、重症肌无力

（一）术前准备

重症肌无力是一种神经肌肉接头的疾病，由于神经肌肉接头运动终板上乙酰胆碱受体数量减少而出现肌无力症状。

术前访视应了解重症肌无力分型分期、严重程度及对药物治疗的反应。强调术前进行肺功能检查。若肺功能明显低下，有明显咳嗽、咳痰或吞咽困难等症状的患者，宜推迟手术，待药物及呼吸物理治疗后症状改善再择期手术。

术前抗胆碱酯酶药物剂量应减量到最小，以能维持足够通气量和有效咳嗽、吞咽能力为标准。术日早晨不停、不减胆碱酯酶抑制剂，可以保持良好的呼吸功能，无缺氧，无二氧化碳蓄积，有利于麻醉诱导和维持，保证手术的顺利进行。麻醉前用药原则是小剂量、能镇静并且不抑制呼吸。症状较轻可选用安定类药物，症状较重则不用或少用镇静药。抗胆碱酯酶药物的不良反应可增加呼吸道分泌物，对此可用阿托品或东莨菪碱控制。

（二）麻醉管理

麻醉方式和药物的选择应尽量不影响神经肌肉传导。胸腺切除或胸腺瘤切除手术多采用胸骨正中切口，故选用气管内插管全身麻醉为宜，同时使用丙泊酚加小剂量镇痛、镇静药辅助。麻醉诱导多采取快速诱导，在利多卡因充分表面麻醉下，经口腔或鼻腔行气管内插管。如果估计术后需要长时间人工呼吸机辅助通气，最好行经鼻腔插管，便于术后患者耐受与呼吸道管理。麻醉插管时尽量不用肌松药，必要时，可用去极化肌松剂琥珀胆碱 $1.0 \sim 1.5 \, mg/kg$。术中麻醉维持可选用非去极化肌松剂，但是用量不能过大，因为重症肌无力患者对这类肌肉松弛剂的敏感性很高。临床经验表明阿曲库铵为常规用量的 $1/5$ 即可。

周围神经刺激器是麻醉期间评定神经肌肉传导功能最可靠的方法。周围神经刺激器刺激运动神经，测定其引起肌肉收缩的机械效应或肌电效应，术中连续监测可以掌握神经肌肉接头功能。氨基糖苷类抗生素，如链霉素、卡那素、庆大霉素等，还有多黏菌B、四环素、林可霉素、克林霉素等，会减少神经肌肉接头处的乙酰胆碱，因而不宜使用。抗心律失常药（如普鲁卡因胺）和利尿药（如呋塞米），均有加重肌无力的作用，也不宜使用。

与其他手术一样，术中应保持呼吸道通畅，充足供氧，防止二氧化蓄积。注意术前服用大量抗胆碱酯酶药的患者，术中分泌物增多，需随时吸引清除。

（三）术后拔管

术毕在肌松监测下给予新斯的明和阿托品拮抗肌松药的残余作用。当自主呼吸频率及潮气量恢复正常，神志完全清醒，咳嗽及吞咽反射活跃，即可拔除气管内插管。当重症肌无力累及延髓支配肌和呼吸肌时，只有在确认咽下功能恢复、抬头时间超过5s、自主呼吸吸气力超过 $30 \, cmH_2O$ 时，方可作为术后拔管的指征。对于病史较长、术前有呼吸功能不全、服用大剂量抗胆碱酯酶药物的患者，最好保留气管插管，以便呼吸机辅助通气，也方便随时清理呼吸道分泌物。一项预测胸骨劈开胸腺切除术后是否需要长期机械通气支持，该评分系统提示患者存在以下因素时术后可能需要长时间机械通气支持：病程超过6年，有慢性呼吸系统疾病，溴斯的明剂量大于750 mg、每日两次，肺活量小于2.9 L。但目前早期进行微创手术治疗，并通过药物稳定病情，可大幅度降低术后机械通气的需要。

术后合并症主要是肌无力危象、急性呼吸功能不全，其他与手术有关的合并症为出血和气胸。强调术后护理重点在于咳嗽、排痰及呼吸支持，定时测定动脉血气分析，警惕术后肌无力危象和胆碱能危象的发生。术后肌无力症状恶化的患者，需进行人工辅助呼吸加强呼吸道管理，防止发生呼吸系统感染及呼吸功能不全，同时需积极进行药物治疗、免疫抑制剂治疗，甚至血浆置换。

（四）重症肌无力危象

重定肌无力的危象是指伴随着重症肌无力症状急骤恶化而出现的呼吸肌严重麻痹，造成呼吸困难和呼吸衰竭状态。危象又分为肌无力危象、胆碱能危象和反拗性危象三种。

肌无力危象：因乙酰胆碱分泌过少或抗胆碱酯酶药物用量不足所引起，给予抗胆酯药新斯的明0.5~1.0 mg，或依酚氯铵2~10 mg，可使肌张力恢复、呼吸功能改善。

胆碱能危象：因胆碱酯酶量不足、乙酰胆碱的作用过度而引起，临床上患者出现瞳孔缩小、呼吸道分泌物增多、肌肉亢进、肠鸣音亢进、出汗等毒蕈碱样反应，给予抗胆碱酯药物则使症状加重。

若临床医师第一时间不能确定患者为何种危象时，可试验给予依酚氯铵2 mg，如果肌张力恢复、呼吸改善，则为肌无力危象。如果给予依酚氯铵以后，患者上述症状加重，并伴有肌束震颤，则为胆碱能危象。如果给药后症状无明显变化，则为反拗性危象。

出现肌无力危象，给予新斯的明1 mg肌内注射。若症状不能控制，可加用短期大剂量激素治疗，以后逐渐减量。出现胆碱能危象，给予阿托品1~2 mg静脉注射，每30 min一次，直至出现轻度阿托品中毒样改变，同时可以静脉滴注解磷定恢复胆碱酯酶活性，从而减少体内胆碱的含量。对反拗性危象，主要是对症治疗，重点是纠正通气不足产生的各种症状。

术后无论出现哪一种危象，主要的特征是急性呼吸衰竭，患者出现呼吸困难和一定程度的呼吸性酸中毒，均需急诊气管插管行呼吸机辅助呼吸支持治疗。所以，术后患者突然出现呼吸困难，增加吸氧浓度无明显改善时，此时应首先进行气管插管，呼吸机辅助通气，维持患者呼吸、循环稳定。以后再判断、确定是哪种危象，并进行相应处理。

六、体外膜式氧合

（一）体外膜式氧合技术

膜式氧合器在20世纪70年代初期开始进入临床，主要在重症监护室对急性呼吸窘迫综合征患者进行呼吸辅助治疗。它从外周连接人体较大的静脉、动脉，是相对小型、简单、单泵驱动的闭合氧合系统，又称体外膜式氧合（ECMO）。ECMO与心脏手术广泛使用的开放式、相对复杂的体外循环（cardiopulmonary bypass, CPB）不同，在外周血管插管条件下，它不能替代体外循环，只是辅助患者的呼吸功能。在ECMO辅助下，呼吸衰竭患者的呼吸机通气指标显著降低，避免病肺在高氧、高气压的通气治疗下发生气压伤。此外，ECMO对心脏功能也有一定的辅助作用。由于ECMO使用的管路少，肝素用量低，并发症也比CPB明显减少。

（二）临床应用

前纵隔巨大肿瘤在麻醉诱导时存在巨大风险，在气管插管前给予肌松药物后巨大肿物有可能下坠压迫气管，导致患者窒息甚至突然死亡。ECMO可以作为麻醉诱导的安全保障。

ECMO的启动时间为10~20 min，一旦手术开始，患者的体位和各种不利因素可能限制

ECMO的建立，然而10～20 min的ECMO启动时间可导致患者缺氧性脑损伤。因此，高危患者可预先考虑股动静脉插管，以备在最短时间内进行ECMO辅助救治。既往的策略包括清醒插管或在气管插管前，建立股动脉和股静脉插管，规避麻醉诱导的风险。ECMO操作简单、并发症相对少，已被更多的麻醉医师选择替代常规体外循环。一般选择V-V模式。中心插管的优势在于ECMO可以获得更大的转流量，在稳定血流动力学方面明显强于外周插管。

ECOM存在抗凝和潜在的血管穿刺风险。但是，有些患者可能无法耐受清醒插管，或者无法耐受仰卧位。一些专家主张，在未启动CPB前预先留置股动静脉穿刺导丝，这可能是一种折中方法，既能保证麻醉的安全，也能为患者提供舒适度。

七、纵隔镜检查

（一）纵隔镜手术

纵隔镜可用于肿瘤分期、评估纵隔淋巴结、获取组织学样本用于诊断纵隔肿物，也用于后纵隔肿瘤和前纵隔微小肿瘤摘除手术。既往有纵隔镜检查和纵隔炎病史者为绝对禁忌。气管明显移位、上腔静脉综合征及大血管动脉瘤也不宜进行纵隔镜手术。

胸骨上切迹切口入路的纵隔镜手术又称颈部纵隔镜手术，主要用于上纵隔病变的诊断和治疗（图2-3-2）。胸骨左缘第2肋间切口与胸骨旁纵切口入路的纵隔镜手术又称前纵隔镜手术，主要用于前纵隔、肺门、上腔静脉区域病变的诊断及治疗。

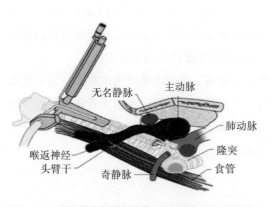

无名静脉　　主动脉
肺动脉
喉返神经
头臂干　　隆突
奇静脉　　食管

图2-3-2　纵隔镜在气管前筋膜及其周围相关结构的图示

（二）麻醉管理

术前麻醉用药无特殊要求，麻醉方法包括局部麻醉与全身麻醉。纵隔镜检查可以在镇静及局麻下进行，但为了安全起见，一般多选用全身麻醉控制呼吸。全身麻醉既能抑制喉与气管反射，防止身体活动和呛咳，当意外损伤静脉时，也可减少发生气栓的可能性。同时，全身麻醉有利于及时处理严重并发症，如意外大出血等。

纵隔镜检查常压迫大血管，特别是从右侧颈部进纵隔时多见，可导致静脉回流障碍和动脉血管受压，颈动脉及锁骨下动脉血流降低，其中以右侧头臂干受压最多见。采用右上肢测量血压和血氧饱和度可以及时了解动脉受压情况，但此时右上肢的血压变化或脉搏的变化不能完全反映全身情况，故多主张同时测量双侧肢体血压以监测全身情况。纵隔镜检查有可能发生意外大出血等合并症，此时需要紧急剖胸止血并快速输血，所以术前宜建立两路静脉通路。由于上腔静脉有可能受到纵隔肿瘤压迫，或纵隔镜操作压迫致回流受阻，因此，开放静脉通路应有一条在下肢静脉。

纵隔镜检查有可能压迫气管，术中应持续监测气道压力，及时了解气道是否受压，同时要以较低的吸气压达到满意的氧合，并保证二氧化碳排出，胸内压力降低有利于静脉回流，如已存在呼吸道阻塞或重症肌无力，首选在局麻下清醒插管，必要时对声门进行表面麻醉后，吸入麻醉诱导剂，在深度麻醉下插入气管导管。

纵隔镜手术操作时间短，应选用中、短效肌肉松弛药，如阿曲库铵和罗库溴铵。吸入麻醉剂可考虑选用起效快、代谢快的七氟烷和地氟烷。手术操作可能刺激上纵隔与气管等部位，因此麻醉要有足够的深度以防止呛咳。术后拮抗肌松药的残余作用，适时拔除气管导管。

（三）并发症处理

纵隔肿瘤对大血管的压迫可能导致麻醉诱导与正压通气时循环功能的恶化。一旦发现气道受压或血管受压，必须立即通知手术医师，退出纵隔镜或改变、调整纵隔镜位置。主动脉长时间受压后容易发生心动过缓，可静脉给予阿托品治疗。纵隔镜活检不慎损伤大血管可导致危及生命的严重出血。静脉出血可采用直接压迫与填塞压迫的方法暂时止血，并根据损伤严重程度决定是否开胸止血。动脉出血则需紧急开胸手术止血。为预防术中紧急需要，输血、输液最好经下肢大静脉通路。纵隔镜操作过程中应重视气栓发生的可能，一旦发生气体栓塞，首先将患者置于头低左侧位，再根据栓塞的部位、严重程度予以相应处理。

纵隔镜术后，仍然存在出血危险，因此，术后还应继续监测生命体征。胸膜创伤可导致气胸，发现气胸后应行胸腔闭式引流。操作中还可能损伤喉返神经与膈神经，出现声音嘶哑和胸闷气短等症状，症状轻者面罩吸氧可缓解，症状严重者发生呼吸窘迫，需及时行气管插管。

（顾鞿　朱宏伟　上海交通大学医学院附属胸科医院麻醉科）

参考文献

［1］ 邓小明，姚尚龙，于布为，等.现代麻醉学［M］.4版.北京：人民卫生出版社，2014.

［2］ 邓小明，曾因明.米勒麻醉学［M］.7版.北京：北京大学医学出版社，2011.

［3］ 张志庸.协和胸外科学［M］.2版.北京：科学出版社，2010.

［4］ KAPLAN JA, SLINGER PD. Thoracic Anesthesia 3rd. Philadelphia PA［M］. Elsevie Science, 2003.

［5］ PULLERITS J, HOLZMAN R. Anaesthesia for patients with mediastinal masses［J］. Can J Anaesth. 1989, 36(6): 681-688.

［6］ BECHARD P, LETOURNEAU L, LAEASSE Y, et a1. Perioperative cardiorespiratory complications in adults with mediastinal mass: incidence and risk factors［J］. Anesthesiology, 2004, 100(4): 826-834..

［7］ GABOR ERDOS, IRENE TZANOVA. Perioperative anaesthetic management of mediastinal mass in adults ［J］. Eur J Anaesthesiol, 2009, 26(8): 627-632.

［8］ BLUM JM, FETTERMAN DM, PARK PK, et al. A description of intraoperative ventilator management and ventilation strategies in hypoxic patients［J］. Anesth Analg, 2010, 110(6): 1616-1622.

［9］ LANG G, GHANIM B, HOTZENECKER K, et al. Extracorporeal membrane oxygenation support for complex tracheo-bronchial procedures［J］. Eur J Cardiothorac Surg, 2015, 47(2): 250-255.

［10］ KROENKE K, LAWRENCE VA, THEROUX JF, et al. Operative risk in patients with severe obstructive pulmonary disease［J］. Arch Intern Med, 1992, 152(5): 967-971.

［11］ PEREIRA ED, FERNANDES AL, DA SILVA ANCAO M, et al. Prospective assessment of the risk of postoperative pulmonary complications in patients submitted to upper abdominal surgery［J］. Sao Paulo Med J, 1999, 117(4): 151-160.

［12］ SHAMBERGER RC. Preanesthetic evaluation of children with anterior mediastinal masses［J］. Semin Pediatr Surg, 1999, 8(2): 61-68.

［13］ REDFORD DT, KIM AS, BARBER BJ, et al. Transesophageal echocardiography for the intraoperative evaluation of a large anterior mediastinal mass［J］. Anesth Analg, 2006, 103(3): 578-579.

［14］ HONG Y, JO KW, LYU J, et al. Use of venovenous extracorporeal membrane oxygenation in central airway obstruction to facilitate interventions leading to definitive airway security［J］. J Crit Care. 2013, 28(5): 669-674.

［15］ RADAUCEANU DS, DUNN JO, LAGATTOLLA N, et al. Temporary extracorporeal jugulosaphenous bypass for the peri-operative management of patients with superior vena caval obstruction: a report of three eases［J］. Anaesthesia, 2009, 64(11): 1246-1249.

［16］ MERCADAL S, BFIONES J, XICOY B, et al. Intensive chemotherapy (high-dose CHOP/ESHAP regimen) followed by autologous stem-cell transplantation in previously untreated patients with peripheral T-cell lymphoma［J］. Ann Oncol, 2008, 19(5): 958-963.

［17］ ESCALON MP, LIU NS, YANG Y, et al. Prognostic factors and treatment of patients with T-cell non-Hodgkin lymphoma: the M.D. Anderson Cancer Center experience［J］. Cancer, 2005, 103(10): 2091-2098.

第四节　气管、支气管切除与重建手术的精确麻醉

气管疾病的外科治疗，特别是气管、支气管的切除与重建术，早期研究就已经包括了麻醉，气管外科的成功，需要外科医生和麻醉科医生默契合作。气管外科涉及的范围很大，从简单的纤维支气管镜光学检查到复杂的切除与重建。在进行气管手术时，手术医生和麻醉医师经常需要共享气道。手术的目的是维护或重建通气道，这势必对麻醉医师提出了气道控制和通气安全方面的更高要求；麻醉医师既需要控制呼吸道，同时还需维持良好的气体交换和术野暴露。比较复杂的气管手术建议送到大体量专科医疗中心，因为那里有经验丰富的专家并且已经建立有专业特长的医疗规范流程。然而，所有的麻醉科医生都将通过对气管外科处理原则和对低位气道病变实际处理方法的了解而获益。我国实施的气管切除与重建手术多为气管肿瘤，而在国外的文献中，气管狭窄性病变在此类手术中占很大比重。本节主要回顾气管手术的特殊因素和外科操作期间的麻醉管理方法。

一、气管的切除与重建

（一）术前评估与准备

从最简单的层面而言，气管重建的麻醉存在与外科共用气道的特殊状况。完善的术前评估有助于了解患者病变程度以避免风险。患者的全身状况、呼吸困难程度、呼吸困难与体位的关系均需做细致了解。一般来讲，气管腔狭窄至 1 cm 时，可出现特殊的喘鸣音，＜1 cm 时则呈明显的呼吸困难，＜0.5 cm 时活动即受限制，并出现典型的"三凹征"。术前应详细询问患者排痰的困难程度、运动的耐受性、仰卧位呼吸的能力以及用力吸气和呼气的程度（因为气管塌陷或可活动的肿瘤在用力呼吸时可加重气道梗阻）。此外，还应确认患者的心肺功能情况，以及是否合并其他系统的疾病。术前的肺功能检查对于术中通气维持和术后恢复有重要价值，但部分患者在术前无法实施，可以通过血气分析检查获得相关的信息。

明确气管狭窄的部位、性质、范围、程度和可能突发的气道梗阻是术前评估的重点。随着医学影像学技术的提高，螺旋CT及计算机三维重建技术使我们能够更形象地了解气管的具体状况，甚至是气管镜也达不到的狭窄远端。纤维支气管镜检查通过肉眼直视可明确气管管腔的大小以及走向，有助于了解气管壁是否有充血或者脆弱易出血，有助于气道保障措施的安排，是诊断气道病变的"金标准"，但对于气道严重梗阻，气管镜无法通过狭窄部位的患者，就可能无法了解病变远端的气道情况，而且给这些严重通气阻塞患者行气管镜检查的风险很大。所以建议对存在严重气道梗阻的患者，气管镜检查应安排在手术前，在手术室内且在麻醉和外科医生就位后进行，因为一旦气道功能完全丧失，随时可以紧急手术。

麻醉医师应当直接参与手术计划的讨论，了解手术径路和过程：高位气管手术多采用颈横

切口，主动脉弓上主气管手术以胸骨正中切口，下端气管涉及隆突及支气管多采用右后外侧切口进胸。常见的手术方式有：气管环形切除端端吻合、隆突切除和重建等。

（二）麻醉诱导

麻醉诱导过程是气管手术麻醉最危险的阶段之一，麻醉诱导可采用吸入麻醉，也可以采用静脉麻醉，必须结合患者具体病情、病变情况和麻醉医师的实际经验，依照麻醉计划和准备进行选择，不宜使用长效麻醉药物。麻醉诱导前要仔细分析患者的病史和辅助检查，特别是近期的CT及气管镜检查报告，以便发现气道阻塞的危险因素。对于高危患者，在气道安全受到保障之前，最安全的方法是保留患者的自主呼吸。可以使用小剂量镇静药物或者吸入麻醉药，使患者的意识消失，在此阶段要尝试能否进行通气控制，如能控制通气，则利用正压通气的优势，不但要考虑肌松药的使用，还要迅速达到足够的麻醉深度，如不能够控制通气，就不应使用肌松药。麻醉诱导方法的选择主要包括以下几种：

1. 局部麻醉

高位病变可以在局部麻醉下行气管切开后再从气管造口处插入气管导管。但由于惧怕呼吸道梗阻而过度保守地应用镇静、镇痛药物，可能使患者经历一定程度的痛苦。α_2受体激动剂右美托咪定用于临床，为保留自主呼吸清醒镇静提供了便利，可用$1\,\mu g/kg$，$10\,min$静脉微泵注射，达到镇静而无呼吸抑制之虑，且可减轻患者的痛苦。

2. 吸入诱导

采用七氟烷吸入诱导，达到足够的麻醉深度后，结合呼吸道表面麻醉再实施支气管镜检查，然后进行气管插管或置入喉罩。

3. 静脉诱导

如果患者在仰卧位可保持呼吸通畅（例如日常睡眠不受限），而且气道病变固定，估计气管插管无困难时，则可采用含肌肉松弛药的静脉诱导。

4. 人工心肺支持下麻醉诱导

对于呼吸困难严重，需要上半身抬高及麻醉后气道情况无法判断的患者，可借助体外膜肺氧合的方法来保证患者的正常氧供。

麻醉维持有多种方法，吸入麻醉能有效抑制气道反应，具有价廉、消除较快的优点，其缺点是气道在手术过程中需要间段开放，从而使大量的吸入性麻醉药污染手术室环境，同时，在这些阶段，麻醉药并没有进入患者体内，因此在气道开放的前后需要补偿性地加深麻醉。静脉全麻非常适合于气管外科手术，通气过程和麻醉深度并不相干，也不会污染手术室空气。丙泊酚复合瑞芬太尼靶控输注，能够有效抑制气道反应，一旦停止输注，麻醉苏醒迅速而完全。宜采用中效非去极化肌肉松弛药维持肌肉松弛状态，以减少操作中刺激气管造成的患者不随意体动。

局部麻醉只用于简单的气管操作，如纤维支气管镜检查或气管造口术。局限于颈段气管的手术可以在保留自主呼吸全身麻醉复合局部神经阻滞下进行，但是这需要默契的配合，并需要做好控制远端气道的准备。

麻醉监测的重点在于呼吸状态的评估，监测准备按照全身麻醉常规监测，有创动脉压监测和呼气末二氧化碳监测是必要的，术中应随时进行血气和电介质检测。

（三）插管方法和通气方式的选择

1. 气管导管放置的位置

如果条件允许，切除开始时，气管导管的最佳位置是位于病变的远端，因为在某些气管病变类型中，如果气管导管位于病变的近端，手术操作会加重气道阻塞。如果病变处于高位或者位于气管中段，则使用标准长度的气管导管；如果病变处于低位气管，那么就采用近端加长的气管导管给患者插管。

2. 麻醉插管方法的选择

麻醉插管方法的选择应根据病变部位及病变特点：① 若肿瘤或狭窄部位位于气管上部靠近声门，则气管导管无法通过，应在局麻和静脉镇静下由外科医生行颈部气管切开，在狭窄部位下建立通气；如果瘤体较小，可以在纤维支气管镜引导下插入小直径气管导管通过肿瘤，或者可以直接插入喉罩，进行间隙正压通气或手控正压通气，以提供良好的通气。② 若肿瘤或狭窄部位位于气管中部，对于气管肿瘤蒂细、肿瘤质地脆、易出血等导管插过有顾虑的患者，可放弃导管通过的尝试，将导管留置狭窄部位以上，手法正压通气无阻力的情况下全麻下开始手术。③ 对于蒂粗、不易脱落的肿瘤，在纤维支气管引导下气管导管尝试可以通过的就通过，通不过的将导管留置狭窄部位以上。

3. 台上离断气管后的通气方式

对于手术暴露病变的气管，外科医生应待充分退出气管导管后切断气管，将台上插管置于手术野且放入远端的气管，连接麻醉回路进行机械通气（图2-4-1）。如有可能，麻醉回路应含采样口，以便评估呼气末二氧化碳。安置于手术野的气管导管可能处于极度屈曲位，因此要选择带钢丝加强抗扭折的硅胶导管。切开远端的台上插管置入过深容易进入一侧的主支气管，而且台上出血和血凝块能从手术野进入气管内，因此，麻醉医师应高度警惕导管的位置、气道压和肺顺应性的变化，以及患者的氧合状况，及时提醒外科医师调整位置并注意保证血液不要进入远端气道。

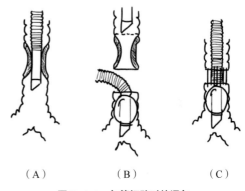

图2-4-1　气管切除时的通气

（A）退出气管导管，在病变下切断气管，实施台上插管，如果远侧的气管不够长，则将套囊置于左主支气管行单肺通气；（B）在所有的缝线安置好后，拔除台上插管，将近端气管导管伸向远侧，完成气管的端端吻合；（C）也可以不使用台上插管，离断气管后经气管导管插入高频喷射通气导管，在高频喷射通气的支持下完成气管吻合

4. 重建时的通气方式

切除病变气管，准备进行重建，间断拔除台上插管，便于吻合气管后壁，而后移除台上插管，将口内气管导管送过吻合口、置于远端，气管气囊充气后施行通气，缝合气管前壁，完成吻合。如果在高频喷射通气支持下手术，因喷射通气导管口径细不易对吻合操作造成干扰，可以在全部吻合完成再移除，恢复经口插管或喉罩通气。

如果有高频通气设备，可以选择另一种通气方案：通过经口气管导管或喉罩插入喷射导管进行高频喷射通气（high frequency jet ventilation, HFJV）。高频喷射通气作为一种在开放条件下的通气手段，喷射导管口径细且不需要封闭气道来提供通气支持，在气管手术中应用有其独特的优越性：喷射导管较细，使用灵活，提供充分的氧合避免低氧，可以通过狭窄部位和气管切端，且对手术缝合干扰小。其缺点是：难以快速评估通气是否充足，有可能发生低通气和CO_2重复吸入；由于远端气道处于开放状态，术野的血液容易进入气管内；如果高频喷射通气管伸入太细的肺内支气管分支，则持续存在气压伤的风险；没有湿化的喷射气体使得整个呼吸道容易脱水，分泌物更难以排出；无法通过高频喷射通气来给予吸入麻醉药；高频喷射通气管容易在气道内移位（脱出或者过深），因此需要额外关注导管位置。

对于呼吸困难严重，需要上半身抬高及麻醉后气道情况无法判断的患者，可借助体外循环，在局麻下行股动脉插管，通过经股静脉右房引流体外膜肺氧合的方法来保证患者的正常氧供。

颈部屈曲可缩短气管开口和隆突之间的距离从而降低吻合口张力，因此需要在吻合完成后和整个术后康复期保持颈部的屈曲体位。

在某些情况下，气管重建过程中需要将经口气管导管从气管中彻底拔除，这样可以充分暴露声门下结构以利于该水平的修复。可以将细小的硬质导引管从手术野逆行插入，从口腔引出，然后将气管导管与导引管的末端连接一体，从而在需要时将气管导管拉入气管内。这种逆行气管插管法在以下的情况中最为有效：必须拔除经口气管导管；患者已有气管造口。如果是近端气管病变，也可能需要从气管中拔出导管，在经口气管导管完全退出之前，将导引管与之连接，再需要进行逆行插管时，问题就简单得多了。

最后，永远不要排除吻合口的技术问题，应在手术结束之前用纤维支气管镜检查吻合口。

（四）苏醒期处理

由于手术后导管在气管内刺激气管的吻合口，特别是当导管的末端或套囊位于缝合线时；同时正压通气使缝合线绷紧，气管黏膜闭合以前容易将空气经针孔压入周围组织影响吻合口的愈合，因此提倡在手术后尽早拔除气管导管，并保证患者拔管的气道保持通畅。但重建的气道是脆弱的，随时有可能出现危险，而且重新建立安全的气道也是困难的。应注意以下几点：

（1）必须严格保持患者颈部前屈以减少吻合口张力。苏醒时哪怕是短暂的颈伸展，也有可能撕裂吻合口，造成灾难性的后果。为防止颈伸展，应用缝线将下颌与胸部缝住，防止患者在清醒状态下无意识地伸颈动作。在苏醒和搬动患者时，麻醉医师应始终用一只手托住患者的枕部，迫使患者在活动时头部与躯体一起移动。

（2）完全逆转肌肉松弛药的作用。必须有足够的时间使肌肉松弛药的作用完全逆转，在保证患者有足够的自主呼吸通气量前提下拔除气管导管。罗库溴铵＋舒更葡糖钠的组合既满足快速有效的肌肉松弛，又可以提供快速彻底的肌松逆转。

（3）苏醒应平稳，尽量避免患者因躁动、剧烈呛咳而致吻合口裂开。完善而不抑制自主呼吸的术后镇痛也尤为重要，应保持患者清醒合作。

（4）因暂时的水肿或声带的支配神经损伤，需要在术后保障气道安全，可以选择拔管后在气道内留置细交换导管，便于再次插管。气管术后的患者如需要再次插管，应严格保持颈部前屈，最好在可视喉镜或者纤维支气管镜引导下进行。

完美的气管重建的麻醉主要体现在术后即刻：通畅的气道、足够的潮气量和洪亮的声音，就是手术成功的标志。如果患者通气不畅，则必须迅速评估数个备选方案。如果是中枢性呼吸抑制或肌力不足，这两种情况都需要呼吸支持，可用对抗神经肌肉阻滞剂或呼吸抑制剂的方法来对症治疗。如果是呼吸道阻塞，则需要判断阻塞是发生于上气道（声带以上）还是下气道（情况更糟）。上气道阻塞用常规方法就能予以解决：经口吸痰、托起下颌，放入口咽或者鼻咽通气道，或者是放入喉罩。下气道阻塞可由于气管或喉头水肿而引起，危重病例需要置入小口径无套囊气管导管以起支撑作用，病情不重时雾化吸入和短疗程的激素也就够了。如果声带功能受到病变或者手术的影响，造成声带内收紧绷，则需要插入小口径气管导管或者暂时性气管造口。

二、隆突的切除与重建

隆突区肿瘤手术固有的复杂性和高风险性，不仅对于胸外科医生来说是一个比较大的挑战，同样对麻醉医师也是一个考验。麻醉医师必须随时做好准备，以应对中央气道出现的各种问题。

（一）手术中气道管理

手术中气道管理的重点是在气道开放时确保气道通畅和患者的正常氧合。目前最常用的方法主要还是交替使用经口气管内导管和外科医生行台上插管。成功的术中气道管理是麻醉医师和外科医师默契配合的结果。麻醉诱导的注意事项与高位气管病变的手术治疗相似。当隆突肿瘤完全阻塞、常规通气手段无法保证气道时，有些学者建议将静脉—静脉转流作为一种应变方法。当隆突肿瘤严重阻塞气道时，可以在支气管镜下对肿瘤进行切削操作，以便开始就提供一个通畅的气道，一旦支气管镜的检查完成，就要即刻行气管插管。如果气道阻塞程度不大，那就将导管置于病变之上，经开胸切口，找到气管，如果病变未累及术侧支气管，则可以置入阻塞导管进行单肺通气，以提供良好的手术野；如果术侧支气管已经受累，那么就不能放置阻塞导管，应当采用低潮气量通气，外科医生显露、打开气管后，把台上插管插入对侧的主支气管，然后进行单肺通气。

如果病变阻塞程度不严重，麻醉诱导后将气管导管插入病变远端，直接进行单肺通气会更恰当，由于病变位于隆突或者跨过隆突，支气管插管就是唯一的选择。标准的双腔管太粗，会影响气管手术，因此要使用支气管导管。目前并没有成品的支气管导管［内径小且长度能达到支气管（＞31 cm）弯曲性好的长导管］供应，因此需要麻醉医师自行制作。比如用体外循环管道中的6 mm×6 mm接头连接两根6.0插管，或在6.0外套8.0气管插管，构成加长支气管导管，经口插入，在纤维支气管镜的引导下定位于目标支气管内。由于外科操作范围大，加之这些支气管导管是临时装配的，容易发生错位，因此麻醉医师应常备纤维支气管镜，以便随时调整导管的位置。由于这些支气管导管是由普通的气管导管改造的，存在其本身固有的套囊过长的缺陷，所以并不适用于插入右主支气管进行单肺通气。一种使用双腔支气管导管改造为支气管导管的方法：剪去双腔支气管导管气管支的远端部分，并去除气管支的套囊，如图所示，此举的目的是在远侧的气管内留下一根单腔管，其末端位于目标主支气管内，这种支气管导管远端套囊的形态非常适合插入支气管，特别是右总支气管。已缩短的气管事实上十分有用，可以提供纤维支气管镜、高频喷射通气导管、支气管阻塞管芯或者氧气吸入的通道。

隆突重建术中台上插管的方法较多（图2-4-2、图2-4-3和图2-4-4），但是基本原理相仿：气管手术切开前，经口气管插管放置病变上方通气，在下方切开气管，使用台上插管插入远端气道通气，切除病变后先吻合气管后壁，而后放弃台上插管，将口内气管导管送过吻合口至远端，气道气囊充气后施行通气，缝合气管前壁，完成吻合。

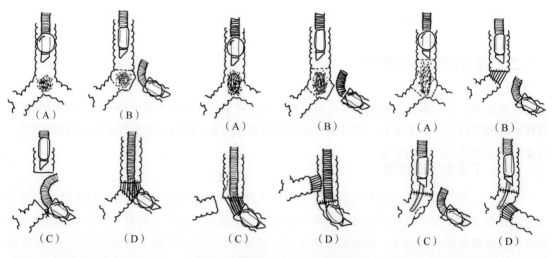

图2-4-2　隆突切除与重建术的插管和通气，病灶局限于隆突部位

注：（A）支气管导管置于病变的上方，如果条件允许，最好插入左主支气管。（B）退出支气管导管，切断左主支气管，经手术野插管。（C）切除隆突后，将左右主支气管在内侧连接形成一个代隆突。间断拔出台上插管有利于缝合。（D）在气管和主支气管之间的吻合缝线全部安置好以后，将支气管导管由近端插入左主支气管，从而完成吻合。

图2-4-3　隆突切除与重建术的插管和通气，病灶累及隆突部位，气管受累小于4 cm

注：（A）支气管导管置于病变的上方，如果条件允许，最好插入左主支气管。（B）退出支气管导管，切断左主支气管，经手术野插管。（C）将支气管导管插入左主支气管，完成气管与左主支气管的吻合。气管下段的虚线表示在此位置开孔，准备与上提的右主支气管吻合。（D）完成右主支气管与气管侧面的端侧吻合。

图2-4-4　隆突切除与重建术的气管或插管，病变包括隆突，累及气管范围广

注：（A）支气管导管置于病变的上方，如果条件允许，最好插入左主支气管。（B）退出支气管导管，切断左主支气管，经手术野插管。先松解并将右主支气管与近端气管吻合。（C）第一个吻合口完成后，将高频喷射通气导管插入右肺提供氧气。虚线部分表示右中间支气管开孔的位置，以便与左主支气管吻合。（D）在高频喷射通气的支持下，间断拔出台上插管，进行左主支气管与右中间支气管的端侧吻合。

（二）低氧血症的预防与处理

（1）术中可能需要间断的呼吸停止，可采用100%氧吸入，过度通气后，可获得3～5 min的呼吸暂停时间，需要注意的是期间观察血氧饱和度，一旦血氧饱和度下降至90%，应立即重新通气，此时可能需要外科医生用手封堵尚未缝合完毕的吻合口，待血氧饱和度上升后，再次暂停呼吸继续手术。

（2）血液和分泌液阻塞远端气道，需术者配合吸引远端气道。

胸外科精确麻醉

（3）插管位置不良、位置太浅漏气或者太深部分肺段通气不足，需术者调整插管位置；麻醉医师提高新鲜气流量、采用间歇叹息样通气等方法可以改善氧合。

（4）单肺通气中肺内分流，如不能采用双侧台上插管两肺分别通气，可考虑请术者临时套扎非通气侧肺动脉，或能改善血氧浓度。高频喷射通气（HFJV）作为一种在开放条件下的通气手段，在气管手术中应用有其独特的优越性：喷射导管较细，使用灵活，可提供充分的氧，避免单肺通气所致低氧，也可通过狭窄部位和气管切端，且对手术缝合干扰小。但需要注意的是，高氧流量易导致手术野血液喷溅，血液吸入、导管不稳定、低通气和CO_2重复吸入也有可能发生。尤其要重视的是，在气管壁未打开前使用HFJV，有引起严重气道狭窄患者气压伤的风险。

（三）其他注意事项

针对隆突手术的单肺通气管理，需要考虑所有常规肺切除手术可能发生的情况，关注气道压力和防止肺过度膨胀，如果手术需要同时行肺叶切除，则不仅需要仔细进行液体管理、较低FiO_2以及轻柔的手术操作，还存在着胸腔容积和纵隔移位的问题。

苏醒期的处理原则同气管切除重建手术，注意始终保持患者的颈部屈曲位。此类手术术后声带水肿较少发生，但是血液和分泌物阻塞气管比较常见。隆突部位手术均需进胸操作，术毕需要提供完善镇痛的同时避免呼吸抑制，可以在手术前行手术侧椎旁神经阻滞以加强镇痛并减少麻醉性镇痛药的使用。

小　结

气管切除和重建手术中，患者的麻醉管理与气管外科的手术操作互相影响，是对麻醉医师气道管理水平的一个挑战，对病变解剖和气道内气流生理的深入理解将有助于指导麻醉医师的工作。手术从始至终均需要麻醉医师和外科医师的密切合作，必须在麻醉诱导期、术中建立吻合时以及麻醉恢复期控制气道的不稳定因素，保证患者的安全。麻醉处理的关键在于明了何时自主通气更好，何时控制通气更为可取，也在于认识和应对被阻塞的气道。麻醉的焦点更多的在于通气，而血流动力学、液体治疗和镇痛则退居其次。

气管手术的麻醉将来会有什么变化？在麻醉药物方面，短效的麻醉药和镇痛药，快速起效的非去极化肌松药，以及特异性拮抗药，使得麻醉与苏醒更加可控。超声引导下的胸椎旁神经阻滞在提供完善的围术期镇痛的同时，又避免了剧烈的循环扰动。非插管技术在胸外科手术中的应用，在有限的几个医疗中心已经开展了非插管的隆突切除和重建手术，也许是一种新的思路。体外膜肺氧合技术的进步使得一些复杂的气道管理手术变得更为简单。或许器官移植或者组织工程学人工气管将成为可能，气管手术的麻醉管理也要与时俱进。

（沈耀峰　上海交通大学医学院附属胸科医院麻醉科）

参考文献

［1］ CHARLES GILLBE, JAMES HILLIER. Anaesthesia for bronchoscopy, tracheal and airway surgery［J］. Anaesth Intensive Care Med, 2005, 6: 422-425.

［2］ MCRAE K. Anesthesia for airway surgery［J］. Anesthesiol Clin North America, 2001, 19: 497–541.

［3］ Alistair Macfie. Anaesthesia for tracheal and airway surgery［J］. Anaesth Intensive Care Med, 2008, 9: 534-537.

［4］ CONACHER ID. Anaesthesia and tracheobronchial stenting for central airway obstruction in adults［J］. Br J Anaesth, 2003, 90: 367-374.

［5］ SANDBERG W. Anesthesia and airway management for tra-cheal resection and reconstruction［J］. Int Anesth Clin, 2000, 38: 55-75.

［6］ PINSONNEAULT C, FORTIER J, DONATI F. Tracheal resection and resconstruction［J］. Can J Anaesth, 1999, 46: 439-455.

［7］ CAY D L. Venturi for tracheal reconstruction［J］. Anaesth Intensive Care, 1978, 6: 171.

［8］ SHERANI K, VAKIL A, DODHIA C, et al. Malignant tracheal tumors: a review of current diagnostic and management strategies［J］. Curr Opin Pulm Med, 2015, 4: 322-326.

［9］ JUSTIN D. BLASBERG, CAMERON D. Wright. Surgical Considerations in Tracheal and Carinal Resection ［J］. Semin Cardioth Vasc Anesth, 2012, 16: 190-195.

［10］徐美英, 沈耀峰, 吴东进, 等. 气管重建手术的麻醉管理［J］. 临床麻醉学杂志, 2007, 23: 676-677.

［11］李欣, 徐美英. 微创体外循环在成人气管肿瘤外科手术中的应用［J］. 中国体外循环杂志, 2010, 8: 109-111.

［12］徐美英, 周宁, 倪文, 等. 严重气道狭窄患者气管内治疗的麻醉管理［J］. 临床麻醉学杂志, 2003, 19: 14-16.

［13］徐美英, 周宁, 吴镜湘. 喉罩用于气管狭窄患者气管内支架置入术的麻醉管理［J］. 中华麻醉学杂志, 2002, 03: 189.

第五节　机器人胸外科手术的精确麻醉

机器人手术已经被应用于各种胸外科手术中，包括肺切除术、食管手术和纵隔手术。随着外科技术的革新，术中麻醉管理也有相应变化。本节将对机器人胸外科手术的术中麻醉管理要点进行探讨。

一、达芬奇（da Vinci®）机器人手术系统

机器人手术系统是集多项现代高科技手段于一体的综合体。医生可以远离手术台操纵机器进行手术，完全不同于传统的手术概念。而达芬奇手术机器人是目前使用最广泛的机器人手术系统。

（一）达芬奇机器人手术系统发展历史

达芬奇机器人手术系统以美国斯坦福研究院（Stanford Research Institute, SRI）研发的机器人外科手术技术为基础，经过逐步开发而成为当今最先进的微创外科治疗平台，它使外科手术的精度超越了人手的极限，对整个外科手术观念来说是一次革命性的飞跃。其发展历程如下：

20世纪80年代末，一群科学家在斯坦福研究院（SRI）开始外科手术机器人研发；1995年，Frederic Moll博士牵头从SRI获得知识产权，并成立了美国直观医疗器械公司（Intuitive surgical, Inc.），开始走向商用；1997年，该公司将测试改造的新系统命名为Lenny（达芬奇初始名），随后出现了Leonardo（莱昂纳多）和Mona（灵感来自蒙娜丽莎）两代更新版本，最终推出的核心产品命名为da Vinci手术系统；2000年，达芬奇手术机器人被美国药监局正式批准投入使用；2006年，da Vinci S系统发布；2009年，da Vinci Si系统发布；2014年，第4代da Vinci Xi机器人发布，同时宣布da Vinci sp(单孔手术机器人)进入临床，微创手术只需要打一个孔（之前是四个）；2017年，第五代da Vinci X系统机器人发布，添加了声音系统、激光引导系统以及轻量级内窥镜等新功能，机械臂的体积也更小。

（二）达芬奇机器人手术系统组成

1. 医生控制系统

主刀医生坐在控制台中，位于手术室无菌区之外，使用双手（通过操作两个主控制器）及脚（通过脚踏板）来控制器械和一个三维高清内窥镜。正如在立体目镜中看到的那样，手术器械尖端与外科医生的双手同步运动。系统要求在患者身体开4~5个小型切口，用于置入两个手术机械手臂和一个摄像头。放置在患者床边的配套推车将手术器械移动到患者身边，一名外科手术助手在患者床边协助手术操作。与此同时，医生可以坐到房间的控制台来操作系统，外科

医生的所见和所感与开放式手术是相同的。外科医生通过对主控装置（用于将外科医生的动作翻译并传递给机械手臂）进行操纵来进行手术。外科医生用手抓住显示屏下方的主控装置，手腕相对其眼睛自然地动作。外科医生对主控装置的动作被转换成在患者体内进行的精确的、实时的机器手臂动作。外科医生通过手腕、手和手指的运动来控制主刀的机器手臂，这和典型的开放式手术是一样的。

2. 床旁机械臂系统

床旁机械臂系统是外科手术机器人的操作部件，其主要功能是为器械臂和摄像臂提供支撑。助手医生在无菌区内的床旁机械臂系统边上工作，负责更换器械和内窥镜，协助主刀医生完成手术。患者旁边的推车用于容纳两个机器人手臂和一个内窥镜手臂，它们用来复制外科医生的动作。腹腔镜手臂以手术部位作为支枢，不用依靠患者的体腔壁来做支撑，这样就把对组织和神经的损伤降到了最低程度。外科医生的助手们安装好合适的手术器械，在患者身上准备合适的切口，并监管腹腔镜机械手臂和正在使用的工具。为了确保患者安全，助手医生比主刀医生对于床旁机械臂系统的运动具有更高的优先控制权。

3. 立体成像系统

成像系统内装有外科手术机器人的核心处理器以及图像处理设备，在手术过程中位于无菌区外，可由巡回护士操作，并可放置各类辅助手术设备。外科手术机器人的内窥镜为高分辨率三维镜头，对手术视野具有10倍以上的放大倍数，能为主刀医生带来患者体腔内三维立体高清影像，使主刀医生较普通腹腔镜手术更能把握操作距离，更能辨认解剖结构，提升了手术精确度（表2-5-1）。

表2-5-1　机器人控制系统相对于传统开胸和胸腔镜的优势

项目	传统开放手术	胸腔镜手术	达芬奇机器人手术
眼手协调	自然的眼手协调	眼手协调降低，视觉范围和操作器械的手不在同一个方向	图像和控制手柄在同一个方向，符合自然的眼手协调
手术控制	术者直接控制手术野，但不精细，有时受限制	术者须和持镜的助手配合，才能看到自己想看的视野	术者自行调整镜头，直接看到想看的视野
成像技术	直视三维立体图像，但细微结构难以看清	二维平面图像，分辨率不够高，图像易失真	直视三维立体高清图像，放大10~15倍，比人眼更清晰
灵活性和精准程度	用手指和手腕控制器械，直观、灵活，但有时达不到理想的精度	器械只有4个自由度，不如人手灵活、精确	仿真手腕器械有7个自由度，比人手更灵活、准确
器械控制	直观的同向控制	套管逆转器械的动作，医生需反向操作器械	器械完全模仿术者的动作，直观的同向控制
稳定性	人手存在自然的颤抖	套管通过器械放大了人手的震颤	控制器自动滤除震颤，使得器械比人手稳定
创伤性	创伤较大，术后恢复慢	微创，术后恢复较快	微创，术后恢复较快
安全性	常规的手术风险	常规的手术风险外，存在一些机械故障的可能	常规的手术风险外，死机等机械故障的概率大于腔镜手术系统
术者姿势	术者站立完成手术	术者站立完成手术	术者采取坐姿，利于完成长时间、复杂的手术

二、机器人胸外科手术的麻醉

从开胸手术到胸腔镜手术的演变已经极大地改变了术中麻醉管理的重点内容。而机器人胸外科手术理论上被认为是视频辅助胸腔镜手术的高级形式，其麻醉管理也更接近于胸腔镜手术的麻醉管理，一般采用全身麻醉和单肺通气。

（一）单肺通气

机器人胸外科手术中，对非手术侧进行选择性单肺通气，并使手术侧肺内气体排出以保证在一个密闭的胸腔内有足够的手术空间。肺隔离可以通过几种不同的方法获得，包括放置双腔支气管导管和支气管阻塞器。使用双腔管是有效和高效的，因此也是最常用的方法。

与一般的胸腔镜手术不同的是，由于机器人锚定后，接触患者的空间有限，肺隔离装置的定位必须在机器人就位前确认并牢固固定。此外，VivaSight DLT（double-lumen tube）（ETView Medical, Misgav, Israel）有助于机器人就位后肺隔离的保持与监测。VivaSight DLT带有摄像头，可以持续监测其在气管内的定位。摄像头整合在DLT气管腔的末端，通过视频线连接外部显示器，可以持续获得气管隆嵴部位的影像。此外，该DLT还带有冲洗系统，可以在使用过程中实时清洗摄像头。VivaSight DLT的优势在于可以持续监测气道并及时纠正DLT在隆突部的移位。为保持摄像头的清晰度，在插管前推荐使用除雾液。一些中心报道了VivaSight DLT比传统DLT插管迅速，且在一部分患者中免除了纤维支气管镜的使用需求。

机器人胸外科手术的通气策略与使用单肺通气的其他胸外科手术相似。在肺隔离之前吸入100%的氧气预充氧理论上降低了肺内氮气的浓度，通过氧气的快速吸收促进肺的快速萎陷。上海交通大学医学院附属胸科医院麻醉科介绍了一种开胸后2 min停止通气法可以有效加速术侧肺萎陷。随着二氧化碳注入手术胸腔，手术视野得到改善。与被动放气相比，正压人工气胸可实现更快速和持久的肺萎陷。此外，胸内人工气胸使膈肌向腹腔推移，手术视野和暴露更为完善。然而，胸腔内高气压可能会阻碍静脉回流到心脏，因此，在开始人工气胸后，应立即检查患者的血压。通常压力从4～5 mmHg开始逐渐增加，当出现低血压时，应停止或降低人工气胸压力，直到血流动力学恢复正常，也可选择小剂量血管活性药物联合静脉快速扩容加以纠正。术中应采用保护性单肺通气策略，以防止通气肺的气压伤，并避免术后肺功能障碍。目前存在不同的方法来确定要输送的最佳潮气量和呼气末正压。吸入氧浓度的设定和呼气末正压可用于预防和（或）治疗术中低氧血症。

（二）术中监测与管路

机器人肺手术的患者监护包括美国麻醉医师学会（American Society of Anesthesiologists, ASA）标准监护：心电图、脉搏血氧测定、二氧化碳描记术和无创血压袖带。大部分机器人胸外科手术都属于手术时间中等（2～4 h）的大手术，并都在侧卧位行单侧开胸术。因此，所有的患者都要考虑有创血压监测如有创动脉压、中心静脉压监测，并维持正常体温、完善液体管理的问题。由于手术通常在侧卧位进行，因此应在一开始仰卧位时就连接好监测，变换体位后应重新检查监测的连接，有时常需要重新安置监测。手术开始后一旦出现并发症，则术中常常很难再增加监测，尤其是有创血管内监测。因此，权衡利弊，临床医师常常倾向于在开始手术前更积极地建立有创监测。此外，机器人设备可能会占据监护仪和麻醉机的常用位置。机器人就位前应提前规划好监测连接线路和补液通路的路径，并根据情况加以延长。在机器人设备就位后应立即检查所有管路和线路，防止打折、扭曲以及张力过大对患者造成医源性损伤。

对于大多数病例，18#或20#的外周静脉通路加一根中心静脉通路通常就足够。线路布置应尽量简单化并在手术开始前预留充分。这与机器人手术中麻醉医师接触患者受限有关。虽然患者体位类似于视频辅助胸腔镜手术和开胸手术，但手术机器人的定位经常限制麻醉医师接近患者的右侧及上肢。如果在手术过程中需要放置额外的静脉通路或动脉导管，这可能会带来挑战。Xi系列是达芬奇机器人的最新版本，具有更强的通用性和功能性。Xi系统允许机器人停靠在手术台的侧面，而Si系列需要将机器人推车放置在患者的头部。随着Xi更大的可操作性，麻醉医师接触患者的通道显著增强。

文献中术后尿潴留的发生率从5%到70%不等，并且由于缺乏统一的定义、手术步骤和人群的差异以及麻醉剂给药的差异而变得复杂。已确定的危险因素包括高龄、男性、围术期和术中使用的麻醉剂和镇痛剂的类型以及手术类型和持续时间。一般患者很少需要留置导尿管，除非是术后尿潴留高危患者（如良性前列腺增生患者）或手术预计持续3h以上的患者。

（三）术中沟通

手术团队成员之间的紧密沟通对于安全高效的机器人手术至关重要。在机器人手术中，外科医生控制台通常远离患者和麻醉医师。尽管有放大的麦克风和操作扬声器，团队成员之间的交流本质上不如手术台上的开放手术那样直接便利。沟通必须清晰简洁，确认理解的回应技巧是避免失误的有效工具。环境噪音在外科医生控制台中被放大，可能会分散其注意力。我们建议有一个安静的操作室，以最大限度地提高团队沟通，尤其是在手术的关键部分。保持相对较少的麻醉医师、医生助理、巡回护士和洗手护士，他们都非常熟悉机器人胸部手术的特征，有助于培养协作的氛围，并促进团队成员之间的交流。

（四）患者体位

安全有效的患者体位对于机器人胸外科手术的成功至关重要。需注意充分垫好患者的手臂和腿，使用泡沫垫、枕头和毯子来缓冲患者身体受压的任何区域。尽量限制使用各种支撑系统，避免使用豆袋、腋下卷或臂板。患者的臀部、肩部、上肢和腿部应确保固定在手术台上。机器人器械通过套管插入，套管通过肋间切口放置在肋骨之间。这些机械臂采用了远程中心技术，将机械臂的支点固定在空中，从而降低了肋骨的应力。尽管套管相对稳定，机器人器械的侧向和枢转运动可能会对肋间神经产生压力，导致术后疼痛和功能障碍。为了减少神经损伤，机器人套管应垂直推入胸腔，避免成角，从而限制对肋间神经的压迫。临床上使用零度镜来继续减少腔镜对于端口处肋间神经的压迫。成功的机器人手术也依赖于熟练的床边助手。考虑到外科医生、助手和手术系统之间需要协调，熟悉手术操作的专职助手有助于手术的连贯性并提高效率。侧卧位用于食管切除术中的机器人肺切除和胸部活动和重建。适度的折刀屈曲位可以增加肋间间隙，并使臀部离开胸部，从而在辅助口有更大的活动范围。

（五）液体管理

胸外科手术期间大量液体输注是术后并发症发生的一个诱发因素。大量研究表明，超过2 L的液体输注与肺水肿和急性肺损伤有关。我们的目标是将每个胸外科病例的液体量限制在1 L以下。液体需求如超过1 L，应督促麻醉医师和外科医生就手术计划和血流动力学状态进行讨论。

（六）疼痛管理

在ERAS时代，控制术后疼痛对于降低术后发病率、缩短住院时间和提高患者满意度至关重要。ERAS方案有助于整个围术期团队提前规划，最大限度地减少患者术后疼痛的程度和持续时间。为实现这一目标，至关重要的是精心设计一个围术期镇痛方案。首选的方案包括术前给予对乙酰氨基酚。多模式镇痛允许具有不同作用机制的药物的协同组合，并通过较低剂量的个体镇痛剂来帮助最小化不良反应。具体来说，术前药物和术中神经阻滞相结合，可以最大限度地减少术中和术后阿片类药物的使用。这种策略最大限度地减少了阿片类药物相关的不良反应，有利于早期下床活动和出院。胸段硬膜外导管放置的应用，随着微创胸外科手术后更小的切口和更低程度的术后疼痛而减少。区域麻醉技术有助于缓解手术应激导致的内分泌和代谢反应，减轻手术应激引起的器官功能障碍和术后疼痛。常规使用罗哌卡因进行胸椎旁神经阻滞，椎旁神经阻滞是在超声引导下完成的。目前，手术不需要长效局麻药以外的添加剂，如肾上腺素、类固醇，术后使用静脉PCA。

三、常见机器人胸外科手术的麻醉

（一）机器人肺部手术的麻醉

2002年，Melfi等报道了首例机器人辅助肺切除术（robot-assisted thoracic surgery, RATS）。2009年，上海交通大学医学院附属胸科医院完成中国大陆首例RATS肺叶切除术。至2019年，中国大陆已完成了超过12000例RATS肺切除术。机器人手术系统的使用在过去10年中有所加速，因为越来越多的数据报告了许多患者良好的短期结果。

1. 机器人肺切除术的手术操作方式

美国胸心外科协会（American Association of Thoracic Surgeon, AATS）根据是否需要辅助切口和机械手臂的数量区别及肺切除的类型，对机器人辅助肺切除术提出了标准化4字母的命名建议：第一个字母R指机器人（robot）；第二个字母P指完全机器臂（portal），或A指需要辅助（assisted）；第三个字母指肺切除类型，L指肺叶切除（lobectomy）/S指肺段切除（segmentectomy）/W指楔形切除（wedge resection）/P指全肺切除（pneumonectomy）/SL指袖型切除（sleeve lobectomy）；第四个数字指机械手臂的数目。根据该命名体系，需要辅助的3操作臂机器人肺叶切除应表述为"RAL-3"，完全机械臂操作的4臂机器人辅助肺段切除应表述为"RPS-4"，可作为对机器人肺癌手术标准化命名的参考。常见切口及操作器械入路见图2-5-1。

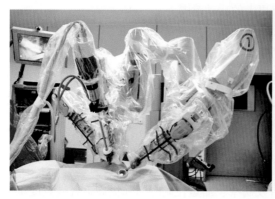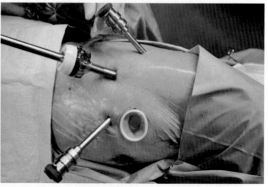

图2-5-1 肺部机器人手术常见切口及操作器械入路

2. 机器人肺切除术的麻醉要点

（1）术前评估和优化。

麻醉医师的角色应该在围术期尽早开始。作为患者术前评估和优化的一部分，术前访视是向患者介绍我们医疗理念的第一次机会。机器人辅助胸腔镜手术的术前评估过程与视频辅助胸腔镜手术相似，同样强调可能存在的心肺共存疾病。心脏评估应该从病史和体格检查开始，重点是心功能和运动评估。应进行基线心电图检查。对于心功能状态较差或明显合并症的患者，如果结果有助于医疗优化和术中管理，可以进行额外的检查，如超声心动图或应激试验。应尽可能与心脏病专家沟通，特别是，这种沟通应确保β受体阻滞剂等用药的连续性，抗凝剂的任何中断和恢复都是经过深思熟虑和预先计划的。肺部评估应包括胸部X线和手术评估和计划所需的任何计算机断层扫描测试。肺功能测试和基线动脉血气分析可以预测术后肺功能，并阐明患者肺部疾病的任何可逆成分。实验室检测至少应包括血型和基线全血细胞计数。血清生化指标对于评估基线肾功能和电解质很有帮助。因为胸外科手术中的液体管理是微妙且富有挑战的，同时肾功能障碍是术后机械通气的危险因素。在存在任何血液、肝脏疾病或患者服用可能影响凝血的抗凝血剂的情况下，应检查术前凝血酶时间和部分凝血活酶时间。

手术前的医学优化应关注可改变的风险因素和控制并存疾病。术前病史、体格检查和实验室检查应包括营养评估，并能够改善生理储备和纠正营养不良引起的贫血。应尽可能在择期手术日期前鼓励戒烟。来自胸外科医师协会普通胸外科数据库的一项回顾性数据库研究表明，随着戒烟时间的延长，术后肺部并发症和死亡的风险下降。强调治疗慢性阻塞性肺疾病的症状也是需要的，患者的呼吸科医生应加入会诊。术前访视是提供戒烟咨询和药物辅助的独特机会。一项对严重慢性阻塞性肺疾病患者的前瞻性研究发现，呼吸物理疗法结合优化吸入器和类固醇治疗，对80%以前不能手术的患者的肺功能有足够的改善。

（2）术中麻醉注意事项。

视频辅助胸腔镜手术和机器人辅助胸腔镜手术的一个潜在区别是患者体位与麻醉工作站和麻醉医师成90°。这一要求取决于机器人系统的版本和型号。在这种情况下，机器人的底座和手臂会显著影响麻醉医师与患者头部、气道和上半身的接触。静脉管线、动脉管线和气道回路的延伸是必要的。麻醉团队应确保各种管道的可控性。机器人机械臂系统对接后,气道和静脉管线的进一步操作将非常困难。

患者置于侧卧位,躯干一定程度伸展,手臂伸展。应关注神经损伤的可能性。除了传统的对周围神经的压力性缺血和臂丛神经的牵拉伤外,机器人机械臂可能有伤害患者的风险以及额外的面部损伤的可能性。

值得注意的是,机器人手术必须保证患者术中绝对制动。机器人器械臂不经意移动的后遗症可能导致器官损伤和出血。鼓励通过TOF进行神经肌肉阻滞,以确保深度阻滞。

（3）疼痛管理。

术后镇痛方式的选择需要与手术团队合作制订计划,并允许患者有时间考虑风险和益处。虽然机器人辅助胸腔镜手术的小切口可能适用于局部麻醉浸润、肋间神经阻滞和多模式镇痛药物或技术,但依然可以考虑硬膜外或椎旁镇痛。在某些患者中,例如那些患有肺部疾病较严重、术前对疼痛治疗耐受、对阿片类药物敏感或转换为开胸手术可能性较高的患者,这些方式的益处可能大于风险。在术前访视时,也应向患者介绍术后镇痛的替代方法,如患者自控静脉镇痛和口服药物。

（4）肺隔离。

单肺通气对于机器人辅助胸腔镜手术是必要的。关于支气管阻塞器与双腔管优点的深入讨论不在本节讨论范围之内。然而,这种手术的患者与麻醉机具有独特的位置关系,因此,我们在机器人辅助胸腔镜手术中推荐使用双腔管,希望最大限度地减少术中位置调整的需要。然而,在诸如困难气道或存在气管造口的情况下,可以使用支气管阻塞器。在定位完成后,必须对气道进行再次纤维支气管镜检查,以确保没有发生移位。在二氧化碳吹入胸腔后,必须非常警惕由于气管支、气管树的移动而导致的肺隔离设备移位的可能性。与单肺通气期间的容量控制通气相比,压力控制通气可提供更好的血氧分压、降低气道峰值压力。对于二氧化碳吹入,需要认识到相关的低血压,必要时与外科医生保持密切联系以降低吹入压力。

如果出现大出血,应准备足够的大口径静脉通路进行容量复苏。然而,在没有明显液体转移或失血的情况下,应谨慎进行液体管理。

在将患者平卧改侧卧位的整个过程中,需要保证线路、气道和肺隔离模式的完整性。可以考虑使用带有摄像头的可视双腔气管导管,它可以提供隆凸部位连续可视化监测,并可能及早发现导管移位。应尽早为紧急情况做准备,如氧合困难、单肺通气时低氧血症和出血。

（5）防止肺漏气。

肺切除术后的大部分漏气是肺泡胸膜瘘,这是由于节段性支气管远端的肺实质和胸膜腔之间存在连通。肺泡胸膜瘘非常常见,约1/3的患者会在择期肺切除术后发生。长时间漏气会增加患者的住院时间和经济成本,以及延迟拔胸管,从而增加患者的术后疼痛和感染风险。有几个危险因素会增加肺漏气的风险,包括使用慢性类固醇、肺气肿性肺病和胸膜腔缺损较大。在机器人肺切除术中,避免在进胸过程中刺穿肺是很重要的。尽管采用单肺通气,但肺仍可通过正常胸膜附着或因先前手术、胸腔闭式引流术、新辅助治疗或胸膜炎症继发的胸膜粘连形成而附着于胸壁。如果发生意外肺穿刺，应及时修复这些缺损。如果大面积裸露的脏层胸膜或淋巴结与肺紧密粘连，可选择性应用组织封闭剂，尤其在致密粘连的高风险患者中使用。对使用术中密封剂的随机试验的回顾研究发现，这些产品减少了术后漏气和胸腔引流管移除的时间，但关于住院时间的数据并不明确。对于大量漏气，可能需要抽吸以防止皮下气肿或缺氧的发展。对于大面积或持续漏气的患者，可以携带门诊引流装置回家继续引流。对于这些患者，通常可以在术后1～2周在临床上取出胸腔管。重要的是尽快取出胸管，以降低发生脓胸的风险。

（二）机器人纵隔手术

机器人纵隔手术通常用于前纵隔肿块患者的胸腺切除术，最常见于伴或不伴重症肌无力的胸腺瘤。机器人纵隔手术也可用于切除软组织肿块，如畸胎瘤、神经鞘瘤（神经鞘瘤、神经纤维瘤）、淋巴瘤、甲状腺肿瘤和甲状旁腺肿瘤，或者门、食管和心包的囊性结构。机器人胸腺切除术包括切除包裹的胸腺和所有周围的胸腺周和纵隔脂肪组织。这些组织最好用双侧上极和下极整体切除。切除的边界包括膈神经的侧面、膈下和无名静脉上方前纵隔的颈部边界。

在机器人纵隔切除术中，首先要决定是从左胸、右胸还是双侧或者剑突下入路。通常这是由病变的解剖结构决定的。由于心脏位于左胸，右侧入路提供了更好的视觉效果和手术空间。此外，它对上腔静脉、无名静脉和右乳内血管起源暴露更好。这些结构是胸腺切除术中上正中切口的重要标志。然而，从左进胸切除胸腺角通常更容易。此外，胸腺组织的残余部分更常见于上纵隔无名静脉的左侧下方和主肺动脉窗，这两个部位通常很难从右胸进入。从外科角度来看，更倾向于重症肌无力或胸腺瘤患者选择左胸进行胸腺切除术，因为切除的完整性是预测胸腺瘤长期生存和重症肌无力患者症状持久减轻的唯一因素。在纵隔机器人手术中保留双侧膈神经对于防止膈肌功能障碍或麻痹至关重要。通过使用30°镜头和加大二氧化碳气体压力，有助于观察对侧神经。在膈神经不容易定位的情况下，重症肌无力患者在围术期面临独特的挑战。术前抗胆碱酯酶阻断和类固醇给药的设定持续到最低水平，同时保持基线功能和症状缓解。在手术室，必须密切监测重症肌无力患者的神经肌肉松弛状态。手术的压力可能会加剧术前肌肉疲劳，从而导致呼吸功能不全和对机械通气的依赖。在手术结束时，应保证患者完全恢复，无任何残余肌松，以最大限度地降低术后肺不张的风险。对术中使用罗库溴铵的患者，通常用舒更葡糖钠逆转神经肌肉阻滞，以确保呼吸功能完全恢复。

对于接受前纵隔大肿块切除术的患者，压迫气道或心脏可能导致并发症。在使用肌松剂之前，必须制订一个详尽的气道管理计划，因为麻醉诱导后肿块可能压迫气管或支气管造成气道阻塞。如果出现气道阻塞，可以使用几种方法维持通气，包括硬质支气管镜、使用气管导管导入器（探条）或纤维支气管镜插管。术中体积大的纵隔肿块可能会导致心脏受压，导致明显的低血压。在操纵肿块期间，保持外科医生和麻醉医师之间的沟通至关重要，以预测血流动力学损害，并在发生低血压时减轻心脏的任何压力。

（三）机器人食管切除术

在机器人食管切除术的胸部操作阶段，患者置于左侧卧位，右胸向上并向前倾斜，以使肺脱离前纵隔。右机械臂的端口标记在右腋窝的下侧、肩胛骨前内侧。手臂作为外科医生的右手，通常用于控制长双极抓钳或血管密封器。机器人镜头端口被放置在同一解剖平面中右机器人臂的前方 8～10 cm 处。左机械臂端口放置在镜头端口下方 8～10 cm 处。

机器人食管切除术的具体结果仍然是正在研究的重点。有趣的是，机器人手术的淋巴结切除可能更彻底，有可能导致分期更准确和（或）延长生存期。

对于机器人食管切除术，根据手术的预期时长和血流动力学可能发生的变化，推荐放置动脉导管和导尿管。对于胸部操作时肺隔离和插管方式的选择，目前有以下几种常用方法：单腔气管导管＋人工气胸，单腔气管导管联合支气管阻塞器，或双腔支气管导管，术中实现肺隔离和保护性肺通气策略；腹部和或颈部操作时，应改为双肺通气。

在胃上拉食管切除术中，双侧迷走神经被切断，使患者容易出现胃排空障碍。在食管切除术中，处理幽门旨在减少迷走神经切断术的后遗症。幽门处理包括：无干预、内镜扩张、肉毒杆菌毒素注射、幽门切开术或幽门成形术。哪种方式最佳仍有争议。在一项回顾性综述中，比较了食管切除术中的幽门干预，无干预会导致更大的误吸发生率。此外，肉毒杆菌毒素注射的成功率和并发症发生率类似于侵袭性更大的干预措施，因此一些中心选择幽门注射肉毒杆菌毒素。如果术后还有排空异常，则进行幽门球囊扩张和内镜检查。

胃食管吻合术可以完全手工缝合、完全吻合器缝合（线性或圆形缝合器）或两种方法联合（后壁缝合器加前壁的手工缝合）。吻合时哪种方法最佳目前有一定争论。有研究发现完全使用吻合器吻合的术后吻合口狭窄率较高。胃导管必须适当对齐，不得扭曲或拉伸。胃切开术在管胃的后壁中进行，距离管胃前端至少 2 cm，并远离缝钉线。使用连续的带刺锁定缝线闭合吻合。应该检查吻合情况，任何有问题的区域都应该使用修复缝线。可以进行内窥镜检查，并通过浸没在生理盐水中的充气试验检查吻合的完整性。在腹部阶段保留网膜瓣可以包裹吻合口，保护邻近的气道，降低吻合口漏的风险。

组织灌注评估有助于确定胃食管吻合术的可行性。静脉注射ICG造影剂照亮灌注组织，显示吻合导管的最佳横断区域。研究人员描述了39例患者在使用ICG进行常规灌注评估以指导食管重建和胃食管吻合术的实施后，吻合口瘘的发生率为0。ICG和近红外荧光成像的使用也有助于评估手术腹部阶段管胃活动期间的血管状况。

与开腹食管切除术相比，微创食管切除术具有明显的优势。在一项开放与机器人食管切除术的前瞻性随机比较中，机器人手术与较低的术后即刻疼痛和肺部并发症发生率相关。

小　结

机器人胸外科手术患者的管理需要麻醉医师熟悉机器人手术系统，了解相关胸外科微创手术技术知识，在使用机器人操作系统时，应注意患者体位并防止并发症。同时因为有一定的中转开胸的概率，需要麻醉医师具备优秀的紧急沟通和处理能力。达芬奇机器人手术系统的使用还在不断增长中，未来需要大规模前瞻性临床研究来定义机器人系统的特定优势。

（蒋琦亮　上海交通大学医学院附属胸科医院麻醉科）

参考文献

［1］ CAMPOS JH. An update on robotic thoracic surgery and anesthesia［J］. Curr Opin Anaesthesiol, 2010, 23(1): 1-6.

［2］ CAMPOS J, UEDA K. Update on anesthetic complications of robotic thoracic surgery［J］. Minerva Anestesiol, 2014, 80(1): 83-88.

［3］ CERFOLIO R, LOUIE BE, FARIVAR AS, et al. Consensus statement on definitions and nomenclature for robotic thoracic surgery［J］. J Thorac Cardiovasc Surg, 2017, 154(3): 1065-1069.

［4］ GERACI TC, SASANKAN P, LURIA B, et al. Intraoperative anesthetic and surgical concerns for robotic thoracic surgery［J］. Thorac Surg Clin, 2020, 30(3): 293-304.

［5］ HELLER JA, BHORA FY, HELLER BJ, et al. Robotic-assisted thoracoscopic lung surgery: anesthetic impact and perioperative experience［J］. Minerva Anestesiol, 2018, 84(1): 108-114.

［6］ ISMAIL M, SWIERZY M, ULRICH M, et al. Anwendung des daVinci-robotersystems in der thoraxchirurgie［Application of the da Vinci robotic system in thoracic surgery］［J］. Chirurg, 2013, 84(8): 643-650.

［7］ MÖLLER T, STEINERT M, BECKER T, et al. Robotik in der thoraxchirurgie［Robotics in thoracic surgery］［J］. Chirurg, 2020, 91(8): 689-698.

［8］ STRAUGHAN DM, FONTAINE JP, TOLOZA EM. Robotic-assisted videothoracoscopic mediastinal surgery［J］. Cancer Control, 2015, 22(3): 326-330.

［9］ SCHWARTZ G, SANCHETI M, BLASBERG J. Robotic thoracic surgery［J］. Surg Clin North Am, 2020, 100(2): 237-248.

［10］ WEI B, CERFOLIO RJ. Robotic lobectomy and segmentectomy: technical details and results［J］. Surg Clin North Am, 2017, 97(4): 771-782.

［11］ YAMASHITA S, YOSHIDA Y, IWASAKI A. Robotic surgery for thoracic disease［J］. Ann Thorac Cardiovasc Surg, 2016, 22(1): 1-5.

第六节　非插管胸外科手术的精确麻醉

非插管胸外科手术的麻醉，即非插管保留自主呼吸的胸外科麻醉，并不是一种最近才创造的麻醉技术。在20世纪早期，胸廓切开的肺手术就在局麻下开展，然而由于当时的医疗条件所限制，开胸手术病死率很高。

随着局麻药和胸椎旁阻滞、胸段硬膜外阻滞技术的发明，在1940—1950年间，大部分的胸外科手术操作，包括肺叶切除术、食管切除已经成功在只使用局部麻醉技术和清醒的患者身上实施。随后，Bjork和Carlens在1950年发明了双腔支气管导管并成功地在胸外科手术中使用，从那时开始，标志着现代胸外科手术的诞生。肺隔离及单肺通气（one-lung ventilation, OLV）技术也成为胸外科手术麻醉的金标准。而随着近年来快速康复外科技术的发展，以及对气管插管全身麻醉与机械通气并发症的不断认识，以往的清醒胸外科手术技术得到再次的重视。非插管保留自主呼吸的胸外科手术（non-intubated spontaneous ventilation in video-assisted thoracoscopic surgery, NIVATS）正在近年来得到重新的应用与认识。1997年，Nezu和他的同事成功采用局麻并保留自主呼吸的方式行胸腔镜楔形切除术。2004年，Pompeo医生首次报道了NIVATS完成肺结节切除术，自此以来，NIVATS也成为近年来胸外科麻醉领域研究的热点。2007年，AI-abdullatief和他的团队回顾性观察研究报道了NIVATS用于更多的胸外科手术，其中包括3例肺叶切除。广州医科大学附属第一医院麻醉中心在2011年首次报道了NIVATS用于肺楔形切除术和肺叶切除术，其后开展并报道了成功应用于气管或隆突手术麻醉。后来陆续有其他的团队报道了各种不同的气道管理方式与麻醉镇痛策略。

自主呼吸胸外科麻醉的发展离不开前人开拓的经验，然而持续的技术进步和对心肺（病理）生理学知识的增加，正在导致一种潜在的革命性策略，能够最大限度地减少手术和麻醉创伤，最终为患者提供全面微创的手术策略。

一、自主呼吸胸外科麻醉的病理生理

（一）手术侧肺的萎陷

在生理条件下，平静呼吸时，肺的扩张与收缩是由胸廓的扩大和缩小所引起的。肺和胸廓之间的胸膜腔压力为负压状态。当外科手术打开胸腔，首先的生理改变为空气进入胸膜腔，使其负压状态消失，而手术侧的肺组织将因其本身的回缩力而塌陷，进而显著地改变了通气的分布。

在大多数情况下，新形成的胸膜内气压环境导致肺容量下降，从而保证了足够大的空间，便于手术操作。然而，这种影响的程度差别很大，并与胸腔开口的大小、肺组织和气道的状况以及胸膜腔的状况有关。对于肺弹性收缩力正常或接近正常的患者，开放气胸后，肺几乎完全萎陷，而这可能受到某些病理条件的阻碍。例如弥漫性胸膜粘连将肺固定在胸壁上，可极大地限制肺萎陷；此外，在慢性阻塞性肺疾病和肺气肿患者中，随着呼气阻力的增加，肺弹性回缩力减少，导致呼气末压力增加和肺气体滞留，这些气体倾向于抵消大气压，从而对抗肺萎陷。

（二）纵隔移位与反常呼吸

肺部手术患者通常采用侧卧位。手术打开胸腔造成的医源性气胸，使手术侧胸膜腔的负压消失。由于重力的作用，在自主呼吸患者中，非手术侧肺组织需承担手术侧肺、纵隔以及腹腔脏器的压力。此外，由于两侧胸膜腔压力不等而使纵隔移位，吸气时通气侧胸膜腔负压增加，与手术侧的压力差增大，纵隔向通气侧进一步移位；呼气时两侧胸膜腔压力差减少，纵隔移回手术侧。吸气时通气侧肺扩张，吸进气体不仅来自从气管进入的外界空气，也来自手术侧肺排出的含氧量低的气体；呼气时通气侧呼出的气体不仅从上呼吸道排出体外，同时也有部分进入手术侧肺。含氧低的气体在两侧肺内重复交换将造成缺氧和二氧化碳蓄积。纵隔移位和反常呼吸降低了自主呼吸的效率。因此，非手术侧（通气侧）肺功能会受到一定的损害。

然而，在大多数患者中，由开放气胸诱导的改良式通气模式相对耐受良好，这主要归因于膈肌运动的保持，膈肌运动对抗了腹内压对通气侧肺的压缩作用，确保了有效的通气。

（三）肺神经支配

肺的自主神经系统包括交感神经、副交感神经及非肾上腺素能非胆碱能神经。气管交感神经的传入通路起自脊髓$T_2 \sim T_4$节段，发出节前纤维，至交感神经干，节后纤维在肺门与胆碱能神经混合支配到气管。

人气管平滑肌细胞中无交感神经分布，副交感神经是气道平滑肌的优势控制神经，刺激副交感神经可以引起平滑肌收缩、黏液分泌增加、毛细血管渗出增加。气管副交感神经的传入通路（感觉通路）从气管经迷走神经至节状神经节，上行至孤束核，另一部分则通过交感神经干到颈及胸上部的脊神经节，通过后根传入中枢。

传出通路起自延髓的迷走神经背核，经迷走神经及其分支喉返神经发出分支，在支配气管的附近交换神经元到达气管。

气管的第三条自主神经通路，即非肾上腺素能非胆碱能神经，气道上皮损伤后暴露出神经末梢，受到刺激后上行性传递至中枢，通过轴索反射释放感觉神经肽。刺激该神经可引起血管扩张和通透性增加、炎性渗出、黏膜水肿、黏液分泌亢进、支气管收缩。

迷走神经是脑神经中最为复杂的一组神经，其含有4种纤维成分：① 特殊内脏运动纤维起于延髓的疑核，支配咽、喉的横纹肌。② 一般内脏运动纤维起于延髓的迷走神经背核，发出的副交感节前神经纤维，在脏器内或其附近的副交感神经节换神经元，发出副交感节后神经纤维分布到胸、腹腔的脏器，控制平滑肌、心肌和腺体的活动。③ 一般内脏感觉纤维的胞体位于颈静脉孔下方的下神经节内，其中枢突止于孤束核，周围突也分布于胸、腹腔的脏器。④ 一般躯体感觉纤维数量最少，胞体位于颈静脉孔内的上神经节内，中枢突止于三叉神经脊束核，周围突分布于硬脑膜以及耳郭和外耳道的皮肤。

左迷走神经分出左肺丛和食管前丛，并向下延续成迷走神经前干。右迷走神经分出数支右肺丛和食管后丛，在食管下端合成迷走神经后干。迷走神经前、后干向下与食管一起穿膈肌食管裂孔进入腹腔，至贲门附近，前、后干分为终支——支气管支、食管支和胸心支，是迷走神经在胸部发出的数条小支，分别加入肺丛、食管丛和心丛。

气管、支气管接受交感神经和迷走神经的双重神经支配：迷走神经兴奋使支气管的平滑肌收缩、腺体分泌增加，而交感神经兴奋使支气管平滑肌舒张、腺体分泌减少。迷走神经除了支配气道平滑肌以外，还支配多种结构，如杯状细胞、黏膜下腺体等。迷走神经功能亢进时腺体分泌增多，导致气道分泌物增多，反之，迷走神经功能低下时气道分泌减少。

二、具体实施操作

（一）NIVATS的相对禁忌证

相对禁忌证包括睡眠呼吸窒迫综合征、气道解剖异常、胃食管反流高风险者、潜在的精神或神经异常、局麻药过敏者、支气管哮喘发作期、预期胸膜广泛粘连、脊柱异常（如使用胸段硬膜外阻滞）、肺部肿瘤长径 > 6 cm、呼吸道存在严重感染或分泌物较多、活动性咯血等及肥胖患者（体重指数 BMI > 30 kg/m²）。BMI > 30 kg/m² 的肥胖患者，由于其呼吸为小潮气量高呼吸频率，术中可能会导致进一步深大呼吸，NIVATS时，过大的呼吸动度会严重影响外科操作，增加手术难度与风险。最近的研究也提示，BMI > 25 kg/m² 者会增加中转插管的发生率。一般认为 BMI > 30 kg/m² 者不适用 NIVATS。对于在术前存在严重肺功能下降而气管插管高风险患者，NIVATS 可能存在更大的优势。

（二）麻醉前评估

需要指出的是，此麻醉方式并非适合于所有胸外科手术患者，亦并非完全替代传统肺隔离技术下的胸外科麻醉方式。传统与自主呼吸胸外科麻醉这两种方式应互为补充，丰富麻醉手段，有效解决胸外科麻醉的个体化问题，支持胸外科术后快速康复。

对于经评估适合施行自主呼吸胸外科麻醉的患者，麻醉前查房需充分告知传统与自主呼吸两种麻醉方式的优缺点，以及必要时（麻醉方式中转）的处理治疗措施，由患者自行、自愿选择麻醉方式，并签署知情同意书。麻醉前病史询问中需重点了解气道情况，如分泌物多少、哮喘、慢性咳嗽等。

（三）气道管理

NIVATS的气道管理的核心是避免气管插管，保留自主呼吸，避免使用肌松药。

1. 面罩、口或鼻咽通气道和高流量吸氧

在早期的研究中，使用面罩吸氧来维持 NIVATS 术中 SpO_2 > 90%。但其缺点是不能检测呼气末二氧化碳值，而且术中低氧或由于低氧而需要中转插管的发生率也较高。使用口咽通气道可预防术中上呼吸道塌陷，通气道的前端置入声门上，可提高患者的氧饱和度。Wang 的团队在 2018 年的一项研究中报道了使用经鼻高流量吸氧装置能改善 NIVATS 术中的氧合与气体交换。

2. 喉罩（laryngeal mask airway, LMA）

2012年Ambrogi首次报道了用LMA在保留自主呼吸下的VATS喉罩的优势是当呼吸严重抑制时可使用正压通气或SIMV等通气模式辅助，有利于维持术中患者的氧合与二氧化碳的排出。使用LMA还能通过采用吸入麻醉药加深麻醉深度，减少发生咳嗽反射与术中知晓的风险。使用第三代喉罩（带有食管开口）能在VATS时置入胃管吸引，以预防反流、误吸的发生。若使用插管型喉罩，还能为必要时中转插管提供快速安全的通道。

在平卧位状态下进行喉罩通气时，必须确认喉罩对位良好，可通过手控辅助或控制通气时气道压力、胸廓起伏、潮气量、$P_{ET}CO_2$等监测对气道顺应性做出客观判断，个别情况下可采用纤维支气管镜直视下调整喉罩位置。当体位改变为手术侧卧位后，必须再次对喉罩位置进行检查，有需要者应进行适当调整，以获得良好的通气条件。

麻醉前应用抗胆碱能药物有助于减少气道分泌物，另外，手术多采用侧卧位也有利于口咽部分泌物从口角流出，配合间断吸引可有效清除。

3. 术中特殊情况的处理

术中严重的纵隔摆动以至于影响外科操作是NIVATS中转插管的最常见原因。肥胖患者是引起纵隔大幅度摆动的危险因素。其他导致中转插管的因素还包括：外科团队对NIVATS缺少经验、难以控制的咳嗽反射、大出血、胸腔内肿瘤广泛侵犯重要血管、严重的高碳酸血症等。中转插管对麻醉医师的技术要求较高，特别是紧急情况下发生的中转。麻醉医师可使用可视喉镜与纤维支气管镜作引导气管插管。可选择双腔支气管导管（double-lumen tubes, DLT）或支气管堵塞管OLV。另外，NIVATS对外科医生操作要求也较高，在处理肿瘤及淋巴结与周围组织粘连的情况时需特别谨慎，以防不可预计的出血。

（四）躯干部位的神经阻滞技术

NIVATS往往需要阻滞躯干$T_2 \sim T_9$胸神经所支配的皮区，术中需保留膈肌收缩功能。胸段硬膜外阻滞（thoracic epidural anesthesia, TEA）较早应用于NIVATS。TEA通常选择$T_4 \sim T_6$作穿刺点，置入硬膜外导管。但TEA对操作者的技术要求较高，且操作需要耗费一定时间。TEA也有可能带来相对应的并发症，如硬膜外穿破、神经根损伤、硬膜外血肿、低血压及术后尿潴留等。胸椎旁阻滞（thoracic paravertebral block, TPVB）和肋间神经阻滞（intercostal nerve blocks, ICNB）由于较容易实施且并发症较少等好处，被认为可以作为TEA的替代技术用于NIVATS。根据Davies RG的meta分析，TPVB可为胸外科手术提供与硬膜外镇痛同等的镇痛效果，而且并发症更少；Huang的团队报道了238例TEA与ICNB在NIVATS在肺癌切除术的比较，发现两组病例在麻醉效果与术后疼痛评分方面无明显差异。ICNB通常需要先在胸腔打开一个腔镜观察孔，然后在腔镜引导下行肋间神经阻滞。其他躯干神经阻滞技术还包括切口附近局部浸润麻醉、前锯肌平面（serratus anterior plane, SAP）阻滞等。

1. 胸段硬膜外麻醉

研究证实，实施胸段硬膜外麻醉可降低围术期病死率，降低静脉血栓栓塞、心肌梗死、出血并发症、肺炎、呼吸抑制和肾功能衰竭的风险。胸部硬膜外麻醉，常被用作全身麻醉的辅助，以达到理想的术后镇痛，也可作为某些胸部手术的唯一麻醉方法。TEA一直被证明能提供极好的疼痛缓解和促进早期拔管(当伴有全身麻醉时)，其他优点包括减轻应激反应和改善术后肺功能。

由于胸段脊柱的特殊特点，在接近胸椎区域进行TEA时必须特别小心。在颈段、胸段和腰段区域，脊柱棘突的角度不同。棘突在颈、下胸和腰椎区域几乎是水平的，但在胸中段区域，棘突的角度明显更向脚端倾斜。最大的成角在T_3和T_7椎骨之间。韧带组织——黄韧带在胸椎中较薄。神经根——颈椎下段和上段胸椎的神经根体较粗。胸段硬膜外腔间隙通常较小。

硬膜外腔注入局麻药的主要作用部位是脊神经根。胸段神经根是混合神经，包括躯体感觉、运动和自主神经纤维，阻碍感觉纤维传导使躯体和内脏疼痛刺激的传递受到影响，而阻碍运动纤维的传导则可产生肌肉松弛，自主神经纤维传导阻滞能导致不同程度的交感功能障碍。硬膜外阻滞的生理效应取决于脊髓水平和阻滞的脊髓节段数。一般来说，高位胸硬膜外阻滞和广泛硬膜外阻滞与更深的交感神经阻滞相关，对心血管系统产生更大的生理效应。

（1）对心血管的影响。

手术压力引起交感神经过度激活，导致心肌氧需求增加，同时引起冠状动脉血管收缩。心肌缺血的临床特征如ST段心电图改变、心绞痛、心律失常贯穿于围术期。应激反应的另一方面是创伤应激导致的术后高凝状态，可导致冠状动脉血栓形成。

硬膜外麻醉对心血管的影响包括降低心肌氧耗，改善心肌血流和左心室功能，减少血栓相关的并发症。此外，有研究表明，硬膜外麻醉可降低心脏操作时的心率并减少心律失常的发生。心房颤动和心动过速是心外科和胸外科手术后常见的心律失常。由于TEA降低整体交感神经张力并阻断心脏加速纤维，全麻-TEA组合可降低心律失常的风险。此外，TEA显著降低了心脏手术和肺切除术后室上性心动过速的发生率。

硬膜外麻醉常见的生理效应是低血压。这主要是由于交感神经系统的阻滞导致动脉和静脉血管扩张，随后出现功能性低血容量。高强度硬膜外阻滞所产生抑制作用的范围是相当广泛的，这取决于是否存在脊髓节段传导阻滞。TEA通过抑制血管收缩交感神经流出和干扰肾素-血管紧张素系统的完整性而产生功能性低血容量，但它增加了血管升压素的血浆浓度。血管内容量复苏和血管升压药物是茶诱导低血压的首选治疗方法。另一方面，在大的肺切除术中，如全肺切除术，必须避免液体过多。因此，在硬膜外麻醉后低血压的治疗中，血管升压药可能是首选的，特别是对于围术期液体负荷不佳的心肺疾病患者。

（2）对呼吸系统的影响。

胸外科手术后，呼吸生理的改变包括膈肌运动和胸部形态的改变，以及肺不张的发展和胸内血容量的再分配。全身麻醉加单肺通气可导致肺内分流增加、通气灌注失配、不张和功能剩余容量减少。此外，由于术后疼痛，可减少自主通气。

TEA对肺功能的生理影响取决于运动阻滞的程度，以及导管的插入高度、局麻药的选择及其浓度。节段性阻滞可因肋间肌麻痹而损害胸腔内呼吸肌的活动。然而，如果膈肌维持正常功能，即使减少胸式呼吸，也能确保足够的通气。

然而，对于严重的慢性肺病患者，因为呼吸肌肉瘫痪可能会发生通气量不足。TEA还可诱发高碳酸血症，特别是严重肺气肿患者。根据神经阻滞的程度，TEA可引起肺容量的改变。

TEA术后镇痛效果优于患者控制的阿片类药物静脉给药。在开胸和腹部大手术的术中和术后，TEA可实现无痛通气，增加腹部通气，最终降低术后并发症的发生率。

TEA的镇痛作用对肺活量有间接影响，允许更好的自主通气。减少阿片类药物的使用有助于更快、更积极的术后康复。在术后即刻，咳嗽能力似乎是影响肺功能最重要的因素之一，此时的咳嗽能力取决于膈肌收缩和镇痛效果。研究表明，TEA联合全身麻醉可改善单肺通气时的动脉血氧合情况，改善心输出量的稳定性，并缩短拔管前的时间。术后肺部并发症如感染和肺不张可通过硬膜外麻醉治疗得到改善。

（3）对胃肠道的影响。

围术期的应激源，如手术创伤或低血容量，由于交感神经系统的激活，导致灌注从内脏区域被重新分配到更重要的器官，从而损害胃肠道的灌注和氧合。TEA的交感神经和肠系膜血管扩张是剂量依赖的，并与阻滞的程度有关。多项研究表明，TEA对内脏灌注有积极作用。术后，采用硬膜外麻醉后，胃肠蠕动恢复得更快。在腹部大手术患者中，TEA已被证明不仅能加速胃肠功能的恢复，而且还能积极影响进食和下床活动。

（4）TEA的禁忌证。

TEA的禁忌证包括：① 患者拒绝，或患者不能配合。② 凝血功能异常：置入硬膜外针或导管时可能导致外硬膜外血肿，发展为脊髓受压。③ 接受抗凝治疗的患者。口服华法林或标准肝素抗凝是硬膜外阻滞的绝对禁忌证。④ 未纠正的低血容量：硬膜外麻醉产生的交感神经阻滞，结合未纠正的低血容量，可能导致严重的循环衰竭。⑤ 穿刺部位皮肤感染：硬膜外穿刺针经皮肤感染部位插入，可将致病菌引入硬膜外腔，导致严重并发症，如脑膜炎或硬膜外脓肿。⑥ 颅内压增高：颅内压增高的患者意外的硬脑膜穿刺可能导致脑疝。⑦ 胸椎解剖异常。

2. 胸椎旁阻滞（thoracic paravertebral block, TPVB）

（1）胸椎旁解剖。

胸椎旁间隙是一个位于胸椎两侧的楔形通道样腔隙。TPVB的基底由椎体/椎间盘的后外侧及椎间孔/关节突组成。前外侧边界由胸膜壁层构成，而后外侧则由胸膜壁层构成边界、由上肋横韧带形成。这条韧带从上横突到下肋骨结节。韧带外侧是内肋间膜，这是腱膜的延续内肋间肌，它位于相邻肋骨的上下边界之间。TPVB的顶端与肋间隙侧向连通。TPVB主要包括脂肪组织，并由肋间神经或脊神经、肋间血管贯穿。

胸椎旁间隙内的脊神经是成束排列，缺乏神经外膜和部分神经鞘膜，对局部麻醉药敏感。胸椎旁间隙内注射可使局麻药向硬膜外和肋间扩散，使麻醉与镇痛效果覆盖神经支配的多个皮区。可通过单点或多次注射完成胸椎旁神经阻滞。

（2）穿刺技术。

以往胸椎旁阻滞通过盲法即解剖标志定位法来实施。患者取坐位或侧卧位，脊柱弯曲呈后凸姿势。脊柱中线旁开2.5 cm，穿刺针垂直于皮肤的角度插入，在2～4 cm的深度触及横突，稍微退针后将针尖朝向颅侧或尾侧以避开横突。穿刺针针头越过横突1.5～2.0 cm后可能感到阻力消失，回抽无血后注入局麻药。皮肤与椎旁间隙的平均距离为5.5 cm，当需要多个平面的麻醉时，需要多点穿刺。传统的穿刺方式以解剖标记和阻力消失感作为定位并不完全准确，可发生穿刺针刺破胸膜导致气胸的危险，而采用超声实时引导的方式则能够在提高成功率的同时也减少了穿刺时间，减少了如气胸、血管损伤等并发症的发生。然而，麻醉医师应该意识到椎旁注射局麻药可扩散到硬膜外的风险。

胸椎节段的定位可通过触诊，从第7颈椎棘突往下数。使用频率为 5～10 MHz 的线性阵列超声探头，最初放置于棘突尖侧 2.5 cm 处垂直方向，获得矢状旁矢状的横切面。层胸膜是一个明亮的结构向邻近横突的深部延伸，与更深的肺组织不同，可以看到随着患者呼吸而闪烁和移动。上肋横韧带的回声不明显，可以看到从一个横韧带到另一个横韧带之间的一组均匀的线性回声带与回声差区交替出现。穿刺方法可采用平面内以及平面外穿刺技术。若TPVB留置导管，术中可持续输注局麻药以延长神经阻滞作用时间，也可用于术后镇痛。

（3）适应证和禁忌证。

TPVB具有一定的技术和临床优势，可用于胸部或腹部手术的麻醉与镇痛。已有的证据表明，胸椎旁阻滞与胸段硬膜外麻醉相比，在开胸手术中可提供的镇痛效果相当，而主要的不良反应，如低血压、尿潴留、恶心和呕吐的发生率更少。TPVB也能减少阿片类药物的使用，减少术后肺部相关并发症的发生，加快术后肺功能的恢复。

禁忌证包括穿刺部位感染、脓胸以及局部肿瘤侵犯；局麻药过敏；凝血功能障碍或正在接受抗凝治疗；对于脊柱后凸患者和既往开胸的患者必须谨慎对待，由于瘢痕组织和肺与胸壁的粘连，在TPVS穿刺中可能容易发生刺破胸膜和肺穿刺。

（五）咳嗽反射的抑制

肺叶切除、肺段解剖切除等手术，需要解剖肺血管、支气管、隆突或肺门组织，预先阻滞患者的咳嗽反射可减少血管及重要脏器损伤的风险。咳嗽反射的抑制可通过在肺脏层胸膜表面喷洒2%利多卡因或在胸腔镜引导下注射局麻药行迷走神经阻滞。

1. 迷走神经阻滞的解剖基础

刺激迷走神经反射，引发内脏血管突然扩张和心跳放缓，进而造成血压降低、脑部缺氧甚至短暂昏迷等。

咳嗽感受器位于喉、气管、支气管黏膜，以及大支气管以上部位，喉和隆突的感受器对机械刺激特别敏感，二级支气管以下部位对化学刺激敏感。牵拉刺激经迷走神经传入延髓，触发一系列协调的反射效应，引起咳嗽反射。

迷走神经功能复杂，为保证术中效果，需要阻滞一侧胸内的迷走神经分支，另一方面，为了降低手术的风险和并发症，术中需要对迷走神经的喉返支、心支加以保护。

2. 迷走神经的术中定位阻滞

右侧迷走神经的喉返支和心支多于颈根部发出，它们远离迷走神经干于肺门附近发出的肺支，所以术中误伤喉返神经或心支的风险不大。左侧喉返神经与迷走神经心支各分支的位置较低，其起始段与主动脉弓及同侧肺支相毗邻，部分心支与肺前支的走行特点亦相似。两侧迷走神经解剖上的差异也造成手术难度的增加，对左侧施行胸内迷走神经阻滞的操作较右侧更加复杂、精细，胸外科手术要求阻滞一侧迷走神经的肺支。

迷走神经肺支多数由胸中段发出，但是不能遗漏胸上段所发出的肺支，因此右侧阻滞区域最好在奇静脉弓上方 3 cm 处，左侧范围应包括喉返神经所发出的肺高位支。

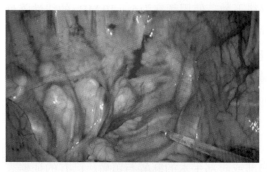

图 2-6-1　右侧迷走神经阻滞

手术中正确寻找、定位迷走神经的肺支是成功的关键。奇静脉弓（右侧）与主动脉弓（左侧）是重要的解剖标志，右侧迷走神经在奇静脉弓上的分支并不少见，因此对右侧肺支的寻找宜于弓上开始。奇静脉弓内侧及其下方所发出的肺前支相对细小；左侧肺支一般都位于主动脉弓下，寻找、分离左肺支可以从弓下开始。

左迷走神经定位：动脉导管三角的前界为左膈神经，后界为左迷走神经，下界为左肺动脉。左迷走神经长度约 0.5 cm。

（六）镇静或全身麻醉技术

NIVATS 的镇静深度从可使患者能配合的轻度镇静到全身麻醉，在维持镇静深度的同时要保持自主呼吸的频率在 12 ~20 次 / 分。虽然有报道称 NIVATS 可使清醒的患者完成肺叶切除等较大的手术，但大多数的团队更愿意选择使用靶控输注丙泊酚和瑞芬太尼等短效的药物来维持脑电双频谱指数在 40 ~ 60。在使用 LMA 来控制气道的病例可以使用吸入性麻醉药物如七氟烷等来维持麻醉镇静深度和抑制咳嗽反射。

右美托咪定通过激活蓝斑中的 α2 肾上腺素能受体来可靠地产生清醒镇静作用，蓝斑是调节觉醒、睡眠和焦虑的关键部位。加之该药的呼吸抑制作用极其轻微，因此是不错的"清醒"功能性神经外科用药选择。低剂量输注右美托咪定 [0.2 ~ 0.7 μg/（kg·h）] 镇静下，患者容易被唤醒并可配合言语刺激。

阿片类药物使用需注意其呼吸抑制的问题，其对呼吸频率影响尤为明显。小剂量舒芬太尼可提供有效的镇痛效果，但需留意对呼吸的影响；瑞芬太尼起效快、清除快，适用于麻醉维持，临床研究与实践证明，低于 0.08 μg/（kg·h）的维持剂量对呼吸影响较小，不宜大剂量或快速应用，否则可引起肌肉强直。

不常规使用肌松药，但个别患者在特殊情况下可小剂量使用，但必须注意对呼吸的影响，用药前做好气管插管的各项准备。

三、特殊情况的处理

（一）低氧血症

由于在自主呼吸胸外科麻醉的手术中，通气侧肺的胸膜腔保持负压，而手术侧肺血管阻力增加，所以与气管插管正压通气相比，更有利于通气侧的肺血流灌注，因此自主呼吸麻醉的胸外科手术一般术中少见低氧血症现象，或只是短时间、一过性的血氧饱和度下降，当SpO_2下降时，通过增加FiO_2和（或）短时手控辅助通气可缓解。导致低氧血症的常见原因是麻醉过深导致通气量不足，结合麻醉深度监测，适度调整麻醉用药剂量有助于减少呼吸抑制程度。

当SpO_2下降至90%时，在持续监控的同时需采取积极措施处理并改善氧合，若继续下降至85%～90%并持续一段时间（约5 min），或出现循环不稳定如期前收缩等心律失常现象，则应暂停手术操作，改为双肺辅助或控制通气，并考虑中转麻醉方式为气管内插管，以有效改善氧合，积极处理相关情况。

（二）高碳酸血症

相对于低氧血症，高碳酸血症更为常见。术中高碳酸血症可逐渐加重，但这种变化通常是短暂且可耐受的，在手术关闭胸腔后可恢复正常。麻醉期间受药物、体位和呼吸肌力下降等影响，潮气量和呼吸频率可出现明显变化，$PaCO_2$升高的现象可见于大部分患者。早期广州医科大学第一附属医院麻醉中心的Dong团队研究报道，在手术切开形成气胸后$PaCO_2$呈逐渐上升趋势，15 min时，$PaCO_2$最高值平均可达到65 mmHg，血流动力学无明显影响，随后$PaCO_2$没有进一步上升，出现缓慢下降，在手术结束恢复胸腔负压及双肺呼吸后，可使$PaCO_2$有效恢复至术前水平。

临床工作中，大部分患者单侧肺自主呼吸期间的$PaCO_2$多在45～65 mmHg；只有个别患者在机体自我适应调整后，$PaCO_2$可逐渐恢复到正常范围；对于$P_{ET}CO_2$/$PaCO_2$持续升高者，常见原因为麻醉过深致通气不足、气道不畅、术者过度牵拉、扭曲或压迫肺组织等，麻醉者需认真细致分析原因并进行相应处理，改善通气和氧合。若高碳酸血症期间出现循环不稳定如期前收缩等心律失常现象，或$PaCO_2$继续上升并高于80 mmHg，经积极处理而未能改善者，应暂停手术操作，改为双肺辅助或控制通气，中转麻醉方式为气管内插管，改善通气和纠正高碳酸血症。

（三）应急处理

麻醉期间保持气道清洁、通畅是麻醉医师的基本共识，已成为临床麻醉工作的重中之重，而相比之下，以往手术医生术中对气道问题的关注程度有所不足。采用自主呼吸胸外科麻醉方法，则要求手术医生改变观念，必须与麻醉医师一起共同保护气道，以最大的努力避免术野或肺内分泌物进入气道。术野不洁、过多或过度挤压肺组织等情况均不应发生。

若术野出血但未进入气道，则应注意持续观察气道阻力变化情况；若仅少量进入了气道，可应用纤维支气管镜吸引清除气道内血液；若术野出血较多，即使未进入气道，也应根据实际情况考虑进行气管内插管并施行肺隔离气道管理，这亦有助于因出血致循环不稳定时能保证供氧。

在下列情况下可考虑实施麻醉方式中转：

（1）若SpO_2<90%，予辅助通气不能改善氧合，持续时间＞5 min。

（2）若$PaCO_2$≥80 mmHg，予辅助通气不能改善，出现以下变化者：HR＞100次/分，或血压与术前相比，变化幅度＞30%；出现心律失常，如频发房性或室性期前收缩（需排除手术操作刺激所引起）；多次检测动脉血气的pH值呈进行性下降，甚至低于7.15；术野摆动幅度大，难以进行手术操作，经处理后仍未改善，且持续时间超过 5 min；术野、胸腔内严重出血，术野模糊；气道分泌物明显增多，特别是出现血性分泌物，呼吸费力，气道阻力上升，自主呼吸的 V_T 降幅 > 30%，辅助通气不良，P_{peak} > 20 cmH$_2$O；脏层胸膜完善表面麻醉及迷走神经阻滞后，仍出现多次咳嗽（> 2 次）。

小 结

一项 2018 年的综述比较了 NIVATS 在肺叶切除术的研究，共纳入 324 例患者，发现自主呼吸组能安全地完成 VATS 下的肺叶切除术，术中需要转换插管的发生率低，有利于术后快速康复，可以更早地进食与活动，也减少了住院时间。2019 年一项纳入 27 个研究共 2537 例患者的 meta 分析指出，与传统插管组相比，NIVATS 的术后整体并发症更少，恢复进食时间更快的，手术与麻醉时间更短。另外两项的研究显示，NIVATS 术后的胸腔引流量更少，住院时间更短。其他的优点包括术后更少的咽喉疼痛及更短的术后抗生素治疗时间。

一项随机对照研究发现，NIVATS 较传统全身麻醉能降低肺部术后的淋巴细胞反应。Liu 的一项肺大疱切除的随机对照研究发现，NIVATS 组较插管全身麻醉组减少了术后支气管肺泡灌洗液的炎症因子，血清 C 反应蛋白也更低。

一项关于重症肌无力患者切除胸腺治疗的回顾性研究中发现，NIVATS 由于可以不使用肌松药，与插管全麻组相比，其术后肌无力危象及需长时间插管机械通气的发生率更低。

对于气管狭窄及肿瘤病例，气道管理是重要且困难的问题，而 NIVATS 能为此类患者提供一种麻醉方式的选择。此外，在气管、支气管及气管隆嵴切除与重建的手术中，使用非插管保留自主呼吸的麻醉方式，能为外科腔镜下操作提供更好的视野暴露和更快的手术时间，术后康复时间也更快。

对于呼吸功能不全的患者，NIVATS 可能是一种可行的替代方式，并且可以避免插管及全麻所带来的并发症。Iwata 等报道了三例严重呼吸功能障碍的患者在硬膜外麻醉和右美托咪定镇静下的 NIVATS，Wang 等也报道了肺功能受损患者使用 NIVATS 是一种安全可行的替代方式。另一项欧洲胸外科协会的调查，其中有超过一半的医生曾经做过 NIVATS，43% 的受访医生认为，对于肺功能受损的患者，NIVATS 是最佳适应证。

近年来大量的研究证实，自主呼吸麻醉可安全有效地用于胸腔镜手术，具有加快术后康复的优势，但在诸多问题上还存在争议，其病理生理和应用技术还需更多进一步的研究。

（杨汉宇 董庆龙 广州医科大学附属第一医院麻醉科）

参考文献

［1］ POMPEO E. Thoracic surgery: a historical perspective. ［M］// E P, ed. Awake thoracic surgery. Bentham Books, 2012, 3-8.

［2］ BJORK VO, CARLENS E. The prevention of spread during pulmonary resection by the use of a double-lumen catheter［J］. J Thorac Surg, 1950, 20(1): 151-157.

［3］ NEZU K, KUSHIBE K, TOJO T, et al. Thoracoscopic wedge resection of blebs under local anesthesia with sedation for treatment of a spontaneous pneumothorax［J］. Chest, 1997, 111(1): 230-235.

［4］ POMPEO E, MINEO D, ROGLIANI P, et al. Feasibility and results of awake thoracoscopic resection of solitary pulmonary nodules［J］. Ann Thorac Surg, 2004, 78(5): 1761-1768.

［5］ AL-ABDULLATIEF M, WAHOOD A, AL-SHIRAWI N, et al. Awake anaesthesia for major thoracic surgical procedures: an observational study［J］. Eur J Cardiothorac Surg, 2007, 32(2): 346-350.

［6］ CHEN JS, CHENG YJ, HUNG MH, et al. Nonintubated thoracoscopic lobectomy for lung cancer［J］. Ann Surg, 2011, 254(6): 1038-1043.

［7］ HUNG WT, CHENG YJ, CHEN JS. Video-assisted thoracoscopic surgery lobectomy for lung cancer in nonintubated anesthesia［J］. Thor Surg Clin, 2020, 30(1): 73-82.

［8］ HUNG WT, HUNG MH, WANG ML, et al. Nonintubated thoracoscopic surgery for lung tumor: seven years' experience with 1025 patients［J］. Ann Thorac Surg, 2019, 107(6):1607-1612.

［9］ FURÁK J, SZABÓ Z, HORVÁTH T, et al. Non-intubated, uniportal, video assisted thoracic surgery［VATS］lobectomy, as a new procedure in our department［J］. Magy Seb, 2017, 70(2): 113-117.

［10］ POMPEO E, SORGE R, AKOPOV A, et al. Non-intubated thoracic surgery-A survey from the European Society of Thoracic Surgeons［J］. Ann Transl Med, 2015, 3(3): 37.

［11］ KISS G, CLARET A, DESBORDES J, et al. Thoracic epidural anaesthesia for awake thoracic surgery in severely dyspnoeic patients excluded from general anaesthesia［J］. Int Card Thor Surg, 2014, 19(5): 816-823.

［12］ PENG G, LIU M, LUO Q, et al. Spontaneous ventilation anesthesia combined with uniportal and tubeless thoracoscopic lung biopsy in selected patients with interstitial lung diseases［J］. J Thor Dis, 2017, 9(11): 4494-4501.

［13］ GALVEZ C, NAVARRO-MARTINEZ J, BOLUFER S, et al. Nonintubated uniportal VATS pulmonary anatomical resections［J］. J Vis Surg, 2017, 3: 120.

［14］ WANG ML, HUNG MH, CHEN JS, et al. Nasal high-flow oxygen therapy improves arterial oxygenation during one-lung ventilation in non-intubated thoracoscopic surgery［J］. Eur J Card Surg, 2018, 53(5): 1001-1006.

［15］ AMBROGI MC, FANUCCHI O, GEMIGNANI R, et al. Video-assisted thoracoscopic surgery with spontaneous breathing laryngeal mask anesthesia: preliminary experience［J］. J Thor Card Surg, 2012,144 (2): 514-515.

［16］ HUNG MH, HSU HH, CHAN KC, et al. Non-intubated thoracoscopic surgery using internal intercostal nerve block, vagal block and targeted sedation［J］. Eur J Card Surg, 2014, 46(4): 620-625.

［17］ GONZALEZ-RIVAS D, BONOME C, FIEIRA E, et al. Non-intubated video-assisted thoracoscopic lung resections: the future of thoracic surgery [J] ? Eur J Card Surg, 2016, 49(3): 721-731.

[18] HUNG MH, CHAN KC, LIU YJ, et al. Nonintubated thoracoscopic lobectomy for lung cancer using epidural anesthesia and intercostal blockade: a retrospective cohort study of 238 cases [J]. Medicine (Baltimore), 2015, 94(13): e727.

[19] KISS G, CASTILLO M. Non-intubated anesthesia in thoracic surgery-technical issues [J]. Ann Transl Med, 2015, 3(8): 109.

[20] DONG Q, LIANG L, LI Y, et al. Anesthesia with nontracheal intubation in thoracic surgery [J]. J Thor Dis, 2012, 4(2): 126-130.

[21] ALI JM, VOLPI S, KAUL P, et al. Does the 'non-intubated' anaesthetic technique offer any advantage for patients undergoing pulmonary lobectomy [J] ? Int Card Thor Surg, 2019, 28(4): 555-558.

[22] LIU J, CUI F, POMPEO E, et al. The impact of non-intubated versus intubated anaesthesia on early outcomes of video-assisted thoracoscopic anatomical resection in non-small-cell lung cancer: a propensity score matching analysis [J]. Eur J Card Surg. 2016, 50(5): 920-925.

[23] LIU J, CUI F, LI S, et al. Nonintubated video-assisted thoracoscopic surgery under epidural anesthesia compared with conventional anesthetic option: a randomized control study [J]. Surg Innov, 2015, 22(2): 123-130.

[24] VANNI G, TACCONI F, SELLITRI F, et al. Impact of awake videothoracoscopic surgery on postoperative lymphocyte responses [J]. Ann Thorac Surg, 2010, 90(3): 973-978.

[25] JIANG L, DEPYPERE L, ROCCO G, et al. Spontaneous ventilation thoracoscopic thymectomy without muscle relaxant for myasthenia gravis: Comparison with "standard" thoracoscopic thymectomy [J]. J Thor Card Surg, 2018, 155(4): 1882-1889.e1883.

[26] LIANG H, GONZALEZ-RIVAS D, ZHOU Y, et al. Nonintubated Anesthesia for Tracheal / Carinal Resection and Reconstruction [J]. Thor Surg Clin, 2020, 30(1): 83-90.

[27] IWATA Y, HAMAI Y, KOYAMA T. Anesthetic management of nonintubated video-assisted thoracoscopic surgery using epidural anesth and dexmedetomidine in three patients with severe respiratory dysfunction [J]. J Anesth, 2016, 30(2): 324-327.

[28] WANG ML, HUNG MH, HSU HH, et al. Non-intubated thoracoscopic surgery for lung cancer in patients with impaired pulmonary function [J]. Ann Transl Med, 2019, 7(3): 40.

第七节　无痛气管镜诊疗的精确麻醉

一、无痛气管镜诊疗的概念

气管镜诊疗是呼吸系统疾病临床诊断和治疗的重要手段，采用气管镜经患者口鼻、咽喉部、声门、气管、隆突及支气管进行检查和治疗，临床应用广泛。人体的气道较消化道表面黏膜有着更为丰富的感觉神经纤维，检查过程中刺激到患者的声门及隆突部，患者极易出现剧烈的呛咳、恶心呕吐、支气管痉挛等应激反应。这不仅让患者感受到巨大的痛苦、紧张焦虑感，造成严重的生理和心理应激反应，而且严重影响诊疗的成功率。

无痛气管镜诊疗是在患者接受气管镜诊疗过程中为其静脉注射或者吸入适量的镇静、镇痛药物，使患者在接受检查、治疗时处于短暂睡眠状态，或适度镇静、全麻状态；完成检查后，患者可迅速清醒，对诊疗的过程无记忆且无痛苦，避免了给患者造成心理及生理上的不适，使诊疗可以按照预期要求，安全、舒适地顺利完成，也提高了气管镜诊疗操作的安全性。

但由于气管镜诊疗操作的复杂性且与麻醉管理共用气道，近年气管镜诊疗范围、病种及技术的迅速发展也提出了更高的麻醉管理要求，没有可普遍适用于所有气管镜诊疗的单一麻醉和通气管理方法，因此麻醉医师常需要根据气管镜诊疗的具体目的与方式、结合患者气道评估等个人具体状况，精确、个性化地选择合适的麻醉方案和通气管理策略。

二、气管镜诊疗常用的麻醉方法

（一）麻醉方式

气管镜诊疗的麻醉方式主要有局部麻醉、镇静和全身麻醉。

局部麻醉主要是指对患者的鼻咽部以及气管支气管黏膜等部位进行表面浸润麻醉，最常使用的麻醉药物为利多卡因，常见的给药方式包括局部喷雾、雾化吸入以及气道内滴入、经气管镜注入等。尽管表面麻醉能够减弱支气管镜插入时的感官反应以及操作简单方便，不影响患者的自主呼吸，但是它并不能减轻患者的焦虑、体动，也不能很好地抑制患者的生理和心理的应激反应，患者对于长时间的诊疗操作也难以耐受。

镇静在局部麻醉的基础上给予镇静及适量镇痛药物，使患者处于轻度、中度、深度镇静水平，并保留自主呼吸，个体化差异往往较大。

全身麻醉根据使用药物又可分为吸入麻醉和静脉麻醉。吸入麻醉可应用七氟烷进行麻醉，具有良好的麻醉效果，并且不容易出现不良反应。但是该方法需要应用特殊的麻醉机以及挥发罐，特别是气管镜诊疗过程中气道开放是相对开放的，很容易造成气管镜室气体污染，在很大程度上限制了其推广应用。静脉麻醉是目前临床进行无痛气管镜诊疗中运用最多的麻醉方法，优点：① 提高患者舒适度，缓解焦虑，遗忘不良记忆。② 使患者无体动状态下配合内镜医生进行诊疗，便于发现微小病变。③ 有效避免过度应激反应所致的各种并发症。缺点：① 麻醉科医师与内镜检查医师共用气道，对麻醉人员和麻醉设备要求高。② 用药方案及气道管理需要兼顾患者安全、舒适和内镜医师操作方便。③ 术中一旦发生低氧血症，可能直接威胁患者生命安全。

（二）临床常用的静脉麻醉药

1.临床常用的静脉麻醉药

主要包括丙泊酚、咪达唑仑、右美托咪定和阿片类药物。可选择其中不同的药物联合应用。

丙泊酚是一种镇静催眠药，通过增强中枢神经系统 γ-氨基丁酸受体功能抑制神经传递。具有起效快、耐受性较好、不良反应较少等特点，是无痛支气管镜诊疗中应用最广泛的麻醉药物。成人诱导剂量为 1.5 ~ 2.5 mg/kg，术中维持剂量通常为 4 ~ 12 mg/(kg·h)。单独使用异丙酚进行麻醉镇静需要加大其用量，但可能会导致患者出现低血压及一过性的呼吸暂停。因此丙泊酚需要与其他镇痛麻醉药物配合使用才能达到预期的麻醉效果。

咪达唑仑属于苯二氮䓬类药物，主要作用于中枢神经系统的 γ-氨基丁酸能神经末梢的突触部位，会增强突触后膜抑制效应，起效迅速、达到峰值时间快、半衰期相对较短，其主要作用为镇静、抗焦虑、顺行性遗忘等。在支气管镜检查期间，咪达唑仑镇静相比于丙泊酚显示出相似的安全性。

右美托咪定属于 α_2 受体激动剂类药物，具有明确的中枢抗交感作用，能有效抑制应激。右美托咪定用于气管镜诊疗时，可先给予负荷剂量 4 μg/ml 浓度以 1 μg/kg 剂量缓慢静注，输注时间 10 ~ 15 min，术中静脉持续泵注。研究表明，比起丙泊酚联合芬太尼，右美托咪定联合芬太尼不抑制呼吸，能更好地维持血氧饱和度，有着更大的优势。右美托咪定与咪达唑仑相比，提高了舒适度，血流动力学更稳定，苏醒时间无显著差异。右美托咪定可能引起心动过缓，尤其是在置入支气管镜时可能引起严重的迷走神经反射，导致心律失常甚至心搏骤停，因此在操作时应对患者严密监测并及时处理并发症。

阿片类药物可以选择性地激动 μ 受体，引起镇痛和减少呛咳反应，主要包括芬太尼、舒芬太尼、瑞芬太尼、阿芬太尼，瑞芬太尼起效非常迅速，仅需 30 s 即达到高峰，半衰期短，使用时，一般根据血药浓度持续靶控输注，直至操作完成后停药。芬太尼由于起效速度迅速，可维持 30 ~ 60 min，价格低廉，也是气管镜麻醉最常使用的阿片类药物之一。与单独使用咪达唑仑相比，芬太尼和咪达唑仑联合用于清醒镇静可以提高患者和操作者的满意度。

2.气管镜诊疗的常用麻醉药物组合

（1）丙泊酚加芬太尼（或瑞芬太尼、舒芬太尼）组合。

丙泊酚加芬太尼（或瑞芬太尼、舒芬太尼）组合是目前无痛支气管镜诊疗采用得最多的组合。丙泊酚具有起效快、镇静好、苏醒迅速的特点，但对喉部刺激抑制不明显，镇痛效果差，推注速度过快或者使用剂量过大时会出现血流动力学不稳定、低血压、抑制患者呼吸，甚至发生一过性呼吸暂停。而芬太尼属强效麻醉性镇痛药，对喉部刺激抑制明显。但芬太尼对呼吸有明显的抑制作用，主要表现为呼吸频率减慢、心动过缓。虽然二者都可能对患者呼吸产生明显的抑制作用，但二者合用可以减少麻醉药的用量，产生较好的麻醉效果。麻醉医师应根据患者个体情况谨慎选择合理剂量，充分发挥两种药物的优点。

（2）丙泊酚加咪达唑仑加芬太尼（瑞芬太尼、舒芬太尼）组合。

咪达唑仑是一种镇静药，血流动力学影响小，安全性高，具有良好的顺行性遗忘作用，可防止术中知晓。将两者单独设定作镇静剂用于气管镜检查时发现，与咪达唑仑相比，异丙酚在神经心理恢复和患者耐受性方面具有更高的镇静效果，心血管的不良反应更少。咪达唑仑与丙泊酚、芬太尼（瑞芬太尼）联合使用能够增强镇静镇痛效果。在诱导、苏醒、用药及血流动力学方面都具有明显优势，是一种良好的支气管镜全麻方案。

（3）丙泊酚加右美托咪定加芬太尼（瑞芬太尼）组合。

与咪达唑仑-丙泊酚-芬太尼方案相比，右美托咪定组的患者中观察到更多的短暂性心动过缓发作（$P < 0.05$），但所有患者均在没有阿托品干预的情况下可以恢复。右美托咪定的应用提高了镇静效果，减少了手术中断，缩短了下地时间，也提高了患者满意度，但右美托咪定在麻醉诱导时输注时间需超过 10 min，因此麻醉诱导时间延长。

三、气管镜诊疗常用的麻醉通气策略

目前临床常用通气策略的包括：经鼻导管给氧，经鼻咽通气道给氧，喷射通气，喉罩，气管插管。

1. 鼻导管（nasal cannula, NC）

对于简单的支气管镜检查或者经麻醉医师术前评估后高度怀疑困难气道及自身不能耐受全身麻醉的患者，可以尝试局部麻醉联合镇静镇痛药物在麻醉监护情况下操作，患者保留自主呼吸。然而每个患者对刺激和疼痛的耐受程度各异，理想的麻醉镇静深度较难控制。面对通气氧合不足，首先考虑鼻导管吸氧，然而手术期间患者低氧血症发生率仍高达40%。有研究者尝试用调高氧流量、增加吸入氧浓度来降低低氧的发生，但即使在 10 L/min 的标准氧表高限时，仍有33.3%的患者$SpO_2 < 90\%$。一旦出现低氧，麻醉医师需要立刻予以干预以改善通气氧合，甚至可要求暂停手术操作。反复出现低氧血症，不但影响操作的顺利进行，而且威胁患者的安全。可见，鼻导管吸氧只适合患者耐受好的、简单快速的支气管镜检查，不适用于心肺功能较差、操作较复杂的支气管镜诊疗。

2. 鼻咽通气道（nasopharyngeal airway, NPA）

鼻咽通气道是用于保持上呼吸道通畅的简易声门上装置之一，其能够有效解除镇静导致的上呼吸道阻塞，改善呼吸抑制和低氧血症。目前应用于临床的新型鼻咽通气道采用医用聚氯乙烯，质地软、刺激小、鼻出血等并发症少，并且能够监测呼吸频率和呼气末二氧化碳，必要时连接呼吸回路即可辅助通气、增加氧流量。鼻咽通气道能够在监测呼吸的状况下安全有效地用于轻、中度麻醉镇静下的支气管镜检查。同时，鼻咽通气道操作简单、放置成功率高，医护人员稍加培训即可实施；对患者而言，创伤小、耐受性好且花费少，可以在日间无痛气管镜诊疗中推广和普及。

3. 喷射通气（jet ventilation, JV）

根据通气频率不同，喷射通气可以分为常频喷射通气、高频喷射通气和高频叠加喷射通气。

高频喷射通气潮气量接近解剖无效腔量，高频模式可以在肺部形成脉冲式呼气末压力平台，有利于氧气的利用，但容易出现二氧化碳蓄积。常频喷射通气可根据患者呼吸频率以及胸廓起伏进行调整，但容易出现氧合不足。高频叠加喷射通气是常频喷射通气和高频喷射通气的叠加使用，解决了单用常频喷射通气氧合不足和单用高频喷射通气二氧化碳蓄积的问题。

根据作用部位不同，喷射通气还可以分为声门上喷射通气和声门下喷射通气。声门上喷射通气常使用鼻咽通气道和喉罩控制气道，查本俊等在一项随机对照研究中发现，魏氏鼻咽喷射通气组较鼻导管吸氧组的低氧血症发生率明显降低（鼻咽通气道为37.0%，声门上喷射通气为13.1%）。在硬质支气管镜诊疗中，可采用声门下喷射通气，不占用操作空间且能够维持术中氧合。但喷射通气全程需保持气道开放，所以已知或怀疑患有呼吸道感染性疾病时，应尽量避免使用。

喷射通气模式多样，需要经验丰富的麻醉医师谨慎选择、精细管理（图2-7-1）。

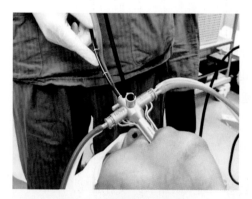

图 2-7-1　硬镜联合喷射通气

4. 喉罩

喉罩因置入简便、损伤刺激性小、管径粗、手术操作空间大等特点成为全麻支气管镜检查气道管理中较理想的声门上气道装置，且在高危患者和复杂手术中的应用越来越广泛。在手术操作时间较长、难度较大、患者循环较差的情况下，控制呼吸能更好地维持通气氧合，保障患者安全。喉罩作为声门上通气装置，可能存在喉罩置入困难和对位不佳，常需要一定的麻醉深度，可以加或不加肌松药。对于老年或重症患者，过多的麻醉药物会引起血流动力学不稳定，影响术后苏醒和自主呼吸恢复，延长住院时间，影响日间手术的运转等。因此，临床应用中，需要麻醉医师熟知各种喉罩的优点和局限，根据个体化方案做出合理选择（图2-7-2）。

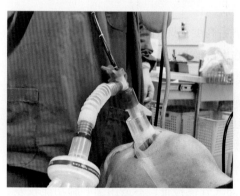

图 2-7-2　喉罩控制呼吸

5. 气管内导管（endotracheal tube, ETT）

ETT是全麻中最常用的控制气道工具，但在全麻支气管镜检查中，因其与内镜医师共用气道、影响操作空间而应用不多。支气管镜需从气管导管中通过，占据部分有效通气空间，进而导致气道压增高，影响通气效果。气管内导管也不适用于声门附近及气管中上段的病变，导管置入较浅容易滑出，但置入过深则会遮盖或损伤病灶。相较其他通气方式，ETT置入时刺激性更强，所需麻醉深度更深，患者的血压和心率波动更大，给合并心肺疾病的患者带来的风险更大，相关插管并发症如咽痛、恶心呕吐及苏醒期躁动发生率也更多。目前，上海市肺科医院在支气管镜介入治疗时，若摘取病变组织较大、预计操作时间长难度大、存在潜在出血风险较高时，常选择气管内导管，这样可以更好地掌控和保障患者安全。气管内导管是目前较可靠的人工气道，因此，应一切从患者安全、舒适出发，个体化地选择最适通气策略，同时备好气管内导管，必要时迅速控制气道，保障患者有效通气。

（闵珂婷　吕　欣　上海市肺科医院）

参考文献

［1］ MÜLLER TOBIAS, THÜMMEL KRISTINA, et al. Analogosedation during flexible bronchoscopy using a combination of midazolam, propofol and fentanyl - A retrospective analysis［J］. PLoS One, 2017, 12(4): e0175394.

［2］ YUAN F, FU H, YANG P, et al. Dexmedetomidine-fentanyl versus propofol-fentanyl in flexible bronchoscopy: A randomized study［J］. Exp Ther Med, 2016, 12: 506-512.

［3］ PRABHUDEV AM, CHOGTU B, MAGAZINE R. Comparison of midazolam with fentanyl-midazolam combination during flexible bronchoscopy: A randomized, double-blind, placebo-controlled study.［J］.Indian J Pharmacol, 2017, 49: 304-311.

［4］ MINAMI D, TAKIGAWA N, WATANABE H, et al. Safety and discomfort during bronchoscopy performed under sedation with fentanyl and midazolam: a prospective study［J］. Jpn J Clin Oncol, 2016, 46: 871-874.

［5］ CLARK G, LICKER M, YOUNOSSIAN A B, et al. Titrated sedation with propofol or midazolam for flexible bronchoscopy: a randomised trial［J］. Eur Respir J, 2009, 34(6): 1277-1283.

［6］ MÜLLER T, THÜMMEL K, CORNELISSEN CG, et al. Analogosedation during flexible bronchoscopy using a combination of midazolam, propofol and fentanyl - A retrospective analysis［J］. PLoS One, 2017, 12(4): e0175394.

［7］ WU SH, LU DV, HSU CD, et al. The effectiveness of low-dose dexmedetomidine infusion in sedative flexible bronchoscopy: a retrospective analysis［J］. Medicina (Kaunas), 2020, 56(4): 193.

［8］ LO Y, LIN T, FANG Y, et al. Feasibility of bispectral index-guided propofol infusion for flexible bronchoscopy sedation: a randomized controlled trial［J］. PLoS One, 2011, 6(11): e27769.

［9］ DOUGLAS N, NG I, NAZEEM F, et al. A randomised controlled trial comparing high-flow nasal oxygen with standard management for conscious sedation during bronchoscopy［J］. Anaesthesia, 2018, 73(2): 169-176.

［10］ PUTZ L, MAYNÉ A, DINCQ A. Jet ventilation during rigid bronchoscopy in adults: a focused review［J］. Bio Med Res Int, 2016, 4234861.

［11］ HOHENFORST-SCHMIDT W, ZAROGOULIDIS P, HUANG H, et al. A new and safe mode of ventilation for interventional pulmonary medicine: the ease of nasal superimposed high frequency jet ventilation［J］. J Cancer, 2018, 9(5): 816-833.

［12］ ZHA B, WU Z, XIE P, et al. Supraglottic jet oxygenation and ventilation reduces desaturation during bronchoscopy under moderate to deep sedation with propofol and remifentanil: A randomised controlled clinical trial［J］. Eur J Anaesth, 2021, 38(3): 294-301.

［13］ VAN ESCH B, STEGEMAN I, SMIT A. Comparison of laryngeal mask airway vs tracheal intubation: a systematic review on airway complications［J］. J Clin Anesth, 2017, 36: 142-150.

第三章
复杂胸外科手术的精确麻醉管理

第一节　Pancoast肿瘤与脊柱联合切除术

Pancoast肿瘤，一般也称作肺上沟瘤，最早由美国宾夕法尼亚大学的放射科医师Pancoast于1924年对此病症进行了个案报道，报道的内容是一个曾被诊断为脊髓肿瘤、在其他医院接受椎板切除手术但并未发现脊髓肿瘤的男性患者，其主要症状是左腋窝至上臂剧烈放射状烧灼样疼痛，同时伴有握力下降、左侧瞳孔缩小、眼球凹陷、眼裂变小等临床表现。Pancoast对其行X线片检查发现左胸上部阴影，第2、3肋骨后部破坏。再查阅以前的X线片时发现该患者在接受手术前就已经出现胸部阴影及肋骨破坏，Pancoast将之定义为肺尖部肿瘤。1932年，Pancoast再次于同一杂志发表文章，以肺上沟瘤的名称对此病症进行阐述。

Pancoast肿瘤往往侵犯胸廓入口附近的重要解剖结构，按肿瘤的手术治疗原则，就切除范围而言，Pancoast肿瘤可能需要切除的范围除肺叶外，还包括胸廓入口附近的臂丛神经、锁骨下动静脉，乃至肋骨、脊柱椎体等结构，无论从手术难度、手术创伤还是患者是否能耐受手术而存活，都已经超出20世纪20年代胸外科手术治疗的能力范围，所以在Pancoast发表文章后的20余年，此类患者都被认为不能手术治疗。不能手术有两种含义，一种是外科医师无法在保证患者生命安全的前提下完成手术；另一种是虽然完成手术，但是患者没有获益或是结果比非手术治疗更差。当时更多的是第一种情况。

即使以现今的医疗条件，对于Pancoast肿瘤的手术治疗来说，仍有相当的挑战性。就这样一个破坏性极大的手术而言，对麻醉的挑战往往不是让病患达到可被手术的状态并平稳度过手术，而是要如何消减巨大手术创伤对机体的影响和相应的术后康复管理。

一、Pancoast肿瘤的解剖及病因

许多文献把肺尖癌、肺上沟瘤和Pancoast综合征混为一谈，事实上各有其不同含义，诊断上亦有所不同。就严格的解剖分界来说，肺尖区域大于肺上沟，肺尖区域的癌为肺尖癌，在肺上沟内发生的癌称为肺上沟瘤。肺尖癌可包括肺上沟瘤，而肺上沟瘤不能完全代表肺尖癌。但两者临床症状大多相似，在实际工作中难以区分，概念上应有所区别，而在诊断时可统称为"肺尖癌"。凡是肺尖部的任何病变压迫或侵犯了C_8、T_1神经根、交感神经节或星状神经节，产生一系列特殊症状和体征，均可产生Pancoast综合征，又称为肺尖肿瘤综合征，表现为：① 肩痛；② 上肢顽固性疼痛；③ 同侧Horner综合征。但Pancoast综合征可由多种病因所致，不仅限于肺癌，其他肿瘤和一些感染性疾病也可致Pancoast综合征。常见可引起类似症状的疾病如表3-1-1所示。

表 3-1-1　Pancoast 综合征常见病因

肿瘤性疾病	
肺部原发肿瘤	支气管肺癌
	腺样囊性癌
	血管外皮细胞瘤
	间皮瘤
转移性肿瘤	喉癌
	宫颈癌
	尿路上皮细胞癌
	甲状腺癌
血液系统肿瘤	淋巴瘤
	浆细胞瘤
感染性疾病	
细菌感染	金葡菌肺炎
	假单胞菌肺炎
	放线菌病
	结核
真菌感染	曲霉菌病
	隐球菌病
寄生虫感染	包虫病

了解肺上沟的解剖对Pancoast肿瘤的诊断至关重要（图3-1-1）。肺沟从后看等同于肋脊沟，从第一肋一直延伸到膈肌。肺上沟是肺沟最上的部分。Pancoast肿瘤多是生长于肋脊沟内

肺尖部分的非小细胞肺癌，肿瘤生长侵犯胸壁、脊柱、肋间神经、臂丛、锁骨下血管、交感干或星状神经节后可引起持续疼痛。并可因侵犯结构不同，产生相应典型症状：侵犯胸壁和肋间神经可引起肩痛，T_1神经受压可引起尺神经支配区感觉异常，侵犯C_8神经可致手无力，压迫交感链和星状神经节可致Horner综合征。第二肋以下的肺部肿瘤极少侵犯胸廓入口，一般不称为Pancoast肿瘤。部分处于肺上沟的非小细胞肺癌更易向前方生长侵犯锁骨下血管，而不是向内、向后方生长侵犯椎体，所以不管是否侵犯臂丛和星状神经节，可将所有位于肺上沟的非小细胞肺癌归于Pancoast肿瘤。对于Pancoast肿瘤的治疗，同样需要理清胸廓入口及其毗邻解剖结构，因为疾病所引起的症状、手术的范围及入路以及可能造成的继发性损伤，都和局部解剖有关。胸廓入口由第一

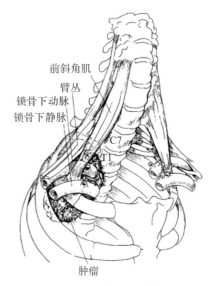

图3-1-1　胸廓入口及肿瘤示意图

胸椎、第一肋和胸骨柄的上沿合围而成，颈根部就在胸廓入口上方，臂丛从胸廓入口后外侧发出，在前斜角肌和中斜角之间、第一肋之上穿出。以前斜角肌和中斜角肌为界，可将胸廓入口分为3个腔室：① 前腔室，在前斜角肌前方，其中重要的解剖结构有胸锁乳突肌、肩胛舌骨肌、锁骨下静脉和颈内静脉及其分支，此部位肿瘤易侵犯第一肋及肋间神经，造成前上胸壁的疼痛；② 中腔室，处于前斜角肌和中斜角肌之间，其中包含锁骨下动脉、臂丛和膈神经等重要结构，此处肿瘤多易压迫侵犯臂丛，造成尺神经分布区域肢体的疼痛和感觉异常；③ 后腔室，处于中斜角肌后方，有臂丛的神经根、星状神经节和椎体以及部分锁骨下动脉、椎旁的交感链和椎旁肌群，此处肿瘤可侵犯椎体横突和椎体，甚至侵犯椎间孔，可造成诸如Horner综合征、臂丛神经丛病变，手指屈肌麻痹致"爪形手"，并可能造成手及前臂感觉丧失。

二、术前评估

Pancoast肿瘤临床表现复杂多样，常被误诊为肩周炎、颈椎病、肺结核、肺炎、支气管扩张合并感染、冠心病、心绞痛、结核性胸膜炎、急性非特异性心包炎等疾病。对于胸部占位性病变，普通胸部X线检查获得的信息远不如CT，甚至还有可能延误疾病的诊断，所以如今即使是常规健康体检需要胸部放射学检查的，也是推荐进行胸部CT检查，而非X线检查。多种发生、发展于肺上沟的病变，如结核、寄生虫病或是转移性肿瘤等，可导致Pancoast综合征，CT检查也可能显示为在胸顶部局部侵犯性、占位性病变，所以要在手术前确认非小细胞肺癌的病理诊断。一般来说，细针活检可明确病理诊断。病理诊断明确后，通过CT、全身PET、头颅MRI以及气管镜超声活检（EBUS）等检查可进一步明确Pancoast肿瘤的分期、分级，并除外肿瘤远处转移。一旦Pancoast肿瘤病理确诊，按现行的肺癌TNM分期，至少已达ⅡB期（肿瘤侵犯胸壁即达T_3）。EBUS检查对于纵隔淋巴结的转移情况有独特的诊断优势，可进一步明确分期和预

后。结合现有的各类导航技术，如DSA辅助、磁导航、现实增强及计算机辅助（各类AR及VR技术），气管镜可以准确到达非常外周的病变，可以进行取样活检，结合微波、射频等能量平台，甚至可以进行局部病灶的治疗。增强MRI检查对胸廓入口局部解剖结构有特别的诊断优势，尤其是对神经和血管的显像，可以更好地判断肿瘤的可切除性。T_1神经的切除一般不会有明显的并发症，C_8神经或臂丛下干的切除往往会造成同侧前臂或手功能的永久性丧失。术前影像学检查显示有明显脊柱或神经根侵犯的，可能需要手术切除部分椎体以及之后的脊柱固定及重建，此类患者建议术前进行多学科会诊，特别需要邀请脊柱外科医师共商手术治疗方案。

三、Pancoast肿瘤的多模式多学科治疗

由于单纯手术治疗的困难，20世纪50年代起，针对Pancoast肿瘤就开始了放化疗结合手术切除的多模式多学科治疗。1956年，有学者报道了一例在辅助放疗后成功整体切除右肺上叶、胸壁和神经根的患者，患者术后存活超过5年；之后又有报道在放疗后患者Pancoast综合征症状会消退，之后再进行手术，取得良好结果，遂使诱导放疗结合局部整体切除成为之后30年Pancoast肿瘤的标准治疗。进入21世纪之后，诱导放化疗结合手术治疗在其他中晚期非小细胞肺癌的治疗中取得良好效果。在一项关于Pancoast肿瘤的前瞻性研究中，诱导放化疗使Pancoast肿瘤患者有相当高的R0切除率（T_3达91%，T_4达87%），R0切除的患者5年生存率可达53%，这样的治疗效果在中晚期非小细胞肺癌中已是非常优秀，遂使得诱导放化疗结合手术切除成为现今Pancoast肿瘤的标准治疗。

除Pancoast肿瘤外，其他部位邻近脊柱的肺癌、局部晚期、侵犯脊柱，按肺癌分期为T_4，一般不宜直接手术治疗，也可参照Pancoast肿瘤的治疗原则进行手术治疗。

（一）手术方式

对于绝大多数恶性肿瘤，手术治疗的原则就是完整切除肿瘤并确保切缘无肿瘤细胞残留，R0切除伴随相对较好的远期生存率，如果不能R0切除，则手术的意义就存疑，这就是Pancoast肿瘤手术治疗的逻辑基础。对于Pancoast肿瘤，由于其位置的特殊性，完整切除肿瘤不仅要切除肺上叶，而且可能要切除部分胸壁及锁骨下血管，甚至要切除椎体、交感链和神经根，必须根据手术需求选择与常规肺叶切除有别的手术入路，所以手术入路包括高位后外切口、后路切口和前路切口，或是这几种切口的联合应用。

本节不详细介绍各种手术入路及手术方式，手术作为肿瘤治疗的手段而不是目的，而且手术也不是此类肿瘤治疗的唯一手段，但一旦选择手术治疗，R0切除就是手术的目标。为便于理解，下文将陈列部分手术示意图和相关手术图片，作简要说明。

一般来说，如果肿瘤主要侵犯胸廓入口后方，但椎体侵犯较轻，既不涉及椎体切除及重建固定，又不需要处理锁骨下动静脉，可如图3-1-2、图3-1-3所示采取高位后外切口，切除肺上叶、部分胸壁或椎体的横突。患者只要取标准后外切口手术体位（侧卧位）即可。

如果需要切除椎体并重建和固定脊柱，则可在俯卧位下先行部分椎体切除和脊柱重建及固

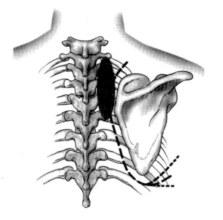
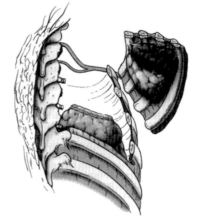

图 3-1-2　高位后外切口示意图　　　　　图 3-1-3　肺、胸壁整体切除示意图

定，然后再转侧卧位，行高位后外切口，切除肿瘤所涉及的肺及胸壁。

如果肿瘤侵犯锁骨下血管，则宜采用 Dartevelle 所创的前路切口（图3-1-4）。患者取仰卧位，头极度转向病变对侧，沿胸锁乳突肌至胸锁关节切开，并在第二肋附近转向水平切开，呈 "L" 形切口。手术如切除术侧锁骨下静脉，一般会有侧支代偿而不需要进行血管重建，如切除锁骨下动脉，则需以人工血管替代重建。一般来说，此切口切除范围向后可至肋横突关节和部分横突，如果显露困难，也可转为侧卧位行肺及胸壁后壁切除。Pan 等报道了改良 Dartevelle 入路，进行胸骨上段劈开，在第二肋处半横断胸骨并沿第二肋下缘做水平切口（图3-1-5、图3-1-6），并沿肋间切开，此切口既能有令人满意的术中显露条件，又能最大限度保留胸廓上段的完整性，还不破坏胸锁关节，术后更好地保留了上肢运动功能，但横断胸骨后必须注意胸廓内动脉残端的止血。

切除胸壁必将破坏胸廓的完整性，切除肋骨少，虽可引起反常呼吸，影响术后咳痰，但一般不至于导致呼吸衰竭；如果切除过多肋骨，胸廓上段明显软化，在恢复自主呼吸后发生反常呼吸可极度降低呼吸效率，导致呼吸衰竭。可用刚性修补材料（一般选用合适的金属网片）做

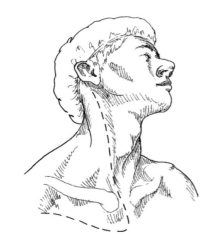
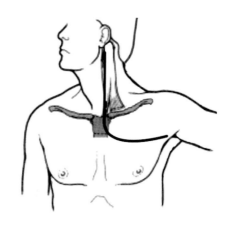

图 3-1-4　前路切口示意图　　　　　图 3-1-5　改良前外切口示意图（保留胸锁关节）

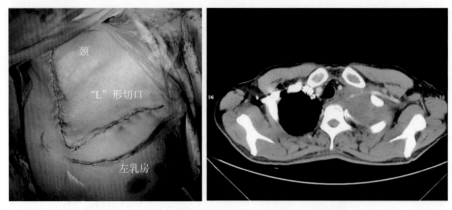

图 3-1-6　改良前外切口手术实照及术前计算机断层扫描

胸廓重建，以避免术后软化的胸壁引起反常呼吸。

（二）麻醉实施要点

Pancoast肿瘤是肺癌的一种，凡适用于肺切除手术的麻醉要点，如肺隔离、肺保护、液体管理、疼痛管理等原则，都适用于Pancoast肿瘤的手术麻醉。除这些要点外，对于脊柱和神经的切除、胸壁的切除与重建，也是麻醉应当关注的重点。

1. 通气方式的选择

实施麻醉的医师可以根据实际熟悉程度和原有工作习惯选用左支或右支双腔支气管插管进行肺隔离和单肺通气，也可以选用支气管阻塞导管进行肺隔离。对于大多数麻醉医师和患者而言，选用左支双腔支气管插管比较容易进行肺隔离和单肺通气的管理。就Pancoast肿瘤手术这样破坏性很大的开放性手术而言，对于手术医师的手术技巧有相当高的要求，要求手术医师有能力在一些非常规的手术入路实施肺叶切除，对于肺隔离的实际要求反而不像腔镜肺手术那么高。在采用小潮气量通气的情况下，即使不进行肺隔离和单肺通气，熟练的外科医师也可以进行肺叶切除术。在选用支气管阻塞导管时，进行左肺的隔离往往能取得非常满意的效果，但对右肺进行隔离时，应事先评估右总支气管的解剖形态和隔离效果，以避免隔离不佳导致活瓣效应，反而造成右肺上叶过度膨胀，影响手术操作。对需要切除部分椎体或进行椎体固定的患者，应考虑到术后更换双腔管时颈椎稳定性的因素，可能选择单腔气管插管结合支气管阻塞导管的方式更为便利，术后不必更换气管插管就可继续进行呼吸支持治疗。可视气管插管和可视双腔支气管导管可连续观察导管定位，及时发现并避免体位变动和手术牵拉时的导管移位，更有利于肺隔离技术的实施，特别是在选择俯卧位时，实施气管镜定位有非常不便之处，导管的可视技术就能显现其优越性。

2. 液体和监测通路的选择

根据手术方式开放动静脉通路，一般选择手术对侧肢体开放动静脉通路，如果手术涉及锁骨下静脉或无名静脉，则必须开放下肢静脉，一般可选择股静脉穿刺置管。深静脉置管时应考虑到患者围术期因为各种原因可能需要使用心血管活性药物的可能，术前宜留置多腔的深静脉导管，并做好输血准备。

手术涉及臂丛神经和脊柱的，可能需要进行神经功能监测，但现实情况是在Pancoast肿瘤手术中缺乏此类数据，或是相关医师既往没有遇到严重的中枢神经损伤，也就没有意识到监测神经功能的必要性。手术结果严重影响脊柱稳定性的，或是涉及脊柱固定重建的，推荐使用诱发电位监测脊髓功能。一旦需要脊柱固定重建，就超出了胸外科医师常规的手术范围，需要脊柱外科医师帮助，自然也需要脊柱手术麻醉专业的医师提供相应麻醉意见。可逆性的脊髓功能异常一般原因是脊髓部分节段动脉受压或低灌注，在解除受压因素后，使用药物提高灌注压大多可恢复正常，但一定要仔细检查，严格避免有血管或脊髓受压的情况残留，并谨防重要的脊髓滋养血管损伤。吸入麻醉药可以影响诱发电位监测的数值，一旦部分臂丛神经切除后，术侧上肢的诱发电位是否还能有效反映脊髓功能，这些因素都需要在进行手术和神经功能监测时有所考量。术中麻醉深度监测对此类患者是否有益，尚无定论，但现有的脑电双频指数、Narcotrend和熵指数等监测都是无创监测且操作相当便利，适合做现有监测手段的有益补充。

3. 通气策略的选择

如前文所述，对于Pancoast肿瘤的手术治疗关键是要做到R0切除，术中根据病变侵犯情况，进行肺叶切除甚至是一侧全肺切除都有可能，因此肺切除手术围术期机械通气和液体管理原则同样适用于Pancoast肿瘤的麻醉。围术期保护性肺通气和限制性液体管理通常是被外科、麻醉、重症监护等相关学科认可并被多数指南或专家共识推荐。保护性肺通气（通常将单肺通气时潮气量设置在6 ml/kg或更低）是相对传统的通气模式（通常将潮气量设置在10 ml/kg或更高）而言，就实际工作中，6 ml/kg的潮气量结合10～12次/分的呼吸频率，几乎都能达到满意的肺通气效果，不会有高碳酸血症，更不会有呼吸性酸中毒，而10 ml/kg的潮气量配合10次/分的呼吸频率，多数全麻患者动脉血二氧化碳分压（$PaCO_2$）会低于40 mmHg，有部分全麻患者甚至出现过度通气的情况。此前传统通气模式是建立在监测手段较少、仪器设备精度和可靠程度较低的情况下，力求避免通气不足，却往往造成通气过度。现今对于通气监测有诸多无创技术，设备的精度及可靠程度也远非传统模式时可比，近年来更提倡所谓精准医疗模式，其中传递的主要精神是要避免粗放和过度的医疗，同时要在先进技术和循证医学的指引下进行个体化的治疗。对于单肺通气时的肺保护策略，除了潮气量，可能还要考虑驱动压、顺应性、呼气末二氧化碳分压等因素。多个研究表明，保护性肺通气在多个可检测维度（如术后肺部白细胞聚集、术后动脉血氧分压、部分炎性因子浓度等）对单肺通气产生有利的影响，但也有研究表明这些有利影响产生的差异会在术后24～48 h消失。

4. 液体管理

围术期液体管理也是此类手术不能忽略的话题。限制性液体管理策略似乎是现行条件下参与手术各方都可以接受的方案，但所谓限制性液体管理策略，对于输注多少液体、输注何种液体都是一个比较模糊的界定，而此策略中关于液体负平衡的实施原则，在现实工作中实施难度较大，而且似乎也无此必要。目标导向的液体输注策略是以每搏变异度或每搏变异指数、心输出量为目标导向，指导液体输注量，对于多种手术，似乎在稳定循环、保证机体灌注上有相当的作用，但在输注晶体液、人工胶体，还是血浆或白蛋白方面，也没有明确结论。每搏变异指数在开胸患者手术时的指导意义存在争议，需要谨慎解读，对于全麻联合硬膜外阻滞或椎旁阻滞的患者，因为血管扩张，可能会造成每搏变异指数偏高。根据已有经验，在保证一定液体输注量的同时，也需要联合使用一些血管活性药物才能维持足够麻醉深度下的理想血压。有研究表明，对于危重患者，目标导向的液体输注策略并不能改变患者转归、让患者明显获益，对于非危重患者，即使不使用目标导向的液体输注策略，也都有良好的转归。一般来说，只要没有在短时间内超量输注液体，不会因液体输注加重肺损伤。输血或和血制品是增加围术期并发症的独立危险因素，并且输血量越大，并发症发生率越高。在严格实施输血指征的情况下，手术失血是输血的最主要原因。合理的手术设计、精细的操作、尽量避免不必要的失血，可能比液体输注策略更重要。即使手术顺利、操作医师技术高超，只要Pancoast肿瘤侵犯范围较大或是侵犯一些重要血管，都不可避免会有较多的手术失血。术后因为手术创面的问题，还继续会有多于常规肺切除手术的失血，失血量多在1000 ml以上。在严格掌握输血指征的前提下，应使用可行的措施（如使用洗涤红细胞、输血通路加装白细胞滤器等）减少输血相关并发症，避免输血相关性急性肺损伤（transfusion-related acute lung injury, TRALI）。严格掌握输血指征，需要麻醉医师有治疗的预见性，既要不出现不必要输血和血制品的情况，又要保证患者围术期有充足的血容量、合理的血红蛋白水平、足够的血浆蛋白浓度和合适的凝血活性。

5. 疼痛管理

相较通气和液体管理策略，Pancoast肿瘤手术的围术期疼痛管理更有挑战性。对于此类患者术后的快速康复，完善的镇痛是必不可少的。Pancoast肿瘤手术范围处于颈胸交界部，单一使用任何一种镇痛技术都不足以达到完善的镇痛效果。有学者提出，应使用以硬膜外镇痛为主的多模式镇痛。除外硬膜外镇痛固有的一些缺陷（低血压、恶心呕吐等），就镇痛范围来说，单点硬膜外穿刺置管使用局麻药镇痛可能不足以覆盖Pancoast肿瘤手术范围引起的疼痛。如果硬膜外使用吗啡镇痛，镇痛效果比较确切，但相关不良反应也比较明显。就胸外科手术而言，椎旁阻滞可作为硬膜外镇痛的替代手段，即使对于有凝血功能障碍或血小板减少的患者，也可谨慎使用该技术。如没有明确禁忌证，多模式镇痛所包含的各类药物和各种技术手段都可在Pancoast肿瘤术中或术后使用。非甾类类抗炎药可减少手术损伤部位的炎性反应所致的疼痛，是神经阻滞镇痛的有益补充，S-氯胺酮作为氯胺酮的一种光学异构体，其精神作用显著降低，在疼痛治疗中可起到非常重要的补充作用。对于术前由于肿瘤侵犯已有慢性神经痛的患者，针对常规手术的镇痛方法可能效果欠佳，需使用加巴喷丁或普瑞巴林控制病理性神经痛。

（三）术后治疗要点

所有肺叶切除术可能引发的并发症，Pancoast肿瘤手术都可能发生，由于手术部位毗邻重要结构及创伤程度较大，使得并发症发生率可能高于普通肺叶切除术。部分患者术后胸廓完整性及刚性被破坏，不能自主有效地咳嗽、排痰，对此应积极进行支气管镜吸痰。无论是左侧手术还是右侧手术，都可能发生乳糜胸，应积极对症处理，必要时手术结扎胸导管。用于椎体重建和固定的器械可能引起局部感染，虽不常见，但一旦发生，往往情况严重，需及时再次手术处理。切除椎体时可能造成脑脊液漏，应及时发现、及时修补，并严格避免术后持续脑脊液漏的情况发生。

（吴东进　上海交通大学医学院附属胸科医院麻醉科）

参考文献

［1］ PANCOAST HK. Importance of careful roentgen-ray investigations of apical chest tumors［J］. J Am Med Assoc, 1924, 83: 1407-1411.

［2］ PANCOAST HK. Superior pulmonary sulcus tumor［J］. J Am Med Assoc, 1932, 99: 1391-1396.

［3］ 耿纪群，于曙东，Pancoast瘤误诊15例分析［J］. 中国误诊学杂志，2009，28: 6915-6916.

［4］ RUSCH VW, GIROUX DJ, KRAUT MJ, et al. Induction chemoradiation and surgical resection for superior sulcus non-small cell lung carcinomas: long-term results of Southwest Oncology Group trial 9416（Intergroup trial 0160）［J］. J Clin Oncol, 2007, 25: 313-318.

［5］ DARTEVELLE PG, CHAPELIER AR, MACCHIARINI P, et al. Anterior transcervical-thoracic approach for radical resection of lung tumors invading the thoracic inlet［J］. J Thorac Cardiovasc Surg, 1993, 105: 1025-1034.

［6］ PAN X, GU C, WANG R, et al. Transmanubrial osteomuscular sparing approach for resection of cervico-thoracic lesions［J］. J Thorac Dis, 2017, 9(9): 3062-3068.

［7］ MILLER TE, MYTHENM SHAW AD, et al. Association between perioperative fluid management and patient outcomes: a multicentre retrospective study［J］. Brit J Anaesthesia, 2021, 126(3): 720-729.

［8］ SRINIVASA S, TAYLOR MH, SINGH PP, et al. Goal-directed fluid therapy in major elective rectal surgery ［J］. Int J Surg , 2014, 12: 1467-1472.

3

第二节 心胸同期手术的麻醉

一、心胸同期手术的现状

冠状动脉粥样硬化性心脏病和胸部肿瘤等都多发于中老年人群，以肺癌和食管癌多见。对于严重冠心病合并肺部肿瘤的患者，在合理治疗冠心病的同时，及时实施肿瘤的外科根治切除是临床诊治的基本原则。

合并冠心病对胸部肿瘤患者接受外科治疗的围术期病死率有很大影响。随着肺癌、食管癌和冠心病发病率在我国的不断升高，恶性肿瘤合并冠心病患者的人数也逐渐增加，大约5%的癌症患者需要术前的心血管内科或外科干预，有利于降低此类患者的围术期病死率和并发症的发生率。

冠心病的治疗目前临床实践中常用的方法有三种：经皮血管穿刺冠状动脉造影及支架植入治疗，体外循环辅助下心脏停搏、冠状动脉血管旁路移植术和心脏不停、跳非体外循环辅助下冠状动脉搭桥手术。支架植入治疗的患者并不适合在抗血小板治疗的同时进行肺部肿瘤外科治疗，因为增加了术中、术后出血的可能，影响了肺切除手术的安全性。同时肿瘤本身的高凝状态以及手术创伤造成的血栓好发因素直接影响支架的通畅度。体外循环辅助下心脏停搏冠脉血管旁路移植手术是一种开展时间早、安全性和效果确切的治疗方法，但是体外循环的使用增加了肺毛细血管的通透性，影响了肺组织的氧合功能，另一方面，体外循环抑制体内细胞或体液介导的免疫系统状态，对自然杀伤细胞的活性产生很大影响，同时激活机体炎性因子反应系统，也严重影响着机体内环境的稳定。

对肺癌合并严重冠心病的患者，过去外科治疗主要采取分期手术，即先在体外循环（cardiopulmonary bypass, CPB）下行冠状动脉搭桥术，4～6周后再行二期肺癌根治切除术。但CPB可对机体细胞和体液免疫产生一定程度的抑制，自然杀伤细胞功能也将同时受到抑制。自然杀伤细胞具有重要的抗肿瘤和抗感染效应，可在一定程度上减少感染和肿瘤转移的风险。随着非体外循环冠状动脉旁路移植术（off-pump coronary artery bypass grafting, OPCABG）在我国的广泛开展，目前已成为一种常规术式，肺癌或食管癌根治手术联合同期OPCABG去除了CPB的不良影响，减少了肿瘤转移可能性。

对于这类患者，一次麻醉同期实施不停跳OPCABG联合肺癌根治手术，既在非体外循环下改善了心肌缺血，同时又完成了肿瘤的根治切除，符合现代外科治疗原则。因此对于同时合并肺部肿瘤和冠心病患者的同期手术治疗，采用非体外循环不停跳搭桥手术治疗心肌缺血是合理、可行的方法。

二、胸外科手术患者合并冠心病的手术治疗方案

（一）CABG及PCI的争议

对于这类疾病，我们建议尽早行冠心病治疗以降低肺癌围术期心肌缺血的发生。对于冠心病的治疗，有PCI及CABG两种可选方案。但在肺癌手术前行PCI有诸多缺点：① 对于严重冠心病患者，与PCI相比，CABG具有明显优势，对于3支病变或左主干病变患者，CABG远期预后明显优于PCI，病死率、再血管化率、主要心脑血管不良事件的发生率均明显低于PCI。② PCI术后的抗血小板治疗有增加肺癌术中、术后出血的风险，且肿瘤本身的高凝状态可影响支架的远期通畅。有研究表明，在PCI术后3～6个月内行肺癌根治术，有增加围术期主要心脑血管不良事件和心肌缺血的风险，而3～6个月的延迟可能导致肺癌转移或扩散。③ 如果先行CABG，二期行肺癌手术，则有二次麻醉、开胸的影响，由此带来患者痛苦增加、住院时间延长及治疗费用增加等不足；反之，如果一期行肺癌手术，二期行CABG，则会明显增加肺癌手术围术期心肌缺血的风险。因此建议对于此类患者同期行CABG及肺癌手术。

（二）CABG同期行肺或食管手术的策略

在同期行CABG及胸部肿瘤手术时，我们建议尽量行OPCABG，以避免由于体外循环引起的肿瘤扩散、全身炎症反应、围术期出血等并发症。CABG中肝素的使用增加了肺部手术的出血风险，同时经胸骨正中切口显露肺门及纵隔结构困难增加了肺癌根治手术的困难（尤其是左肺切除）。肺癌手术流程是先松解下肺韧带，并游离肺动静脉，使用直线切割吻合器快速分离肺裂，游离支气管后使用切割闭合器处理支气管残端，后行淋巴结清扫。在解剖位置上，由于心脏偏左，故右侧胸腔及肺门较易于暴露，手术难度较低。若经胸骨正中单一切口行左肺叶切除及淋巴结清扫难度非常大，尤其是左下肺癌，必要时可行左侧胸腔镜辅助下根治手术。食管肿瘤手术可延长切口至腹部，游离胃体后胸部吻合。

（三）CABG同期行肺或食管手术的相对禁忌

CABG同期行肺癌根治术手术时间较长，创伤较大，对患者术前心肺功能要求较高，肺功能较差（VC<60%，FEV_1/FVC<55%，FEV_1<1.2 L，PO_2<60 mmHg）或心脏结构及功能明显受损（EF<35%，室壁瘤形成，30天内新发心肌梗死，血流动力学不稳定以及需急诊CABG者）等情况，不适合肺癌根治联合CABG术同期治疗。同时，部分肿瘤生长部位及特殊的解剖结构可能对该术式带来明显困难，不建议行同期肺癌根治联合CABG，如肺部肿瘤靠近降主动脉，肿瘤侵犯胸膜、膈肌，需行支气管成形术者；胸膜腔内广泛粘连者。

三、CABG与各类常见胸外科疾病的同期手术

（一）CABG肺癌同期手术

1. 术前评估

除了胸外科患者常规的术前评估外，这类患者应更加关注心血管系统的严重程度，关注术前心肌缺血的症状、发作频率，术前活动耐量，以及术前有无心衰、心肌梗死等。目前已经研发了几个方案来预测围术期的总体心脏风险。改良的心脏风险评分是针对所有非心脏手术患者的评分，改良的胸外科手术的心脏风险评分是专门为胸外科患者制订的。然而，这两个分数在前瞻性研究中的预测能力并不高（表3-2-1）。

表3-2-1　改良的术前心脏危险指数与胸部手术心脏危险指数的比较

改良心脏危险指数(RCRI)	分数	胸部手术心脏危险指数(RCRI)	分数
高危手术（所有大的胸部手术）	1	全肺切除	1.5
冠心病	1	冠心病	1.5
充血性心力衰竭	1		
脑血管病	1	脑血管病	1.5
糖尿病需要胰岛素治疗	1		
血肌酐＞2 mg/ml（＞177μmol/L）	1	血肌酐＞2 mg/ml（＞177μmol/L）	1

注：基于Licker等人的研究。
RCRI：0～1分＝低危病死率(0.8%)；2分＝中危(2.4%)；＞2分＝高危(5.4%)；
胸部手术RCRI：0分＝低危(<5%)；1～1.5分＝中危(5%~10%)；≥2分＝高危(11%～20%)。

心肌梗死后肺切除手术的时机选择十分困难。心肌梗死发生后，对稳定的、经过充分检查和优化管理的患者来说，将时间延迟限制在4～6周似乎是可行的。麻醉医师需要认识到，对于要进行肺手术的严重冠心病患者，术前评估和治疗方案变得非常复杂，考虑到每个单独病例的复杂性和当地诊断设备和人员的特定情况，应坚持精准的个体化方案。每一个这样的患者都需要由团队会诊来管理，其中包括胸外科医生、心脏病医生、麻醉医师以及患者和家人。麻醉评估的实践模式已经演变为先在门诊对患者进行评估，而不是由实际实施麻醉的工作人员进行评估。患者与负责的麻醉医师的实际接触可能仅在诱导前10～15 min。有必要将术前评估方法组织和标准化为两个不相交的阶段：初始（临床）评估和最终（入院日）评估。

2. 手术方式

一般来说，可先行冠状动脉旁路移植手术（胸正中切口、移植前肝素化、术毕鱼精蛋白中和）后，再进行肺癌根治术。

同期手术中肝素的使用增加了肺部手术出血的风险，同时经正中切口显露肺门及纵隔结构困难增加了肺癌根治手术的困难。为提高同期手术的安全性，早期在正中切口完成冠脉搭桥术后，

重新摆放患者体位，经后外侧胸部切口行标准肺叶切除及系统淋巴清扫。但两个切口的损伤及疼痛以及延长的麻醉及手术时间使得患者术后心肺功能恢复较慢，围术期并发症的发生率较高。

近些年胸腔镜技术在胸外科手术中的应用越来越广泛。随着同期手术临床治疗经验的总结以及胸腔镜外科操作技术的积累，后期这类患者在胸腔镜辅助下通过单一正中切口完成肺癌根治。正中切口完成肺叶切除最大的困难在于肺门及纵隔解剖视野的显露及操作，正中切口完成左侧肺叶切除尤为困难，胸腔镜的应用为我们提供了良好的操作视野，同时血管、气管切割缝合器等特殊器械的使用也使得肺叶切除相对容易。

肺癌根治手术中系统淋巴结清扫非常重要，标准淋巴结清扫对于术后准确病理分期及远期预后意义重大，配合单切口完成肺癌根治手术，在搭桥完毕心包关闭前，显露支气管隆嵴清扫7号、4号淋巴结，肺叶切除后根据淋巴结不同解剖位置，胸腔镜辅助下行右侧2、3、8、9号或左侧5、6、8、9号淋巴结清扫，完成标准肺癌根治手术。

3. 麻醉管理

1）心脏操作时的血流动力学改变

OPCABG中不同部位的操作将导致不同的血流动力学变化。首先，心脏常被抬起呈垂直位，使心尖位于顶端，心房位置低于相应的心室，必须保持较高的房压才能保证心室充盈。其次，吻合冠状动脉时，固定器械会压迫室壁，减少心室容积并限制室壁运动。不同的固定器对血流动力学的影响不同。OPCABG手术中常需短暂阻断冠状动脉以保证吻合部位无血、视野清晰，这将导致局部心肌缺血，表现为心电图相应导联ST段抬高，超声心动图出现新的节段性室壁运动异常（reginoal wall motion abnormalities, RWMA）。缺血造成的影响取决于所吻合血管狭窄的程度以及侧支循环的形成。阻断狭窄50%～80%且侧支循环少的血管产生的缺血性改变最为明显，因此建议手术从狭窄最严重血管开始吻合。钳夹未完全闭塞的右冠状动脉可导致严重的缺血，产生恶性心律失常，如影响房室结动脉可能出现Ⅲ度房室传导阻滞，因此一些外科医师倾向于越过该分支在更远端的部位进行吻合。

2）监测技术

术中应常规监测带ST段分析的5导联心电图。但是手术操作常改变心脏与体表电极之间的位置关系，从而导致波形改变及振幅减小，该现象在吻合回旋支和后侧血管时尤为明显。血管吻合完毕，体表心电图若出现明显倒置的"T"波可能提示再灌注损伤。手术操作时的心肌缺血可导致心室顺应性下降，舒张功能受限，肺动脉压升高，因此多数有关OPCABG的研究认为肺动脉漂浮导管监测是必须的。肺毛细血管楔压上升3 mmHg作为心肌缺血的指标，与TEE所见的RWMA相比，其敏感度略低，但所有肺毛细血管楔压上升的患者均出现了一定程度的下壁运动异常及乳头肌功能障碍，特异性较高。食管超声适用于评估左心功能，估计左室舒张末压，发现新的RWMA、瓣膜变形和反流，在持续低血压时鉴别是心肌缺血（多表现为RWMA）还是心脏受压（多表现为较大范围的运动异常）。阻断冠状动脉血流时，约60%的患者出现新的RWMA，吻合完成后，部分患者完全恢复，部分患者仅部分恢复，部分患者则不恢复，而所有不恢复的患者在手术7 d后RWMA仍然存在，因此术中观察到持续存在的RWMA对患者预后有一定的提示作用。

吻合操作完成后应用超声探头对桥流量进行定量评估已被广泛应用，所测得的流量应该是搏动性双期血流，舒张期流速应大于15 cm/s，平均流量应大于20 ml/min。流量的绝对数值不如搏动指数（pulsatility index, PI）意义大。PI系最高流量与最低流量差值除以平均流量，以1～5为最佳。如果流量不高且PI值大，提示吻合血管很可能出现早期闭塞，应及时重新再血管化。

3）麻醉处理

（1）麻醉方案的选择。OPCABG手术可明显加快术后恢复，缩短恢复室停留时间及住院时间，麻醉医师应调整麻醉方案以适应早拔管（术后1～4 h内拔管）的快通道技术。多数研究显示，胸段硬膜外麻醉可明显减少OPCABG手术中阿片类药物的用量，减少心肌氧耗，扩张心外膜动脉增加侧支循环血流，同时提供良好的术后镇痛，有利于患者术后即刻或早期拔除气管插管，但由于术中肝素化的应用，应更关注硬膜外相关并发症的发生，权衡利弊，及时处理。与大剂量芬太尼比较，0.1～0.3 μg/（kg·min）瑞芬太尼可同样有效地抑制OPCABG术中应激激素肾上腺素、去甲肾上腺素等的释放，维持血流动力学稳定，并且术后拔管时间和恢复室停留时间明显缩短，更符合快通道心脏手术的要求。

（2）减少心肌氧耗。围术期应用β受体阻断药能够有效地预防心肌缺血的发生。单次给予或持续输注短效$β_1$受体阻断药（艾司洛尔）可有效减慢心率，但有研究显示，使用β受体阻断药可严重影响左室功能，导致平均动脉压降低40%、心输出量降低35%，静脉氧饱和度由81%降到65%。钙离子拮抗药如地尔硫草理论上应较β受体阻断药更适用于术中。当心率降至相同水平时，地尔硫草使肺动脉压降低，而艾司络尔使肺动脉压升高。细胞内游离钙离子浓度升高是缺血再灌注损伤和缺血后心肌功能异常的主要原因，钙离子拮抗药可能起到一定预防作用。有些医院自切皮至关胸持续给予地尔硫草［0.1 mg/（kg·h）］。心率过慢（＜50次/分）时可谨慎使用增快心率药物，原则上在血运重建完成前不应使用β受体兴奋药，因可能明显增加氧耗，加重心肌缺血。

（3）增加心肌氧供。足够的冠状动脉灌注压对于心肌氧供极为重要。多个有关OPCABG的文献报道中，可接受的平均动脉压波动在60～80 mmHg。如果心输出量低但能满足脏器的需求，SvO_2＞60%亦可接受。Buffington指数也是一个有用的指标，它提示冠状动脉狭窄患者在平均动脉压低于心率时（MAP/HR＜1）心肌缺血的可能性极大。容量不足时心脏不易耐受位置的改变，20°头低位或给予适量液体有利于搬动心脏时维持心输出量及动脉压。循环血量足够或心功能较差的患者血压低时应使用α肾上腺素受体兴奋剂如去氧肾上腺素、去甲肾上腺素，避免入液量过多，因为肺水增多、左室张力过高会进一步加重心肌缺血、产生恶性心律失常等。研究显示，与去甲肾上腺素比较，小剂量血管升压素在提高外周阻力维持血压的同时，可降低肺血管阻力和外周阻力的比例，更适合于有右心功能不全的患者。合并二尖瓣反流的患者行左冠状动脉吻合时，瓣膜反流加重、心脏指数下降，平均肺动脉压增加，持续输注0.5 μg/（kg·min）米力农可明显改善上述症状。尽管硝酸甘油预防离体桡动脉痉挛的作用强于地尔硫草，但尚无任何证据证明硝酸甘油在非心脏手术或传统的心脏手术中能起到预防心肌缺血的作用。在OPCABG术中，应用硝酸甘油是为了降低肺动脉压、治疗急性缺血。但对于处于垂直位、需要一定充盈压以保证心室充盈的心脏，硝酸甘油所产生的前负荷降低可能会起到反作用。吻合冠状动脉时为减少心肌缺血时间，可建议外科医师在冠状动脉内置入带分流的塞子，在保证术野清晰的同时，使冠状动脉保留一定的血流可预防发生RWMA。短暂的缺血再灌注预处理心肌、提高心肌对缺血的耐受性在OPCABG中有一定的价值。药物也可产生预处理效应，尤其适用于缺血预处理可能进一步损伤病变心肌的高危患者。研究显示，在缺血发生前吸入2MAC的异氟烷或七氟烷至少30 min，可产生预处理效应，增强心肌抗缺血能力。丙泊酚也可以维持OPCABG手术的血流动力学稳定，但没有明显的心肌保护作用，且由于血管扩张效应，应注意调整用量。如果采用多种处理方法仍难以维持循环稳定，应及时建议外科医师转为体外循环手术。下述情况持续超过15 min时，应考虑改变术式：心脏指数 < 1.5 L/(min·m^2)，SvO_2 < 60%，MAP < 50 mmHg，恶性心律失常、ST段抬高 > 2 mV，食管超声显示新的大面积室壁运动障碍或左室功能衰竭。大量使用药物不能维持血流动力学稳定时，应先调整心脏位置及固定器的位置，若仍无效则应考虑改变术式。有报道在主动脉球囊反搏的辅助下对左室功能衰竭的患者行OPCABG手术，也有一些采用低流量泵进行右心或左心辅助。但这些只能作为急性心功能衰竭的短期循环支持方法，不宜常规使用。无论采取何种麻醉方法，麻醉医师的目的就是处理心脏操作所引起的血流动力学紊乱以及保护冠状动脉缺血时的心肌。OPCABG和CPB手术对患者预后影响的差异主要表现在高危患者身上，包括心功能不全、高龄、凝血功能异常等。麻醉医师对病理生理学改变及外科操作可能产生的血流动力学影响都应了如指掌，不同处理会明显影响患者的转归（表3-2-2）。

表3-2-2　CABG与肺癌同期手术麻醉管理要点

术前评估要点	心血管系统：冠脉狭窄情况、心功能分级、低血容量
	呼吸系统：氧合、肺功
	消化系统：脱水、电解质、酸碱紊乱
	泌尿系统：肾功能减退
	免疫状况、营养状况
麻醉方式选择	全身麻醉：双腔气管插管的肺隔离技术
	全麻联合区域阻滞
术中管理要点	麻醉药物：以不损害脏器功能为原则
	循环管理：循环稳定、氧供平衡、预防恶性心律失常
	呼吸管理：通气/换气监测、保护型肺通气
	液体管理：目标导向液体管理策略
术后管理要点	完善的镇痛、呼吸功能恢复锻炼、预防心血管意外

由于冠状动脉不同程度的狭窄可导致心肌缺血、缺氧，心肌能量储备降低，心肌收缩及舒张功能降低。术者搬动心脏或使用心脏稳定器，都可导致心律失常、低血压甚至冠状动脉痉挛，急性心肌梗死冠心病的麻醉及围术期处理原则为维持心肌氧的供需水平。麻醉中基础血压和心率的调控则是手术顺利进行的关键。麻醉医师必须熟知手术步骤，密切观察手术进程，充分了解手术过程中可能对血流动力学产生影响的因素，及时处理。患者应进行深静脉血栓风险评估，

对于中高危患者采取药物及物理预防等措施。

麻醉诱导速度要缓慢，逐步加深麻醉深度，避免应用严重抑制心肌收缩力的药物。麻醉诱导后要给予有效循环血量的支持，此时患者因外周血管扩张，加之术前禁食禁水，相对血容量减少，应给予适量胶体溶液，使CVP保持在$6 \sim 8 \, cmH_2O$为宜。

术中可以合理使用去氧肾上腺素、多巴胺。前者具有升压可靠迅速、维持时间短、反射性减慢心率和增加冠状动脉血流量的特点，特别适用于冠心病患者的手术麻醉。在MAP < 60 mmHg时，应静注升压药物$50 \sim 100 \, \mu g$使MAP维持在70 mmHg以上。当大隐静脉与主动脉端吻合时，应适当加深麻醉或用短效降压药将MAP降至$80 \sim 90$ mmHg，以便主动脉侧壁钳的应用及血管的吻合。吻合完毕后，用小剂量多巴胺泵注支持循环。麻醉全程及术后维持HR慢于术前安静状态下的水平，对多支病变和左主干病变的患者尤为重要。术中HR > 80次/分时，应少量分次静注美托洛尔$1 \sim 2$ mg，将HR控制在75次/分以下。

术中，应严密监测ECG的变化，及时发现ST-T段改变及各种心律失常，备好纠正心律失常的药物和除颤器。硝酸甘油对预防和治疗冠状动脉狭窄和痉挛、减轻心脏做功有益，可常规泵入。

术中还应做好体外循环准备，一旦发生无法改善的明显心肌缺血、无法控制的心律失常或严重低血压等，应立即建立体外循环。

本类手术耗时长，创伤大，临床上容易导致出现较多的应激反应，进而导致产生较大的能量损耗、代谢改变或者多器官的衰竭，对生存质量产生影响。对术中出血量大引起的贫血应积极输血补液纠正。

术中行单肺通气过程中，V/Q值失衡会导致动静脉受压或者内脏受到牵拉等产生应激反应。硬膜外联合全身麻醉可以有效减少麻醉过程中的应激反应，进而减少对心血管的影响。同时，该方法便于管理，可以有效控制麻醉，肌松、镇静和镇痛效果均好。该方法麻醉可以有效阻断牵拉反应，减少交感张力，缓解肝脏和肾脏的负荷，有助于术后苏醒。

4）术后管理与镇痛

完善有效的术后镇痛可避免患者因疼痛引起的血压增高、心率增快，减少心脏做功，利于咳嗽，减少肺部并发症的发生。常用镇痛方法详见胸外科术后镇痛部分。局部区域神经阻滞主要包括胸段硬膜外镇痛（thoracic epidural analgesia, TEA）、椎旁神经阻滞（paravertebral nerve block, PVB）、肋间神经阻滞（intercostal nerve block, INB）、鞘内镇痛（intrathecal analgesia, IT）。近年来，筋膜间平面阻滞也有了迅速的发展，胸外科镇痛主要涉及前锯肌平面阻滞（serratus plane block, SPB）和竖脊肌平面阻滞（erector spinae plane, ESP）。局部阻滞与静脉镇痛相结合，在提高镇痛效果的同时，可显著减少阿片类药物的用量及阿片类药物相关的不良反应。

5）典型病例

患者，男性，58岁，因发现"右肺结节"半月入院。既往患者高血压病史多年，口服药物控制良好，偶有活动后胸闷气短，休息后可缓解，6个月前曾因心绞痛急性发作就诊于当地医院，诊断为冠状动脉粥样硬化型心脏病，半个月前查体发现右肺下叶结节。

体格检查：神志清晰，精神尚可，心率88次/分，律齐。T36.6℃，R18次/分，BP150/80 mmHg。

既往史：高血压10余年，既往口服硝苯地平降血压治疗，目前患者血压控制良好。否认糖尿病等其他病史。

实验室检查：

（1）肝肾功能：尿素氮8.9 mmol/L，肌酐149 μmol/L，估算肾小球过滤血细胞比容37.2%，血小板计数315×10^9/L，白细胞计数5.35×10^9/L。

（2）心电图：提示ST-T改变。

（3）冠脉CTA：前降支狭窄90%，回旋支狭窄70%。

（4）超声心动图：左心室舒张功能减低，射血分数60%。

（5）肺功能：轻度阻塞性通气功能障碍。

（6）CT：右肺下叶磨玻璃结节$2.0\,cm \times 1.8\,cm$。

患者入手术室后，常规监护心率、血氧、动脉血压。麻醉诱导：咪达唑仑2 mg、依托咪酯15 mg、舒芬太尼20 μg、罗库溴铵50 mg，置入L37#双腔气管插管，诱导期间血流动力学平稳。诱导后仰卧位，正中劈开胸骨，术前肺部结节尚无病理诊断，先行局部楔形切除，送快速冰冻病理以明确诊断。游离乳内动脉及下肢大隐静脉，静脉注射肝素1 mg/kg抗凝，行冠状动脉旁路移植手术（coronary artery bypass grafting, CABG）。术毕予鱼精蛋白中和肝素。患者CABG术后关闭正中切口，改左侧卧位，胸腔镜辅助右肺下叶切除加淋巴结清扫。患者术后更换单腔气管插管，送返ICU观察，术后第2 d转普通病房，术后第8 d出院。

该患者年龄不大，术前心功能较好，选择同期手术指征明确，遂行腔镜辅助的右肺癌根治术，术野清晰，出血少，麻醉中严密监测，维持循环稳定，采用肺保护性通气策略，术后恢复快。早期呼吸锻炼，呼吸锻炼的方式主要有控制性深呼吸、缩唇呼气、腹式呼吸。同期肺叶切除及不停跳冠状动脉搭桥术既不延误肿瘤的治疗，又可减少患者的心肌缺血症状，同时减轻患者的痛苦，降低住院费用。但这类手术创伤大，对整个围术期医疗和护理的要求更高。在术后监护阶段严密观察，积极处理，维护好患者的心肺功能，减少并发症的发生是保障手术效果的关键。

（二）CAGB与食管癌同期手术

1. 术前评估和准备

结合食管癌与冠脉手术二者的术前评估，由于食管癌患者多合并不同程度的营养不良，相较于同期行肺癌手术的患者，术前应加强关注营养状态评估，容量治疗更有利于维持循环稳定，可保证心功能在一个相对稳定的状态。

2. 手术方式

该类手术常见方式如下：先进行正中劈开胸骨，行不停跳冠脉搭桥；搭桥完毕后胸腹联合切口下行食管癌根治。

3. 麻醉管理

麻醉处理基本同肺癌手术。贲门癌根治术后患者需要禁食、大量补液，而冠脉搭桥术后要防止急性心力衰竭的发生就要尽量控制补液量，所以液体管理给麻醉医师带来很大的挑战，既要保持患者水电解质平衡和营养补充，又需要密切观察防止急性心力衰竭的发生。无创心输出量的监测，可对容量管理予以指导。

动脉血压对心肌氧供耗平衡起双重作用，血压升高，增加氧耗，改善心肌血供，外科手术强烈的刺激可伴有血流动力学的变化，血压的剧烈波动对心肌氧供耗平衡不利，围术期应维持血压稳定。高血压增加心肌氧耗，对CHD患者也是诱发心肌缺血发作的危险因素，可应用血管活性药物如尼卡地平、乌拉地尔、硝酸甘油等调节血压。

低血容量对心肌供血威胁极大，难以迅速纠正，在积极恢复血容量的同时，应用苯肾提升血压保证冠脉灌注，血压升高时还可通过压力感受器反射性减慢心率，改善心肌血供。

为减少通气相关性肺损伤，目前推荐在食管癌切除术中采用肺保护性通气策略，即在维持机体氧供需平衡的前提下，防止肺泡过度扩张，使萎陷的肺泡重新开放，减少局部和全身炎性反应发生，有助于早期拔除气管导管，减少术后有创或无创通气的呼吸支持；具体措施包括小潮气量、最佳呼气末正压（PEEP）、肺复张、允许性高碳酸血症、低浓度吸入氧等。临床上常结合小潮气量、最佳PEEP和间断手法肺复张来实施肺保护性通气策略。

优化液体管理对促进患者术后恢复至关重要，也是术后加速康复外科（ERAS）领域的重要课题，关于该课题的研究大多与腹部大手术相关。围术期液体过少可引起组织灌注不足；液体过多则引起组织水肿，胃肠功能恢复延迟，影响伤口愈合，增加肺水肿、心脏和呼吸衰竭的发生风险。有研究结果表明，食管癌切除术后围术期液体过多会使肺炎、呼吸衰竭和延迟拔除气管导管的发生率增高。预防液体过多可显著降低术后主要并发症的发生率，并缩短住院时间。

冠脉搭桥手术需要抗凝治疗，而该手术切口大、创伤大，给止血带来了很大挑战。冠脉搭桥术为无菌手术，而贲门癌根治术为Ⅱ类切口手术，故手术中保持创口清洁至关重要，加强术后感染的控制、避免感染的发生是患者顺利恢复的保证。

目前普遍接受的观点是遵循ERAS理念实施多模式镇痛。其基本原理是联合使用不同作用机制的镇痛药物，结合区域和局部神经阻滞技术，尽量减少阿片类药物的使用，避免由其引起的过度镇静、呼吸抑制、恶心呕吐、谵妄和肠道功能障碍等不良反应发生。

4. 典型病例

患者，男性，62岁，6个月前出现吞咽困难，并且呈进行性加重，同时伴有心前区疼痛不适的症状。胃镜发现食管下段黏膜隆起，并且有糜烂坏死，取组织送病理，病理结果回报是低分化腺癌。

体格检查：长期卧床，不稳定心绞痛，活动后心慌、气短，心功能Ⅲ级，心电图提示HR 95次/分，ST段压低，心肌缺血，陈旧性心梗；心脏彩超提示主动脉硬化，左室舒张功能减低，EF 50%，SV 55 ml。

既往史：高血压10余年，最高血压180/110 mmHg，未规律服药治疗，疑似冠心病6年，糖尿病3年。

实验室检查：空腹血糖9.0 mmol/L；尿糖（－），心肌酶谱：CK110 U/L，CK-MB28 U/L，LDH312 U/L。

冠脉造影：前降支狭窄80%，回旋支狭窄90%，右冠狭窄75%。

5. 围术期管理

（1）术前评估与准备。术前改善心功能治疗，给予硝酸异山梨酯、极化液、果糖、辛伐他汀；

加用倍他乐克、硝苯地平控制血压心率，胰岛素控制血糖，胃肠外营养改善营养条件。入院治疗3天后心慌气短症状明显减轻，心功能改善，血压控制在140/90 mmHg，心率稳定在85次/分，术前体重62 kg。

（2）术中管理。入手术室后监测项目：ECG，SPO$_2$，ABP，CVP，CO，ETCO$_2$，同时还监测体温、尿量、血气、ACT。诱导前建立有创桡动脉监测血压，长托宁0.5 mg iv。诱导用药：咪达唑仑2 mg、依托咪酯10 mg、维库溴铵8 mg、芬太尼0.5 mg，双腔插管，单肺通气，便于手术操作。麻醉维持：吸入七氟烷，泵注丙泊酚、瑞芬太尼，间断给予肌松剂。术中情况：纵劈胸骨，不停跳冠脉搭桥。大隐静脉作为桥血管通过升主动脉近端搭桥至（前降支、回旋支、右冠脉）。放置章鱼固定器及搬动心脏时血压下降明显，通过调节体位、适量补液、给予苯肾维持MAP在60 mmHg以上，硝酸甘油0.6 μg/（kg·min）降低肺动脉压、治疗急性心肌缺血。吻合血管前肝素200 U/kg，搭桥成功后给予鱼精蛋白0.5 mg/kg，彻底止血，完成不停跳冠脉搭桥，用时2.5 h，失血量约600 ml，尿量300 ml，输入万汶1 000 ml，平衡盐500 ml，红细胞2 U。延长切口至腹部，胸腹联合切口，胸腔操作时单肺通气，切除食管下段和近端胃，器械吻合胃体前壁与食管，术中严密监测血压、心率，干扰心脏及冠脉桥时，及时提醒，心脏搏动良好，血流动力学较平稳，持续输注小剂量硝酸甘油，未使用多巴胺，用时3 h完成食管癌根治术，失血较多，约1 000 ml，尿量500 ml，输入万汶1 000 ml，平衡盐1 000 ml，红细胞4 U，血浆400 ml。麻醉维持过程中，ABP（95～145）/（50～80）mmHg，HR50～90次/分，SpO$_2$95%～100%，CO 3.5～6.0 L/min，CVP 5～10 mmHg，PaCO$_2$40～45 mmHg。

（3）术后管理。手术结束，更换单腔气管插管，生命体征平稳，血气分析无异常，安返监护室，机械通气，未使用多巴胺等正性肌力药，1 h后自主呼吸恢复，2 h后清醒拔除气管导管。术后预防和治疗心肌缺血，控制心率，维持循环稳定，抗心肌缺血药物，抗凝药物防治术后心肌缺血，随访3 d，无麻醉相关并发症，术后无心脏不良事件，术后15天康复出院。

术中主要目标是维持心肌氧供需平衡，避免加重心肌缺血。主要方法就是控制心率，心率增快会增加心肌氧耗、缩短舒张时间、使冠脉血流下降，减慢心率有利于心肌氧的供需平衡，常用的药物是艾司洛尔，作为一个短效的选择性β$_1$受体阻滞剂，此药可以减慢心率、降低血压、降低心肌耗氧（表3-2-3）。

表3-2-3　CABG与食管癌同期手术麻醉管理要点

术前评估要点	心血管系统：冠脉狭窄情况、心功能分级
	呼吸系统：氧合、肺功能
	消化系统：脱水、电解质、酸碱紊乱
	泌尿系统：肾功能减退
	营养状况评估
麻醉方式选择	全身麻醉：双腔气管插管、封堵器
	全麻联合区域阻滞

术中管理要点	麻醉药物：以不损害脏器功能为原则
	循环管理：循环稳定、氧供平衡、预防恶性心律失常
	呼吸管理：通气/换气监测、保护型肺通气
	液体管理：目标导向液体管理策略
术后管理要点	容量支持治疗、完善的镇痛、呼吸功能恢复锻炼、预防心血管意外

四、胸外科手术患者合并其他心脏疾病的处理

（一）食管癌同期主动脉瓣切除置换手术

食管癌侵犯胸主动脉为T_4期（肿瘤侵及邻近器官）食管癌，癌肿侵犯胸主动脉，是影响食管癌手术切除率的重要原因，多选择放疗、化疗或食管内自膨式支架等姑息治疗；如果手术保留一部分肿瘤组织在主动脉壁上，术后则无法进行放射治疗，否则极易造成肿瘤坏死后的主动脉破裂而致患者死亡。此类患者预后较差，其5年生存率为10%～15%，若无远处转移依据，应置换受侵段主动脉。

手术在静脉复合麻醉、双腔气管插管下进行。取患者左胸后外侧切口第6肋间进胸，游离胸段食管，仔细探查食管肿瘤与降主动脉的关系，明确需要切除的食管及主动脉血管段的长度及范围，行降主动脉袖式切除、人工血管置换。手术中注意远端主动脉阻断的下肢动脉平均压不低于50 mmHg（穿刺足背动脉），阻断时间在45 min以内较安全。患者均在非旁路循环辅助下进行，常规做食管—胃颈部吻合，结扎胸导管，人工血管置换长度为4～6 cm；阻断受侵降主动脉局部血流时间宜小于30 min。

食管癌手术的常见并发症如下：

（1）心律失常：由于开胸手术对患者心脏、大血管有直接刺激作用，且手术范围大、时间长，常因麻醉、手术的创伤、术后疼痛、紧张等原因而引发心律失常。

（2）心动过速：由于术前进食困难、体质消瘦、营养不良及术中失血、失液多，术后疼痛、低血钾、胸胃过度膨胀再加之术后补液不足致血容量不足等，引起心率代偿性加快。

（3）心房纤颤：患者术前心电图异常，心脏代偿功能降低，对手术的耐受力低而易发生心律失常，这是术后心脏并发症的独立危险因素。

（4）频发室性早搏：患者由于手术时间长，心肺长时间暴露于空气中，肺泡受压致萎陷，加之麻醉剂用量增多，麻醉时间长，易致血氧交换障碍。食管癌切除术破坏了胸廓的完整性，术中对肺较长时间挤压、牵拉，造成肺部挫伤，食管、胃吻合术后胃被拉入胸腔，使肺受压、肺扩张受限。患者术后迷走神经功能亢进，引起气管、支气管腺体分泌增多，组织的耗氧量较正常增加等，诱发频发室性早搏。

（5）低温：因手术时间较长，常致患者术低下，由于体温降低可使心脏传导和复极有减慢现象，可导致心律失常，严重者可导致心室颤动。保暖可促进血液循环，改善组织缺氧，还可利用变温毯给予加温，温度控制在36～40 ℃。因缺氧和CO_2潴留也是术后发生心律失常的主要原因之一。

（6）电解质紊乱：术后记录患者出入量，防止容量的不足及过多，定期检查血气分析，监测电解质的变化。因大量电解质紊乱，易引起室性早搏等心律失常。低血钾时，心肌细胞除极速度加快，而复极减慢，使心肌应激性增加易发生心律失常。若发生，需及时补钾。

（二）同期心内直视手术及部分肺切除术

对于部分心脏瓣膜疾病合并肺癌的患者，亦可同期进行心内直视手术和肺癌根治术。心脏病并合并恶性肿瘤一般认为是心血管手术的禁忌证，有研究表明，CPB对人体的免疫系统（包括细胞免疫及体液免疫）都有暂时的抑制作用。这对肿瘤患者是不利的，将增加肿瘤外侵及转移的机会。部分患者术前考虑虽为恶性肿瘤，但尚未转移，心功能较好，可承受心脏直视及肺叶切除手术。

同期手术可以避免单行肿瘤切除带来的术后心血管并发症，或单行心脏手术导致的术后肿瘤扩散及拖延治疗。考虑到CPB对肿瘤转移是否有促进作用仍未有结论，建议根据患者心脏疾病的情况选择CPB的方式。对于切口的选择，建议根据纵隔淋巴结转移的情况及患者心肺功能的情况综合考虑选择单一切口或双切口。一般先切除肺内病变，完成后建立CPB，阻断心肌血运，心脏停搏后置换瓣膜。

（三）漏斗胸并其他心胸疾病同期手术

漏斗胸与心肺疾病往往相互影响，漏斗胸压迫心脏导致充盈减少、心输出量减少，还影响正常的瓣膜功能，导致心律失常或引发传导阻滞等；且胸腔体积减小会导致限制性肺疾病，心脏移位会导致肺膨胀不全；严重病例甚至出现反常呼吸。这些心肺功能的损伤存在，如果不及时进行手术干预，预后将会很差。如分期手术，则先期手术往往会使随后的手术更加困难。一期手术避免了分次手术的麻醉及在分期手术部位粘连所带来的困难，并可减轻患者的痛苦、节约医疗费用。近年来，许多学者主张漏斗胸合并其他先天性胸部疾病的患者应尽早治疗、同期治疗，这样可在纠正漏斗胸畸形的同时挽救患者的心肺功能。国内外多项研究也报道了同期矫正心肺畸形和漏斗胸并不增加手术并发症，且有利于患者的心肺功能恢复。

Nuss手术是目前矫治漏斗胸的主流术式，Nuss手术的微创、快速为同期手术提供了可能。此类患者可合并先天性心脏病、先天性肺囊肿、纵隔神经纤维瘤病、膈膨升等疾病。手术采用气管插管全身麻醉。合并先心患者均首先采用胸骨正中切口开胸，心肺转流下行ASD、VSD修补，并在胸骨后置人工心包心防粘连。关闭胸骨前，直视下导引器引导置入个性化Nuss钢板于胸骨最凹处，钢丝缝合胸骨后，翻转钢板上抬胸骨，钢板右侧固定片固定。合并肺囊肿、膈膨升或纵隔神经纤维瘤病患者首先采用侧卧位，常规手术切除肺囊肿及肿瘤及膈肌折叠，患侧胸腔置闭式引流，关闭胸部切口后，再改换为仰卧位行胸膜外Nuss手术治疗漏斗胸口引。Nuss手术治疗单纯漏斗胸常规不放置胸管，拔气管插管后回ICU。

Nuss手术无须胸骨的切断和翻转，也无须肋骨和胸部肌肉的切断，手术难度及创伤明显降低，其耗时短，手术创伤小。在心肺手术同期行Nuss手术，保持了胸骨的血运，减少了胸骨感染。手术时间和手术创伤增加不大，一般患者可以耐受，且在直视下行Nuss钢板固定，减少了

Nuss手术相关并发症发生，使得同期Nuss手术治疗漏斗胸并其他疾病患者切实可行。漏斗胸合并其他胸部疾病患者同期手术治疗时，如合并胸廓内疾病，手术时应首先处理合并症再行Nuss手术，手术次序上选择由内至外、由深至浅的原则，以最大限度地避免不同疾病手术之间的互相干扰。

（高昌俊　空军军医大学唐都医院麻醉手术科）

参考文献

［1］ CHEN W, ZHENG R, BAADE P D, et al. Cancer statistics in China, 2015［J］. CA Cancer J Clin, 2016, 66(2): 115-132.

［2］ SELLKE F W, CHU L M, COHN W E. Current state of surgical myocardial revascularization［J］. Circ J, 2010, 74(6): 1031-1037.

［3］ DOMPER ARNAL M J, FERRáNDEZ ARENAS Á, LANAS ARBELOA Á. Esophageal cancer: Risk factors, screening and endoscopic treatment in Western and Eastern countries［J］. World J Gastroenterol, 2015, 21(26): 7933-7943.

［4］ PENNATHUR A, GIBSON M K, JOBE B A, et al. Oesophageal carcinoma［J］. Lancet (London, England), 2013, 381(9864): 400-412.

［5］ ZHANG W, LIU B, ZHOU Y, et al. Combined surgical treatment of esophageal cancer and coronary heart diseases in elderly patients［J］. World J Surg Oncol, 2018, 16(1): 213.

［6］ SZMIGIELSKA K, SZMIGIELSKA-KAPŁON A, JEGIER A. The Influence of Comprehensive Cardiac Rehabilitation on Heart Rate Variability Indices after CABG is More Effective than after PCI［J］. J Card Transl Res, 2018, 11(1): 50-57.

［7］ THUIJS D, KAPPETEIN A P, SERRUYS P W, et al. Percutaneous coronary intervention versus coronary artery bypass grafting in patients with three-vessel or left main coronary artery disease: 10-year follow-up of the multicentre randomised controlled SYNTAX trial［J］. Lancet (London, England), 2019, 394(10206): 1325-1334.

［8］ SERRUYS P W, MORICE M C, KAPPETEIN A P, et al. Percutaneous coronary intervention versus coronary-artery bypass grafting for severe coronary artery disease［J］. N Engl J Med, 2009, 360(10): 961-972.

［9］ BASS G A, FORSSTEN M, POURLOTFI A, et al. Cardiac risk stratification in emergency resection for colonic tumours［J］. BJS Open, 2021, 5(4): zrab057.

［10］ TOURMOUSOGLOU C E, APOSTOLAKIS E, DOUGENIS D. Simultaneous occurrence of coronary artery disease and lung cancer: what is the best surgical treatment strategy?［J］. Int Card Thor Surg, 2014, 19(4): 673-681.

［11］ DYSZKIEWICZ W, JEMIELITY M M, PIWKOWSKI C T, et al. Simultaneous lung resection for cancer and myocardial revascularization without cardiopulmonary bypass (off-pump coronary artery bypass grafting)［J］. Ann Thor Surg, 2004, 77(3): 1023-1027.

［12］ O'BRIEN E O, NEWHOUSE B J, CRONIN B, et al. Hemodynamic consequence of hand ventilation versus machine ventilation during transport after cardiac surgery［J］. J Cardiothorac Vasc Anesth, 2017, 31(4): 1246-1249.

［13］ HEMMERLING T M, ROMANO G, TERRASINI N, et al. Anesthesia for off-pump coronary artery bypass surgery［J］. Ann Card Anaesth, 2013, 16(1): 28-39.

［14］ IRIZARRY-ALVARADO J M. Perioperative management of beta blockers and other antiarrhythmic medications［J］. Curr Clin Pharmacol, 2017, 12(3): 141-144.

［15］ FRANK A, BONNEY M, BONNEY S, et al. Myocardial ischemia reperfusion injury: from basic science to clinical bedside［J］. Semin Cardiothorac Vasc Anesth, 2012, 16(3): 123-132.

［16］ LI Q, LI H, WANG L, et al. Observation of local cardiac electrophysiological changes during off-pump coronary artery bypass grafting using epicardial mapping［J］. Perfusion, 2019, 34(2): 116-124.

［17］ MIZUNO T, EGI K, SAKAI K, et al. Minimally circulatory-assisted on-pump beating coronary artery bypass grafting for patients with complex conditions for off-pump surgery［J］. Artif Organs, 2017, 41(3): 233-241.

［18］ RUSSELL J A, WALLEY K R, SINGER J, et al. Vasopressin versus norepinephrine infusion in patients with septic shock［J］. N Engl J Med, 2008, 358(9): 877-887.

［19］ SUGA K, KAWAKAMI Y, KOIKE H, et al. Lung ventilation-perfusion imbalance in pulmonary emphysema: assessment with automated V / Q quotient SPECT［J］. Ann Nuclear Med, 2010, 24(4): 269-277.

［20］ ZHU A C, AGARWALA A, BAO X. Perioperative fluid management in the enhanced recovery after surgery (ERAS) pathway［J］. Clin Colon Rectal Surg, 2019, 32(2): 114-120.

［21］ HUANG F L, YU S J. Esophageal cancer: Risk factors, genetic association, and treatment［J］. Asian J Surg, 2018, 41(3): 210-215.

［22］ ZHANG D, ZHENG Y, WANG Z, et al. Comparison of the 7th and proposed 8th editions of the AJCC / UICC TNM staging system for esophageal squamous cell carcinoma underwent radical surgery［J］. Eur J Surg Oncol, 2017, 43(10): 1949-1955.

3

第三节 肺移植术的麻醉

肺移植手术是终末期肺疾病患者中长期存活的唯一有效治疗措施。肺冷缺血时间延长、边缘性供肺的使用以及受体自身病情的复杂性，对肺移植的麻醉管理提出了新挑战。麻醉医师在心胸外科器官移植围术期扮演着重要角色，围术期麻醉管理策略可以显著影响肺移植患者的短期和长期预后。肺移植围麻醉期的规范化管理涉及供者管理、受者术前评估、麻醉实施、围术期管理、术后监护和术后疼痛管理等重要步骤的处理。

一、术前评估

拟行肺移植手术患者的评估由多学科团队进行，团队成员涉及科室包括呼吸内科、胸外科、移植科、麻醉科、心血管内科、消化内科、重症医学科、精神科、营养科和康复科等。术前评估合格及准备充分后该患者进入等待名单，并开始供者匹配。

麻醉科医师术前评估包括两个时间点，其一为病房床旁评估，详细询问患者病史，认真做好体格检查，了解受者的心肺功能结果、肺通气/灌注的扫描结果、动脉血气结果；掌握心导管及超声心动图的结果；了解患者术前的药物治疗情况，尤其是使用血管活性药物包括肺血管扩张剂的依赖情况，了解患者伴发疾病的特征、严重程度及对麻醉的影响，这些都有利于麻醉计划的制订和术中的麻醉管理。其二为手术当天的评估，由于在确定肺移植候选资格后，肺移植受者可能会经历不同的等待时间，因此手术当天的评估还应侧重于疾病的当前状况和自上次评估以来的恶化程度，以利于麻醉诱导药物的选择应用；而麻醉后手术前重要的评估的内容包括：根据动脉血气分析的结果判断哪侧肺可以更好地耐受单肺通气、预计术中通气的策略；结合肺通气/灌注扫描结果判断先移植哪侧肺能让患者相对更好地耐受手术；综合判断患者是否需要血管活性药物的支持以及是否需要体外循环支持。手术前应同时对供体的情况做相应的了解和评估，包括供体大小与受体的匹配程度，机械通气与氧合情况，预计的冷缺血时间等，利于移植后的即时管理策略选择。

二、术中管理

严格规范的麻醉管理贯穿于整个肺移植手术过程，麻醉医师还应特别关注以下几个时间点：① 麻醉诱导时；② 体位变为侧卧位时；③ 单肺通气时；④ 病侧肺动脉阻断时；⑤ 钳夹左心房时；⑥ 肺动脉开放移植肺再灌注时。

（一）麻醉诱导

麻醉诱导前所有患者建立有创动脉压力监测通道，一般选用右上肢桡动脉。在患者心肺功能允许并且患者能够配合的情况下，可以先行中心静脉导管置入，方便诱导药物、血管活性药物的应用以及快速起效。大多数对于有创操作无法耐受的肺移植受者，入手术室后常规建立大口径的外周静脉通道进行麻醉诱导。其他血管通路的建立包括肺动脉导管、用于给药补液的多腔中心静脉导管均在麻醉诱导完成后进行置入。每条静脉通路都应仔细排气，尤其是在已知或怀疑有右向左分流的患者。

大多数患者在等待供体期间已经出现肺动脉高压，或既往已存在右心室功能障碍和高碳酸血症。这些病理生理改变包括缺氧、高碳酸血症、内源性交感神经兴奋性降低，加上诱导期间正压通气的建立，导致右心室后负荷进一步增加，以及由于系统性血管舒张或心肌抑制导致的低血压，极易导致诱导时发生心力衰竭。在诱导前，可常规预先给予适量的晶体负荷，然而，仍有部分患者会出现可逆性的低血压，后者对升压药物反应较好。绝大多数静脉麻醉药都有心肌抑制作用，可降低动脉、静脉阻力，从而导致右室前负荷、全身动脉压力及冠状动脉灌注的减少。静脉麻醉药中，依托咪酯是首选的麻醉诱导药物，其主要优点为起效迅速、作用时间短和血流动力学稳定。麻醉诱导时不建议使用丙泊酚和大剂量阿片类药物，这些药物可能损害交感神经，并对心肌收缩力、前负荷和后负荷产生直接的负面影响。因此，静脉麻醉诱导时建议在有创监测下采用小剂量、分次用药的原则，药物选择优先考虑咪达唑仑、依托咪酯和芬太尼；同时需备好相应的血管活性药物。麻醉诱导时外科医生须在手术床旁，如果严重的低血压并对血管活性药物反应性不敏感或心血管骤停等情况出现，需要外科医生紧急行体外设备支持，一些极端严重的右心功能不全患者可考虑在体外设备支持后再行麻醉诱导，提高诱导期间安全性。

（二）单肺通气管理

完善的肺隔离技术是肺移植麻醉管理的前提。现有隔离技术包括双腔支气管导管插管、支气管阻塞器和支气管内插管，肺移植麻醉一般采用双腔支气管导管插管。现广泛使用无隆突钩的聚氯乙烯Robert-Shaw双腔支气管导管，根据导管前端置入的支气管不同，可将导管分为左型、右型。中国女性常用35F，男性常用37F，实际使用中还需考虑受者的身高和体形。由于从隆突到右上叶支气管开口的距离存在个体差异，采用右侧双腔支气管导管插管时常会导致右肺上叶通气不良。因而无论是单肺移植手术还是双肺移植手术，大多数麻醉医师首先考虑选用左侧双腔支气管导管插管。双腔支气管导管插管后，均需纤维支气管镜进行确认和定位。受者体位从仰卧位转向侧卧位时，导管与隆突的位置关系可能发生改变，应重新确认导管位置。移植手术过程中需要随时关注导管位置：切除病肺过程中的牵拉导致导管位置改变，切断支气管尤其是左侧支气管时，需要调整导管的深度；气管吻合完毕需要行纤维支气管镜检查，除了明确气管导管位置，还可确认吻合口是否光滑通畅，避免因吻合对位不当引起术后支气管狭窄。

单肺通气几乎贯穿肺移植手术全程。手术切除病肺过程中，一个特别的挑战是管理非手术侧病肺的单肺通气。单肺通气不仅会导致缺氧，而且高碳酸血症和酸中毒均会增加肺血管阻力，进而发展为血流动力学不稳定与右心室衰竭。对单肺通气的建议如下：① 潮气量（V_T）4～6 ml/kg；② 根据肺顺应性逐渐增加呼气末正压（PEEP）为 3～10 cmH$_2$O；③ 逐渐增加吸入氧浓度（FiO$_2$），维持氧饱和度在 92%～96%；④ 维持最小的气道峰值和平台压力（峰值压力＜30 cmH$_2$O、平台压力＜20 cmH$_2$O）；⑤ 对于手术对侧需要序贯切除的病肺行单肺通气时，在没有气胸发生风险的前提下，可以提高气道压力以保证氧合，而不必考虑气压伤，但对于慢性阻塞性肺病伴肺大疱患者，应控制气道压，防止张力性气胸的发生。单肺通气期间若发生低氧血症，应积极调整 FiO$_2$、分钟通气量和吸呼比等呼吸机参数，可采取的措施还包括通气侧予以 PEEP，非通气侧 CPAP 及间断膨肺，及早结扎非通气侧的肺动脉。Ⅱ型呼衰患者的单肺通气期间可能存在高碳酸血症，通过调整通气参数进行积极干预仍未能改善者，需密切观察是否伴随有血流动力学变化，间歇进行血糖、血乳酸和动脉血气分析等检测，保证氧合的前提下可以允许适度高碳酸血症存在。若 PaCO$_2$＞80 mmHg 且血流动力学不稳定，应考虑使用体外设备支持。

移植肺开放后的机械通气管理是减少原发性移植物功能障碍的发生和影响肺移植术受体短期和长期结局的重要因素。低潮气量（V_T 6 ml/kg）的肺保护性通气策略可预防移植肺缺血再灌注损伤。多项研究显示，肺再灌注时增加 FiO$_2$ 和较高的 PGD 发生率具有相关性。目前，肺保护性通气策略多采用：V_T 4～6 ml/kg、PEEP 6～8 cmH$_2$O、气道峰压＜30 cmH$_2$O、轻柔的肺复张、PaO$_2$≥70 mmHg、尽可能降低 FiO$_2$、维持正常或低水平的高碳酸血症、保持气管内无分泌物。考虑到在匹配供体的过程中易出现供体小于受体胸腔的情况，按照受体体重计算的潮气量可能会偏大，有增加移植后肺气压损伤的风险，故有研究提出设置潮气量的时候也需要考虑供体的体重情况。

（三）血流动力学监测

肺移植麻醉过程中，连续、实时获取受者血流动力学参数信息对及时正确处理病情、保障受者生命安全和手术成功完成不可或缺。除了心电监测、无创血压监测、脉搏血氧饱和度和体温等常规监测外，肺移植围术期常用监测技术还包括：有创动脉压以及经肺动脉导管（pulmonary artery catheter, PAC）、脉搏轮廓温度稀释连续心输出量测量技术（pulse indicate contour cardiac output, PiCCO）监测为代表的经肺热稀释联合脉搏轮廓波形分析技术、以 FloTrac/Vigileo 系统为代表的（无需校对纠正）脉搏轮廓波形分析技术、经食管超声心动图监测等。

1. PAC

在肺移植手术中，肺动脉压力监测具有重要意义。接受肺移植手术的受者术前存在不同程度的肺循环阻力升高、肺动脉高压以及右心结构和功能损害，麻醉过程中还会由于各种因素如肺动脉阻断引起肺循环阻力和肺动脉压瞬时急剧升高，可导致右心衰竭，甚至更严重的后果。PAC 技术在监测肺血管阻力和右心室后负荷等方面具有不可替代的作用。正常情况下，在移植肺动脉开放后，肺动脉压应立即下降。PAC 监测中若发现肺动脉压未回落，甚至较肺移植前更高，则提示可能存在以下异常情况：缺血再灌注损伤、肺水肿、肺不张以及肺部感染等，或因手术因素造成右室流出道或肺动脉等部位解剖异常。

2. PiCCO

PiCCO技术结合了经肺热稀释和脉搏轮廓波形分析两种原理测定心输出量。置管部位采用颈内或锁骨下静脉穿刺、向中心静脉置管，接受热稀释温度探头的导管于股动脉或肱动脉置管。单肺或双肺移植行PiCCO监测心输出量具有较好的可靠性，即使在血流动力学快速波动的情况下也仍然准确、可靠。研究表明，在排除机械性或人员因素获得错误测量值外，PiCCO与金标准PAC所获得的心输出量值之间没有差异。肺移植术中，主动脉间断或连续、肺动脉间断或连续测定的心输出量值均可靠。PiCCO应用需机械通气、潮气量8～15 ml/kg，而心律失常和肺低顺应性均会对数值产生严重影响。体外支持的静脉动脉转流也影响PiCCO精度，尤其是右心房和升主动脉插管转流，PiCCO的动脉脉搏轮廓波形受到严重影响，无参考意义，此时经食管超声心动图更有参考价值。

3. FloTrac/Vigileo系统

Flotrac/Vigileo系统由Flotrac传感器（微创的血流动力学监测装置）与Vigileo监护仪联合采集患者血流动力学参数。Flotrac/Vigileo系统通过患者的外周动脉压力信号连续计算出患者的连续心输出量、连续心脏指数、每搏输出量、每搏量变异度、外周血管阻力及外周血管阻力指数及中心静脉血氧饱和度等血流动力学指标。其监测结果与右心导管监测结果有良好的相关性，其应用优势之一在于有创穿刺减少，避免了部分引发感染的因素。

4. TEE

虽然肺移植期间的术中TEE有助于实时指导麻醉医师和手术团队，但肺移植期间的TEE目前并不总是进行，而且它是Ⅱb类（证据或观点的有用性或有效性不太确定）指标。然而心脏超声技术对判定心功能和心脏前负荷等具有重要价值，TEE技术创伤小，可以连续、实时对心脏形态、功能、血流状况进行直观监测。TEE监测在肺移植术中可提供左/右心功能和充盈血量、心脏功能和结构信息，对左/右心功能不全、心脏前负荷变化、低血容量、心腔流出道梗阻的诊治具有指导意义。通过TEE监测结果正确判断血流动力学不稳定的原因，有助于避免不必要的体外支持。对严重肺动脉高压和右心功能不全患者，可通过TEE监测快速反馈肺移植术后的心脏功能和形态、右心室腔直径的变化等；如果TEE提示心脏状况与预期结果存在较大差异，则实时提醒麻醉和手术医师检查可能的原因。肺移植中TEE还可以用于评估ECMO插管的位置，引导漂浮导管置入，在肺静脉开放时评估左房排气和气栓情况；完成肺静脉吻合术后评估是否存在任何阻塞或狭窄：收缩期峰值流速超过1 m/s时考虑可能存在吻合口狭窄。

（四）肺移植围麻醉期液体管理

1. 液体治疗

术中液体管理是肺移植术围术期管理的重点之一。肺移植术患者多伴有不同程度的器官功能衰竭，对扩容治疗的耐受性较差，不恰当的容量治疗可导致严重后果。术中体位改变、单肺通气及肺动脉阻断等可导致通气血流比值改变，手术操作、肺缺血再灌注、输液与通气模式不当均可引起血流动力学剧烈波动等病理生理改变，并引起血管外肺水的增加，处理不当可进一步发展为急性肺水肿等，严重影响患者预后。

目标导向液体治疗（goal-directed fluid therapy, GDT）是目前用于围术期液体管理的新模式，是以血流动力学指标为补液目标，在围术期根据液体需求的动态、持续变化进行个性化补液，从而预防围术期潜在的容量不足或过量，可有效减少术后并发症的发生，改善术后转归。相对于传统的以CVP和肺动脉楔压为目标的容量治疗，肺移植术中采用以每搏量变异度（stroke volume variation, SVV）为目标导向的容量治疗更为准确与敏感，能够更好地贯彻量入为出、按需补液、个性化补液的原则，在提供良好组织灌注的基础上，尽可能避免肺水肿的发生。麻醉诱导前预先给予晶体负荷（200～300 ml）可有效地预防麻醉诱导后低血压的发生。在肺动脉阻断阶段，SVV监测下的适当补液与心脏正性肌力药、肺血管扩张药的复合应用，有效地减轻增高的PAP对心功能的抑制作用；而在肺动脉开放前后，在维持SVV处于正常范围内的情况下，预防性地给予补液以达到适度逾量输注，及时给予适量血管活性药物能够维持更平稳的血流动力学，提供更好的心功能，更明显地改善肺动脉压力，同时避免了开放后突然增加的体循环和肺循环负担而导致肺水肿。在SVV不可靠的情况下，TEE指导容量治疗更加直观、可靠。术中应综合尿量的监测和评估、球结膜水肿情况评估、气道水肿液观察调整液体治疗方案。

2. 血液保护

肺移植手术创伤大、时间长，输血不可完全避免，因此血液保护尤为重要。目前临床上开展的血液保护方法日益增多，技术也日趋成熟。

（1）药物保护。

止血药物对于血液保护非常重要，既可以在围术期预防性应用以减少手术创面失血，也可以用于治疗大出血。常用止血药物包括抗纤溶药物（如抑肽酶、赖氨酸类似物氨基己酸和氨甲环酸）、重组活化凝血因子Ⅶ和促红细胞生成素等。

（2）血液稀释技术。

血液稀释技术指在手术前为患者采血并将血液暂时储存起来，用晶体液或胶体液补充循环血容量，术中利用稀释血液维持循环，最大限度降低血液浓度，减少血液红细胞丢失，有计划回输采集血液，促进受者术后血红蛋白和血细胞比容尽快恢复。目前较为常用的方法是急性等容血液稀释（acute normovolemic hemodilution, ANH）。肺移植手术中使用ANH应十分谨慎，可应用于不能使用血液回收的肺部严重感染患者及疑似菌血症患者，但输入大量液体可致血液稀释、血浆渗透压下降和增加肺水肿的发生风险；此外，肺移植受者肺功能严重不全、肺氧合功能障碍并伴有不同程度的肺心病也不适合。因此，应用ANH前应严格评估适应证和受者耐受情况。在使用ECMO辅助的情况下，机体氧合得到改善，心脏前负荷减轻，ANH的应用条件可以适当放宽。

（3）自体血回收技术。

为了避免过多的异体血输入，肺移植围术期也可采用自体血液回收技术。自体血液回收技术指使用吸引器等装置回收术野血液，经过滤、洗涤和浓缩等步骤后再回输给患者，临床上已广泛应用于预期失血量较多的手术。与术前自体备血和等容性血液稀释相比，血细胞回收技术具有较多优势，患者术中失血和术后出血都可经过收集及处理后重新回输到体内。使用该技术理论上可使60%的术中失血得到回输，患者无需异体输血就可得到足够的血容量补充。自体血回收适应证：预期出血量＞1000 ml或＞20%估计血容量；患者低血红蛋白或出血风险高；患者体内存在多种抗体或为稀有血型；患者拒绝接受同种异体输血等。需注意：肺部感染患者不适合自体血回收。

（4）血液加温技术。

肺移植手术过程中可能需要进行大量输血、输液。通常情况下，全血与红细胞制品等保存于2～6 ℃，血浆和冷沉淀保存于-20 ℃以下，血小板保存于20～24 ℃。大量输血的致命三联征之一为低体温。血液加温方法包括：① 将血袋置于37℃水浴（勿将连接于血袋上的输血管浸入水中，避免污染），并轻摇使血液受热均匀，复温10 min取出备用；② 采用输血加温器为患者加温输血，应用以逆电流热交换法、干热法、温度调节水浴法和线上微波法等原理的加温输血器对输注血液进行加温。

加温的血液控制在32℃左右，不得超过35℃，以免造成红细胞损伤或破坏而引起急性溶血反应。严格控制加温时间，在不破坏血液成分的基础上达到理想的复温效果。加温过的血液不得再放入冰箱保存，勿将多袋血同时加温，以免造成不必要的浪费。加温后的血液尽快输注，以防细菌性输血反应。

（5）成分输血。

成分输血的种类包括红细胞、血浆、白细胞及血小板。但是血制品的应用需要尽可能地控制，一项回顾性多中心分析证实，输注红细胞大于1 L是原发性移植物功能障碍的独立危险因素，血栓弹性成像的应用有助于合理使用血液制品；在大容量输血、血浆置换或体外循环的情况下选择性地使用血栓弹力图。

（五）肺移植围麻醉期体温保护

肺移植手术时间长、胸腔开放散热面积大、大量体腔冲洗和大量输血/输液，会造成术中受者低体温。术中任何时间点体温＜36℃，称为术中低体温。据报道，肺移植术中低体温发生率可达到50%～70%。虽然低体温可以降低机体代谢率，减少耗氧量，增加组织器官对缺血、缺氧的耐受力，但也可导致多种并发症，如术后寒战、增加切口感染率和心血管并发症、凝血功能异常及麻醉苏醒延迟等，给手术安全带来不利影响。因此，维持肺移植术中体温正常是保证手术麻醉成功、减少术后并发症的重要措施之一。

围术期间麻醉的主要保温技术：① 手术前环境预热，受者入手术室前30 min保持温度在23～24 ℃，并根据体温动态调整手术室温度；② 加强体表保温，充气式保温毯是目前公认有效的体表保温措施，循环水变温毯主要用于体外循环；③ 输血/输液加温技术，术中输注与环境等温的液体和库存血越多，体温下降就会越快；目前临床上常使用输液加温仪和恒温加热器等加温设备，由于加温液体经过延长管连接静脉，造成热量损失，故加热温度需略高于37℃；④ 人工鼻技术，用于调整并维持吸入气体温湿度的适宜性；使用热湿交换器对受者呼出气体进行加温、加湿，对术中低体温有一定预防作用。若患者因体温下降出现寒战，可在保温的同时协同药物包括右美托咪啶和曲马多等进行防治。

（六）肺移植围麻醉期体外生命支持辅助技术

肺移植术过程中，无论是单肺移植术还是双肺移植术，术中均需长时间单肺通气，易出现严重的低氧血症和二氧化碳蓄积。在夹闭肺动脉、吻合肺动静脉等重要手术步骤时，可因肺动脉压力的急剧升高导致血流动力学的剧烈波动，增加右室负荷，甚至出现急性心功能衰竭。如果患者出现以下情况，可决定使用体外循环（CPB）：① 不能耐受单肺通气（不论低氧或难治性高碳酸血症）；② 不能耐受钳夹肺动脉（右心室衰竭）；③ 其他难治性的血流动力学不稳定。在双肺移植时，如果当第一侧肺灌注以后高的肺动脉压力没有下降，CPB也被推荐用以保护移植物免受肺高压影响以免引起PGD。

体外膜肺氧合（ECMO）作为一种能够对呼吸和循环进行替代治疗的重要生命支持技术，在临床上被越来越多地应用于抢救危重患者，在肺移植围术期发挥着重要作用。与CPB相比，ECMO具有建立循环简单、易操作、无需体外循环开胸插管、肝素应用量少、手术出血量少、血液破坏轻和可以长期应用等优点。ECMO可提供有效的呼吸和循环支持，尤其可以有效缓解术中单肺通气时的低氧血症或肺动脉高压，提高手术耐受力。ECMO的使用可以有效分流至少一半的心输出量血流，对缓解术中肺动脉高压和减轻右心负荷起到积极作用。ECMO能有效改善氧合和组织灌注，避免缺氧引起的一系列危害，尤其是缺氧引起的肺动脉高压。此外，ECMO可以有效解决跨肺血流困难，调节通气血流，维持血流动力学稳定。

ECMO的转流方式主要包括静脉-动脉（V-A）转流、静脉–静脉（V-V）转流和静脉-动脉-静脉（V-A-V）转流。V-A转流可用于动脉血氧合不佳和（或）右心功能不全、伴或不伴肺动脉高压的患者。插管方式多采用股静脉和股动脉插管，如股静脉条件不好或术中紧急情况也可选用右房插管，除股动脉外，还可选用腋动脉和升主动脉插管。V-V转流不能减轻心脏做功，对心脏支持作用轻微，因此主要用于心功能未受损、单纯呼吸功能不全的受者。V-A-V转流方式是在V-A转流基础上，在动脉端分流部分氧合血注入上腔静脉，解决上半身的体循环缺氧状态。偶有采用右心房–升主动脉插管转流的方案，可用于心功能差或严重肺动脉高压同时不能耐受单肺通气的患者。

最近，在许多移植中心引入了延长术后体外膜肺氧合（postoperative extracorporeal membrane oxygenation, pECMO）支持的概念，以预防PGD并改善早期和长期效果。pECMO策略不仅在术中由ECMO支持的患者中，甚至在CPB支持的患者中，均具有减轻术后发病率和病死率的良好效果。

（七）移植肺缺血再灌注的防治

积极防治缺血再灌注损伤是减轻早期PGD的重要措施之一。最关键的措施是缩短供肺的缺血时间，同时在移植肺动脉开放前，用空气手动膨肺，以小潮气量开始逐渐增加，避免高氧高压损伤。此时，稳定循环功能、避免血压降低的方法包括补充容量和血管活性药物如去甲肾上腺素应用。予以静脉注射甲泼尼龙500 mg后，根据患者的肺动脉压力水平逐步开放肺动脉。肺动脉开放前要尽量排尽肺血管可能残存的气体，肺动脉开放后，移植肺通气采用气道管理中提到的低潮气量的肺保护性通气策略，尽量提高氧合、维持合适呼气末二氧化碳浓度的前提下降低吸入氧浓度。血流动力学相对稳定的情况下酌情使用利尿剂。双肺移植术中，当第二侧肺开始移植时，肺动脉的阻断势必导致全部心输出量灌注到移植的第一侧肺中，和移植肺功能不全相关的肺毛细血管通透性增加、肺动脉高压均可导致肺水肿，此时体外循环支持有一定的缓解作用。

三、术后管理

（一）气道管理

由于肺移植导致的心肺损伤、术中ECMO辅助装置的应用、低温等原因，肺移植术后一般不主张立刻拔管。但国内外的研究发现，肺移植后手术室内拔管有利于减少呼吸机相关肺损伤、降低吻合口相关并发症、减少有创机械通气相关的血流动力学波动、减少术后镇静镇痛用药量、降低术后感染的发生概率、降低ICU医护工作压力以及减少总的住院成本等优势，有条件的患者可以选择性应用。

术毕达到以下条件可考虑拔管：①血流动力学平稳；②无明显缺氧，自主呼吸潮气量5～8 ml/kg，RR<20次/分，无创通气支持可维持SpO$_2$>92%；③体温正常；④吞咽反射存在。应注意：①早期拔管患者有更低的吸入氧浓度、较低肺动脉平均压、血管外肺水较少，以及减少血管活性药物用量；②早期拔管后予无创正压通气过渡，可提高自主呼吸的氧合指数（≥180 mmHg）。因此，肺移植术早期拔管的原则应包括：围术期保障患者循环功能稳定，纠正贫血及内环境紊乱，术后充分镇痛，拔管后无创高流量鼻导管吸氧与面罩正压通气应交替使用。对于单、双肺术毕拔管，并没有相关的限制。

对于手术结束后不能即刻拔管的患者，一般将双腔支气管导管更换为单腔导管，建议使用8.0 mm内径导管以利纤维支气管镜检查和吸痰，更换导管后可通过纤维支气管镜检查移植肺的气管吻合口，并充分吸引气道内分泌物和血性残留物。

（二）术后镇痛管理

肺移植手术创伤大，患者疼痛剧烈，妨碍主动咳嗽及呼吸运动，不利于移植肺扩张，从而增加术后肺部并发症发生。常用术后疼镇痛治疗策略包括：患者自控静脉镇痛（patient-controlled intravenous analgesia, PCIA）、患者自控硬膜外镇痛（patient-controlled epidural analgesia, PCEA）、胸膜间阻滞、肋间阻滞（intercostal nerve block, ICB）、椎旁阻滞（paravertebral block, PVB）等。PCEA作为多模式镇痛的一部分，是肺移植的一种基本疼痛治疗手段。对于放置硬膜外导管的时机，目前意见不一。主张在患者术后放置硬膜外导管而不选择在术前放置主要出于以下考虑：①术中体外机械支持（ECMO或CPB）需要抗凝治疗时容易发生凝血功能障碍，有发生硬膜外血肿的风险；②由于急诊，需要迅速准备手术；③术后可能延迟拔管。而主张术前放置硬膜外导管则认为术前胸部硬膜外置入导管可改善镇痛效果，而肺移植后的硬膜外血肿、麻痹或感染等不良事件发生率不会增加。随着ERAS快速康复在肺移植术后的开展，PCIA是目前常用的肺移植术后镇痛方法，应联合其他镇痛方法包括胸膜间阻滞、ICB、PVB等。

（胡春晓　吴金波　南京医科大学附属无锡人民医院）

参考文献

［1］　中华医学会器官移植分会.中国肺移植受者选择与术前评估技术规范(2019版)［J］.中华移植杂志(电子版), 2019, 13(2): 81-86.

［2］　SCHISLER T, MARQUEZ JM, HILMI I, et al. Pulmonary hypertensive crisis on induction of anesthesia［J］. Semin Cardiothorac Vasc Anesth, 2017, 21(1): 105-113.

［3］　NICOARA A, ANDERSON-DAM J. Anesthesia for lung transplantation［J］. Anesthesiol Clin, 2017, 35(3): 473-489.

［4］　BRASSARD CL, LOHSER J, DONATI F, et al. Step-by-step clinical management of one-lung ventilation: continuing professional development［J］. Can J Anaesth, 2014, 61(12): 1103-1121.

［5］　BARNES L, REED RM, PAREKH KR, et al. Mechanical ventilation for the lung transplant recipient.［J］. Curr Pulmonol Rep, 2015, 4(2): 88-96.

［6］　DIAMOND JM, LEE JC, KAWUT SM, et al. Clinical risk factors for primary graft dysfunction after lung transplantation［J］. Am J Respir Crit Care Med, 2013, 187(5): 527-534.

［7］　IYER MH, BHATT A, KUMAR N, et al. Transesophageal echocardiography for lung transplantation: a new standard of care［J］? J Cardiothorac Vasc Anesth, 2020, 34: 741-743.

［8］　TAN Z, ROSCOE A, RUBINO A. Transesophageal echocardiography in heart and lung transplantation［J］. J Cardiothorac Vasc Anesth, 2019, 33: 1548-58.

［9］　CARTWRIGHT BL, JACKSON A, COOPER J. Intraoperative pulmonary vein examination by transesophageal echocardiography: an anatomic update and review of utility［J］. J Cardiothorac Vasc Anesth, 2013, 27: 111-120.

［10］　TULIN A, AYNUR O, MEHMET D, et al. Management of anesthesia during lung transplantations in a single Turkish center［J］. Archives Iranian Medicine, 2016, 19(4): 262-268.

［11］　WU Q, ZHANG HA, LIU SL, et al. Is tranexamic acid clinically effective and safe to prevent blood loss in total knee arthroplasty? A meta-analysis of 34 randomized controlled trials［J］. Eur J Orthop Surg Traumatol, 2015, 25(3): 525-541.

［12］　DIAMOND JM, LEE JC, KAWUT SM, et al. Clinical risk factors for primary graft dysfunction after lung transplantation［J］. Am J Respir Crit Care Med, 2013,187: 527-534.

［13］　SWAMY MC, MUKHERJEE A, RAO LL, et al. Anaesthetic management of a patient with severe pulmonary arterial hypertension for renal transplantation［J］. Indian J Anaesth, 2017, 61(2): 167-169.

［14］　胡春晓,许波,王志萍,等.特发性肺动脉高压患者肺移植围术期应用体外膜肺氧合的临床效果［J］.中华器官移植杂志, 2017, 38(5): 267-271.

［15］　IUS F, KUEHN C, TUDORACHE I, et al. Lung tansplantation on cardiopulmonary support: venoarterial extracorporeal membrane oxygenation outperformed cardiopulmonary bypass［J］. J Thorac Cardiovasc

Surg, 2012, 144(6): 1510-1516.

［16］ TODD EM, ROY SB, HASHIMI AS, et al. Extracorporeal membrane oxygenation as a bridge to lung transplantation: A single-center experience in the present era［J］. J Thorac Cardiovasc Surg, 2017, 154(5): 1798-1809.

［17］ RABANAL JM, REAL MI, WILLIAMS M. Perioperative management of pulmonary hypertension during lung transplantation (a lesson for other anaesthesia settings)［J］. Rev Esp Anestesiol Reanim, 2014, 61(8): 434-445.

［18］ DELL'AMORE A, CAMPISI A, CONGIU S, et al. Extracorporeal life support during and after bilateral sequential lung transplantation in patients with pulmonary artery hypertension［J］. Artif Organs, 2020, 44 (6): 628-637

［19］ HANSEN LN, RAVN JB, YNDGAARDnd S. Early extubation after single-lung transplantation: analysis of the first 106 cases［J］. J Cardiothorac Vasc Anesth, 2003, 17(1): 36-39.

［20］ ASSENZO V, ASSENZO C, FILIPPO R, et al. The feasibility of extubation in the operating room after bilateral lung transplantation in adult emphysemapatients: an observational retrospective study［J］. Eur J Cardiothorac Surg, 2018, 54(6): 1128-1133.

［21］ FELTEN ML, MOYER JD, DREYFUS JF, et al. Immediate postoperative extubation in bilateral lung transplantation: predictive factors and outcomes［J］. Br J Anaesth, 2016, 116(6): 847-854.

［22］ CRESPO MM, MCCARTHY DP, HOPKINS PM, et al. ISHLT Consensus Statement on adult and pediatric airway complications after lung transplantation: definitions, grading system, and therapeutics［J］. J Heart Lung Transplant, 2018, 37(5): 548-563.

［23］ HUTCHINS J, APOSTOLIDOU I, SHUMWAY S, et al. Paravertebral catheter use for postoperative pain control in patients after lung transplant surgery: a prospective observational study［J］. J Cardiothorac Vasc Anesth, 2017, 31(1): 142–146.

［24］ AXTELL AL, HENG EE, FIEDLER AG, et al. Pain management and safety profiles after preoperative vs postoperative thoracic epidural insertion for bilateral lung transplantation［J］. Clin Transplan, 2018, 32(12): e13445.

3

第四节 气管食管瘘、支气管胸膜瘘的麻醉

胸部解剖结构复杂，脏器繁多，同时存在多个与生命息息相关的系统：循环系统、呼吸系统、消化系统。各个系统之间互相包绕支撑、充满胸腔，维持着人的生命活动，并且有气管和食管两个器官直接通向外界，时刻与外界进行物质交换，在维持进食、消化、呼吸等正常生理活动的同时，也成为潜在的病损和感染来源。

器官多毗邻密切又复杂，一旦一个器官发生病变（肿瘤、外伤、手术并发症、感染或先天因素），发生破裂、穿孔、外侵或者转移，常常累及其他器官或系统。病变形成穿孔，与外界、与胸腔或腔道之间形成管道沟通，很容易形成可能危及生命的状态，比如各种形态各异、位置多变、大小或结构复杂，变化多端的瘘口（气管胸膜瘘、气管食管瘘甚至气管与食管血管瘘），常常情况危急，需要迅速处理，如外科手术或者介入治疗。

在这些手术操作的麻醉中，患者的病情危险且变化快，需要麻醉医师对各种紧急状态有充分的知识储备，才能完成术前患者状态的判断、疾病情况病变位置与麻醉方案的选择，在术中出现与预判和准备不一样甚至相反的情况时能紧急改变麻醉方案。

本节撰写与治疗有关的麻醉方案，仅限于成人手术的麻醉（多为后天获得性瘘口）。小儿气管食管瘘多为先天性病变，常常合并食管闭锁，在出生后不久就会被发现，有其特殊之处，不在本节讨论范围。

一、气管食管瘘

（一）定义与分类

气管食管瘘（tracheoesophageal fistula, TEF）指由于先天性或后天获得性因素导致食管与气管之间形成瘘管。分类方法很多：按照部位可以分为气管食管瘘与支气管食管瘘，按照发生时间分为先天性 TEF 和获得性 TEF，按照病因学分为良性 TEF 和恶性 TEF。

气管食管瘘根据病因的不同可以分为良性 TEF 和恶性 TEF，以恶性为主，据报道恶性 TEF 中食管肿瘤占了 75% 以上；47% 的良性 TEF 是由机械通气导致的。具体病因如下：

（1）良性 TEF。① 医源性损伤：手术损伤，气管切开、气管插管时气囊压迫所致；② 创伤性：锐性或钝性损伤；③ 食管气管植入物后并发症；④ 食管憩室或气管憩室反复感染破溃形成；⑤ 邻近气管病变累。

（2）恶性 TEF。① 食管癌为主，占 78%～92%；② 肺癌，占 7%～16%；③ 纵隔淋巴瘤；④ 气管癌；⑤ 下咽癌和甲状腺癌；⑥ 纵隔淋巴结转移的肿瘤累及气管。

（二）病因学与发生部位

TEF瘘口的位置和大小一方面决定了治疗的方式，另一方面决定了麻醉方案，所以在术前评估中务必了解清楚。

47%的良性TEF来自气管插管，不恰当的气管插管是导致良性获得性气管食管瘘的最主要原因，尤其好发于气管切开术后或插管合并放置胃管的患者。气管食管瘘的发生与气管插管持续机械通气加气管切开后持续机械通气的总体时间相关，且发生在气管切开术后的可能性更大。原因是行气管切开术后，气管套管是经过气管前壁的造瘘口插入，原来套管本身的曲度及走行与人体气管本身的曲度及走行很难达与之前气管插管时的一致，并且气囊充气时的密闭性也远不如气管插管时的密闭性好，为获得更好的气密性需要更高的气囊压力。更高的气囊压力加上气管套管的顺应性，影响了气管膜部和食管前壁的毛细血管灌注，继而导致糜烂坏死、形成气管食管瘘。气管插管合并胃管置入的患者，由于坚硬的胃管和气囊之间的气管膜部及食管前壁遭受挤压，导致毛细血管灌注不足，从而形成气管食管瘘。以上情况出现的良性获得性气管食管瘘大多数位于气管造口之下的气囊水平。

通过上述瘘口形成的机制可以了解，多数的TEF发生在主支气管的膜部。小于1%的机械通气患者会发生TEF，虽然发生率并不高，但是一旦形成瘘，若治疗不及时，导致的致死/致残概率很大。而且鉴于机械通气患者的总体数量巨大，尽管发生率不高，但最终机械通气导致的气管食管瘘数量仍然可观。麻醉医师作为医疗系统的气道管理专家，应尽可能降低术中气管插管的套囊压力，尽早拔管，以减少/缩短术后插管的概率与时间，并且要普及这些理念。

感染、食管异物穿孔、创伤、医源性手术损伤及不恰当的食管或气管支架置入也是良性获得性气管食管瘘的常见原因。这些原因造成的瘘口位置则变化很多。

食管癌是恶性获得性气管食管瘘的首要病因，发病率可达4.94%。大多数患者在放化疗后出现TEF。其主要的发病机制为：恶性肿瘤的直接侵犯、物理治疗或化疗后的副损伤以及食管或气管支架的压迫导致的"界壁"缺血坏死。恶性肿瘤一旦并发TEF，预后极差。在肺癌中的发生率约为0.16%，在气管癌中的发生率约为14.75%。

近年来，文献报道食管呼吸道瘘的发生率有所增加。Balazs等的研究显示，约有12.2%的食管癌患者发生了食管呼吸道瘘。食管癌患者的尸体解剖资料中，肿瘤侵犯气管达32%，侵及支气管为11%，因为气管及主支气管前壁由"C"形软骨环构成，后壁仅由气管膜部封闭，而上段食管紧邻气管后壁，左主支气管在第4、5胸椎水平跨越食管前方，所以未经治疗因食管癌直接浸润导致的食管瘘多发于气管及左主支气管，原发肿瘤多位于食管中上段。食管瘘的发生不仅与原发肿瘤的直接浸润相关，原发肿瘤的类型、食管气管周围转移的淋巴结、肿瘤的治疗等都会影响食管瘘的位置，使食管瘘在呼吸道内的位置呈现多样化。

综上所述，50%～60%的患者瘘口位于食管和气管之间，37%～40%的患者瘘口位于食管和支气管之间，另外，仍有少部分患者会形成食管肺泡瘘。如果瘘口比较小（一般直径小于5mm），麻醉诱导过程中对给氧排氮影响小，插管过程中导管进入瘘口的概率比较低，并且位置比较远（位于隆突远端），通常对麻醉管理影响不大。如果瘘口大且位于总气道，麻醉诱导和维持则有一定难度。

（三）临床表现

1. 症状

（1）胸痛：持续加剧的胸背部疼痛或胸骨后不适感是食管瘘的先兆症状。

（2）呛咳和呼吸困难：阵发性呛咳，多为饮水或进食后呛咳，可能会咳出食物残渣，在排除会厌麻痹后，一般提示出现食管呼吸道瘘；患者呛咳不是发生于饮水、进食后即刻，而是发生于饮水、进食后2~3s，不符合延髓性麻痹及喉返神经麻痹所致的呛咳特点；此外，痰中混有少量食物残渣并带有腥臭味，给予亚甲蓝注射液口服后间断咳出蓝色泡沫样痰，证实存在气管食管瘘。随着咳嗽加重可能出现吞咽困难和呼吸困难。部分患者表现为"卧位烧灼样呛咳综合征"，患者出现烧灼样剧烈刺激性呛咳、平卧位呛咳或呛咳加重，坐立位呛咳减轻或消失；患者可以有大量白黏痰或血性痰、脓性痰。

（3）发热：瘘前常表现为低热，瘘后因口腔细菌可以经瘘口进入纵隔或肺，引起纵隔炎或肺内感染而发热，一般呈弛张热型高热。

（4）出血：瘘口穿破小血管导致不同程度呕血或咯血，穿破大动脉形成食管主动脉瘘时可导致致死性大出血。

气道—胸腔胃瘘临床症状较一般TEF更为严重和凶险，禁食仅能减少食物进入气道，但胃液、胆汁等消化液仍通过瘘口大量流入气道，由于胃液的消化作用，瘘口往往在短期内迅速扩大。患者即使不进食也会咳嗽剧烈，肺部炎症一般较严重，早期为化学性炎症，后期常合并有细菌、真菌等感染性炎症。瘘口较大时，由于大量的吸入气体流入胃腔，患者出现呼吸功能下降、呼吸衰竭等，如果不及时处理，患者会很快死亡。

2. 体征

（1）体温升高、脉搏加快。

（2）颈部或胸壁触诊偶可发现皮下气肿产生的捻发音。

（3）食管纵隔瘘时，可有纵隔气肿表现，触诊心尖冲动减弱或消失，叩诊胸骨后过清音，心浊音界缩小，听诊心音弱而遥远；严重者出现颈部静脉怒张，低血压。

（4）食管呼吸道瘘时，因吸入性肺炎及肺部感染，肺部听诊可闻及湿啰音。

（5）食管胸膜腔瘘时，可有不同程度液气胸的体征，患侧胸腔叩诊上部呈鼓音，下部呈浊音，听诊呼吸音减弱或消失；少数病例可发展为张力性气胸。

（6）纵隔和胸腔的炎症可刺激膈肌，表现为腹痛、腹肌紧张、腹部压痛，易误诊为急腹症。

熟悉气管食管瘘的发生原因、症状与体征对麻醉医师有重大意义，当患者有可疑的病史和呛咳的症状时，在麻醉诱导前务必查阅病历和辅助检查，以除外气管食管瘘，防止在麻醉中出现措手不及的意外事件，带来不可挽回的后果。

（四）辅助检查

1. 血常规

白细胞数升高，特别是中性粒细胞的比例增高。

2. X线片

根据食管穿孔的部位X线表现不同。

（1）颈部食管穿孔：可见颈部和（或）纵隔气肿，颈部筋膜平面含气体，气管移位，食管后间隙增宽；有些患者可以在食管后间隙发现气液平。

（2）胸部食管穿孔：漏入气管或支气管时可见相应区域肺野炎症性改变；漏入纵隔时可见纵隔影增宽，纵隔内可有气体或气液平；漏入胸膜腔时可见胸腔内气液平。

（3）腹部食管穿孔：可见隔下游离气体。普通X线检查诊断食管穿孔敏感性不高，并常受穿孔后时间的影响，有12%～33%的病例不能显示这些提示食管穿孔的X线征象。

3. 食管造影

食管造影是食管瘘诊断的金标准，既可以确定瘘口位置又能明确漏入部位，指导下一步临床治疗。应选用40%泛影葡胺为造影剂（碘水对比），但对食管气管瘘者不宜作为首选检查，特别是患者瘘口较大时造影需谨慎，因为患者在吞咽造影剂时可能发生严重误吸。由于造影剂误入气道可能引起剧烈呛咳，造影检测也难以对瘘管位置、形状、长短和直径等进行准确评估，该方法有时也难以显示细小瘘管，造成漏诊。硫酸钡禁止用于食管气管瘘的造影诊断，因为钡剂可能通过瘘口进入肺部，而且不易排出和吸收，形成顽固的沉积性肺炎。

4. 食管和气管内镜

通过内镜检查可以更直观地观察瘘口及食管原发肿瘤的情况，并可取病理活检明确肿瘤有无复发。食管内镜不仅在诊断上发挥重要作用，而且是一种重要的治疗手段。鼻饲营养管的置入、胃空肠造瘘、食管支架置入等治疗都需要在内镜协助下完成，其缺点是对微小穿孔容易漏诊，检查局限于食管内，不能观察到漏入部位的情况，而且操作不当可导致或加重食管穿孔。

气管镜一般可以直接见到瘘口，确认瘘口在气管或支气管内的位置；当气管内存在分泌物时，应先吸净分泌物后再仔细观察，这样比较容易见到瘘口。如果瘘口很小，有时不易发现，口服亚甲蓝后再行支气管镜检查有助于发现瘘口，通过动态观察气管壁是否有气泡溢出也有助于判断小瘘口的存在。

5. CT检查

当CT影像有以下征象时，应考虑食管瘘的诊断：① 食管壁不完整，与邻近管腔或组织相通；② 围绕食管的纵隔及颈部软组织内见气体密度影；③ 食管周围炎性渗出，可伴相邻纵隔或胸腔的脓腔形成；④ 纵隔、胸腔及肺内潴留的斑片状外溢的造影剂影；⑤ 除外肿瘤因素的胸腔积液也提示食管瘘的可能。当有以上表现时，应行食管造影以明确诊断并确定穿孔的部位，这对指导进一步治疗是非常重要的。

6. 其他

临床上怀疑食管主动脉瘘的患者可行主动脉造影诊断。出现饮食呛咳、怀疑食管呼吸道瘘者可行气管镜检查。食管胸膜腔瘘可做诊断性胸腔穿刺，因胃液等大量消化液进入胸腔，抽得胸腔液体的pH < 6.0（正常值约为7.4），并且可有淀粉酶含量的增加。另外怀疑有食管瘘的患者口服少量亚甲蓝后，可见痰液或胸腔积液中有蓝色，也有助于诊断。

（五）治疗与预后

1. 治疗原则

早期诊断，早期治疗；根据患者身体状况选择治疗方式；通过瘘口旷置或封闭防止消化道内容物进入食管周围组织器官；肿瘤因素存在时，推荐行放疗等抗肿瘤治疗。

（1）禁食：在初步诊断有食管瘘时，应立即停止经口饮水或进食，防止进一步污染瘘口周围的组织。

（2）抗感染：TEF患者的肺炎、纵隔炎、胸膜炎等，晚期出现败血症，是死亡的重要原因。一旦诊断为TEF应尽快行痰液或穿刺液细菌培养。

（3）引流：有纵隔或胸腔内积液积气的TEF患者，有效的引流是必不可少的，有效的引流能控制纵隔及胸腔内的感染，使压缩的肺早期复张，患者身体状况的恢复是进一步治疗的基础。

（4）肠外营养：TEF患者一般营养状况较差，且需停止经口进食。

（5）鼻饲营养：肠内营养与肠外营养相比更符合人类正常的生理过程，有利于维持消化道功能。直接经鼻插入营养管有造成瘘口二次创伤的危险，因此多采用消化道内镜引导营养管置入胃或空肠内。因胃内营养易反流入食管，所以多选用空肠内营养。

（6）胃、空肠造瘘：在胃或空肠壁造瘘置管，经腹壁与体外相通，可灌注饮食或进行胃肠减压等其他治疗。也是一种常用的肠内营养方式，与鼻饲营养相比，减轻了营养管对鼻咽、食管和瘘口的刺激，更有利于瘘口的愈合，但属于有创性治疗，有造瘘口感染的风险。内镜难以通过的患者，可考虑行外科手术造瘘。

（7）支架置入：应用内镜微创技术在食管或气管瘘口处置入各种覆膜支架，是治疗恶性肿瘤合并食管瘘及食管狭窄的有效方法。尽管对于癌症引起的气管食管瘘，有病例研究报道显示，支架置入组的生存期平均为3～4个月，显著高于肠造瘘组和单纯营养支持组。气管食管瘘的治疗除了延长患者的生存期，更主要的目的是改善患者的生活质量。

（8）手术治疗：既可清除胸内感染源，还能完全或部分切除癌灶。治疗方法：瘘管隔断，包括瘘口旷置、切除、修补等；切除肿瘤；重建消化道（呼吸道）；建立肠内营养通道；控制感染源。

（9）放化疗：支架治疗等其他支持治疗手段可改善患者营养状况并控制感染，但并不能显著延长恶性食管瘘患者的生存期，而且手术治疗风险大，患者多不能耐受，因此放化疗成为恶性食管瘘的主要抗肿瘤治疗手段。但是恶性肿瘤食管瘘既往被认为是放疗的禁忌证，因为放疗本身即为食管瘘的诱因，人们担心放疗会导致食管瘘进一步恶化。

2. 手术治疗

感染和肿瘤是恶性食管瘘死亡的两个主要原因，而传统保守治疗难以控制胸内感染源和肿瘤。外科手术治疗既可清除胸内感染源，还能完全或部分切除癌灶（残留部分可根据情况行术后放疗），是一种积极的治疗手段。治疗目的：① 瘘管隔断，包括瘘口旷置、切除、修补等；② 切除肿瘤；③ 重建消化道（呼吸道）；④ 建立肠内营养通道；⑤ 控制感染源。手术治疗前首先要对患者进行风险评估，年龄大于70岁、足量放疗、营养状况差、肺功能重度减退、胸腔感染等为高危因素。有上述1项以内高危因素的患者，给予抗生素控制感染、引流腔内积液积气、改善肺功能及营养状况后可采取开胸手术。非肿瘤性瘘可行瘘口及狭窄段切除修补术，肿瘤性瘘可行瘘口及肿瘤切除，并行消化道一期或二期重建（食管气管瘘者重建气道）；对于感染灶的处理，肺部局限性炎症或脓肿可根据肺功能情况行脓肿切开引流、肺段或肺叶切除术，纵隔或胸腔感染可于术中彻底开放引流感染源、反复灌洗并放置引流管。对有上述2项以上高危因素的患者，可选择姑息性手术，如食管瘘旷置、颈部食管外置、胃造瘘术或转流术等，手术不进胸腔、创伤小，可隔离瘘口，防止误吸，有利于肺部感染的控制，同时也解决了肠内营养问题。

随着介入微创术的发展，这些姑息性手术方式已逐渐被更简便、安全的经皮内镜下造瘘和支架置入等治疗所取代。手术治疗在非肿瘤性瘘和可完全切除的肿瘤性瘘中疗效较好；但大部分肿瘤患者因食管瘘就诊时身体状况难以耐受手术；部分患者已属肿瘤晚期，伴肿瘤局部进展和广泛转移，难以完全切除肿瘤，手术治疗意义不大；并且患者大多之前已接受了手术、放/化疗等抗肿瘤治疗，多有不同程度的心肺功能损害、局部组织的纤维化和血供减少，这些均大大增加了手术的危险性，术后并发症发生率高，围术期病死率高达25%~40%，中位生存期为3~6个月。因此，手术前要仔细评估手术风险，慎重选择手术患者。

3. 预后

恶性肿瘤食管瘘中，食管纵隔瘘预后较食管呼吸道瘘好，食管主动脉瘘预后最差，有肿瘤因素存在的食管瘘中位生存期仅为2~4月，若不行抗肿瘤治疗，瘘口无法自行愈合，预后不良。良性获得性TEF则预后好，行鼻饲营养、胃肠造瘘、支架治疗及手术修补均可使瘘口愈合并长期生存。

（六）TEF患者麻醉前存在的问题

TEF患者一般都存在严重营养不良、贫血和低蛋白血症，伤口尤其是吻合口的愈合能力很差。营养不良带来的肌肉萎缩降低呼吸储备以及呼吸、咳嗽和清除分泌物的能力。术前肠外营养可以改善营养状况，但几乎没有证据表明它能降低手术发病率和病死率，因为瘘口基本都有术前的误吸，食物、消化道分泌物甚至消化液一旦被误吸，多数有不同程度的肺部感染。

麻醉前麻醉医师应仔细阅读病历，尤其关键的辅助检查（如内镜和CT）资料，了解瘘口位置、大小和形状，预判对气管插管、控制气道的影响。如果情况紧急，气管镜检查可在进手术室后、麻醉诱导前完成。可以做胃部超声，结合禁食/水时间以及最后一次经胃管注入营养液的时间，在了解胃内容物的容量后再做出决策；如果可疑饱胃，千万不可轻易诱导。

需要特别强调的是：多数瘘口都能在术前检查有所发现，但少数瘘口形状不规则，或者瘘口走行曲折，可能气管镜和CT都不能发现，只在患者咳嗽、吞咽或进食、饮水出现呛咳时才能被发现，因为检查时没有压力的变化，窦道自然闭合，在上述活动下出现压力变化时窦道才会开放。对这种现象应格外注意，另外，瘘口可能不止一个，或者没全被术前检查发现。

麻醉的主要原则：保护健康的肺部区域，避免受感染侧的胸膜外液体污染；利用机械通气技术以避免感染侧张力性气胸；在低阻漏气情况下保证充分的肺泡气体交换。总之，在保证肺部充分换气的同时，胃内不能充气、不能压力过高。

（七）麻醉诱导与维持

麻醉方式主要取决于瘘口大小和位置，还需考虑患者肺部感染的情况，后者可能决定患者诱导后的无通气时间。

（1）气管镜发现瘘口小于5mm，患者整体状况良好，气管镜和水封瓶共同评估漏气程度。胸腔负压吸引或水封用来防止张力性气胸。若给氧过程发现回路漏气不明显，可以直接采用静脉诱导。颈部TEF，经单腔导管轻柔越过瘘口远端，常规行双肺通气，使用正常方法或小潮气量正压通气；胸段TEF，置入双腔支气管隔离感染侧肺。

（2）术前气管镜发现瘘口大于5mm，水封瓶持续大量漏气，给氧过程发现回路气流阻力迅速降低（潮气量丢失大），麻醉诱导必须考虑到面罩正压通气时气体从气管通过瘘口大量泄漏的情况，推荐以下方式：① 保留自主呼吸。使用面罩，清醒气道表面麻醉和（或）镇静，充分预给氧；② 静脉诱导。全凭静脉麻醉联合肌松药快速序贯诱导；③ 插管方式。根据瘘口在颈部和胸部的位置，选择单腔管或双腔支气管导管。胸段TEF，用大小合适的双腔支气管导管快速建立肺隔离（直接建立肺部隔离，并在氧饱和度降低前在呼吸暂停期间完成支气管镜检查，插管时用气管镜在前端指导方向和深度，防止插管进入TEF瘘口）；④ 通常采用上半身抬高30°，左右方向可以根据瘘口的位置和操作医生的身高调整，具体情况具体对待；⑤ 术前严格禁食、水。这类患者通常没有正常的经口进食水，主要是经胃管内注入水和食物，通常营养状态较差，可能相对正常患者胃排空时间更长，因此禁食水的时间一定要足够，胃管的存在也可能会增加麻醉诱导过程中反流误吸的发生概率。

采用保留自主呼吸和保护性反射的清醒插管可能是一个较安全的诱导方式。总之，一个原则——在能确认控制气道、解除瘘口的漏气和漏液引起误吸以前，先倾向保留自主呼吸。

也可以使用吸入麻醉，在手术过程中保持自主通气，在麻醉结束时拔管。但涉及气道的手术，吸入麻醉药可能经术野挥发进入环境，带来医护人员吸入的风险，故较少采用。诱导后，可以进行经口插管，并可以定位气管插管袖带以封闭瘘管。

对于一期的气管支架或者手术修补瘘口，支架放置和瘘口修补后，应反复确认瘘口已经彻底封闭、不会继续漏气和漏液，才能按照普通全身麻醉的患者进行苏醒。如果仅是单纯的胃造瘘术，瘘口没有封闭，术后拔管后气管食管瘘仍然存在，应等待患者彻底清醒、肌力恢复良好后再考虑拔管。

如果一期手术闭合瘘口，瘘口多位于颈部，可采用气管切开台上插管，当气道被环切后，可以通过无菌袖套气管导管和无菌连接管穿过手术区域进行横切和插管，并将无菌连接管递给麻醉医师以控制通气。当TEF位于隆突远端，机械通气可能更加复杂。可以采用双腔支气管导管阻隔两肺，完成单肺通气。高频喷射通气也是一个选择，方法是通过气管放置小导管或通过切断的远端气道进入双侧主支气管进行喷射通气。

支架置入的麻醉：应用内镜微创技术在食管或气管瘘口处置入各种覆膜支架，既可以通过物理方法封闭瘘口，又能解除狭窄保持食管、气管管腔通畅。气管支架置入多为硬质支气管镜，对体位要求较高，需要头极度后仰，将牙齿-口腔-声门位于同一直线才能置入，需要使用肌松药。使用硬质支气管镜时，需在咽喉部填塞长条纱布以防止咽喉部的漏气。有条件的单位可使用高频通气机与硬质支气管镜端口相通，可以保障充分的氧合。

二、气管胸膜瘘

（一）分类与症状

肺切除术后的支气管胸膜瘘（BPF）发生距肺切除术的时间间隔可以从几天到数年。根据BPF发生时间分为早发性及迟发性两类：早发性BPF和迟发性BPF。

（1）早发性BPF。指术后1个月内发生，多发生于术后3～13天，患者出现体位性刺激性咳嗽，并咳出大量泡沫样痰或脓痰，同时出现胸腔引流管内大量气泡引出，伴发热、呼吸困难等症状，应警惕BPF的发生，胸片提示患侧液气胸，胸腔引流管内注射亚甲蓝1～2 ml，如有蓝紫色痰液咳出，即可确诊。

（2）迟发性BPF。指术后1个月后发生，较少见，可出现呼吸困难、持续高热、刺激性干咳、咯血、脓痰、胸液样痰、气胸、脓胸及发热等感染中毒症状等，以及由于脓性分泌物大量灌入对侧肺导致吸入性肺炎、呼吸衰竭，但临床表现也可以不明显，仅出现乏力、发热等症状。

需通过胸片、胸部CT、纤维支气管镜、支气管造影等检查以明确。近年来有报道：让患者吸入高浓度氧气及一氧化二氮，然后测量胸腔内氧气及一氧化二氮的含量，用于诊断支气管胸膜瘘。另外有报道：可采取核素气雾剂扫描诊断支气管胸膜瘘，特别是对于其他方法难以诊断的小瘘口。

（二）发生率与病死率

气管胸膜瘘是肺手术后比较可怕的并发症，发生率低但病死率高。文献报道，全肺切除术后，支气管胸膜瘘的发生率为3%～28%，肺叶切除术后，支气管胸膜瘘的发生率约为0.5%。病死率可达16%～72%。

肺癌术后发生支气管胸膜瘘的危险因素：

（1）已证实有关的：右全肺切除术，术前新辅助放化疗，FEV_1降低，支气管残端过长，术后机械通气，结核性毁损肺。

（2）存在争议的：术中失血较多需要输血，延长引流时间，术中包埋支气管残端，低蛋白血症，糖尿病，贫血。

（3）证实无关的：扩大全肺切除术，麻醉时间，体重指数，吸烟史，年龄，性别。

（三）治疗

肺切除术后支气管胸膜瘘的治疗，主要分为手术治疗与非手术治疗，但效果都不理想，病死率为16%~72%。支气管胸膜瘘的治疗方案在目前仍有比较大的争论，仍没有一个明确的共识，但其总的治疗原则为：行胸腔闭式引流、营养支持治疗、抗感染、消灭脓腔，闭合瘘口等。

如患者一般情况良好，一般建议再次开胸，缝合支气管残端。如不及时处理，患者出现胸腔感染或胸腔积液引流不畅时就会影响瘘口周围肉芽形成，瘘口不能愈合，疾病迁延发展。

中晚期BPF的主要原因为肺切除残端感染、瘘口愈合不良。目前对于中晚期BPF的治疗方法包括保守治疗、手术治疗及支气管镜下微创治疗。危重患者及小瘘口BPF首选内镜治疗，封堵胶、黏膜下注射、化学处理、激光烧灼等治疗方式仅适用于直径在5 mm以下的较小瘘口；对于瘘口较大的BPF，目前认为可行包括支架与封堵器治疗，有较高的成功率。内镜治疗无效者，可采用Ⅰ期胸腔开窗引流、胸廓成形术，Ⅱ期再给予肌皮瓣转移填塞残腔等。

（四）麻醉注意事项

麻醉方案要依据手术时机、临床症状、支气管胸膜瘘的大小和外科方案而有所不同。不同情况需对应处理，包括手术过程中的相关问题。

首先，明确麻醉管理的目标：保护健康的肺部区域避免受感染侧的胸膜外液体污染；利用机械通气技术以避免感染侧张力性气胸；在低阻漏气情况下保证充分的肺泡气体交换。

1. 支气管镜

BPF的支气管镜评估是不可或缺的，如果麻醉评估发现没有此项检查，务必在麻醉前完成此项检查，如果某些原因导致不能完成，也应在麻醉诱导前维持自主呼吸与反射情况下再次检查。气管镜用来清理气道分泌物，评估剩余肺的污染程度，直接观察瘘口大小和残端封闭剩余的稳定性，起到决定性作用。根据情况，支气管镜检查可以在清醒或麻醉状况下进行。

气管镜检查通常是外科处理的第一步，经气管镜应用凝胶阻塞或硬化剂治疗可能有效。术后是否放置胸腔引流管也由支气管胸膜瘘的大小决定。

如果通过胸引管引流系统的水封瓶间歇性地冒气泡，且只在深呼吸和咳嗽时发生，那么可能是瘘管很小。平静呼吸下不断发生持续性的泄漏（大的泄漏）意味着更大的支气管胸膜瘘。小支气管胸膜瘘可能很难发现，有一个技巧，类似肺切除术后在残端和创面加水同时膨肺，用液体浸没可能的瘘口位置，观察气泡的大小与数量。

2. 麻醉策略

麻醉方式主要取决于瘘口大小。

（1）气管镜发现瘘口小于5 mm，患者整体状况良好，气管镜和水封瓶共同评估漏气程度，胸腔负压吸引或水封用来防止张力性气胸，若给氧过程发现回路气流阻力高（潮气量丢失小），可以直接采用普通的静脉诱导，经单腔导管常规行双肺通气，使用正常方法或小潮气量正压通气。

（2）术前气管镜发现瘘口大于5 mm，水封瓶持续大量漏气，若给氧给氧过程发现回路气流阻力迅速降低（潮气量丢失大），麻醉诱导应注意：① 保留自主呼吸。使用面罩，清醒气道表面麻醉和（或）镇静；② 静脉诱导。尽可能全凭静脉麻醉，单腔气管内插管后气管镜检查；③ 用合适的双腔气管导管（直接建立肺部隔离，并在氧饱和度降低前在呼吸暂停期间完成支气管镜检查），插管时用气管镜在前端指导方向和深度，防止插管进入BPF瘘口。

尤其右侧肺的BPF，通常采用左侧双腔管插管，很容易错误地插到右侧，应格外小心。即使是左侧BPF，根据多数医生的经验，右侧双腔管不易误插到左侧，也不可因此麻痹大意，因为一旦插管进入错误方向，甚至可能插入BPF瘘口，后果会更严重，造成比术前更加难以处理的境地。如果没有条件使用气管镜引导插管或者采用可视双腔管，则应该考虑不进行麻醉诱导和手术，维持患者的清醒和自主呼吸的现状反而是更加安全。

麻醉维持可以采用全凭静脉麻醉或吸入麻醉，怀疑气胸者不能使用笑气。

3. 肺隔离

建立肺隔离最经常使用的办法是用双腔气管插管。如果瘘管没被隔离，就不能进行正压通气，而且在存在大的支气管胸膜瘘的情况下，可能有大量气体进入胸腔，进而危及生命。为了确保快速准确地放置双腔管并且防止损伤支气管残端，应该在纤维支气管镜引导下直视放置，近年来可视双腔管的出现，也能发挥类似作用，但可视双腔管的视频探头很小，仅2 mm左右，在BPF患者的大量气道分泌物下，视野很容易被模糊，在插管中发挥不了作用。完善的肺隔离能保护残余肺免受污染，并且进行有效的正压通气。双腔气管导管可以在清醒患者镇静、局麻下或保留自主呼吸的麻醉下放置。远处气管和隆突的局部麻醉可通过支气管镜的工作端口采用"边走边喷"的方式实施。如果支气管胸膜瘘位于隆突足够远处，使用支气管封堵器进行隔离可能更加合适。

由于肺部有吸入和急性肺损伤的风险，推荐应用单侧（对侧）肺保护通气。非全肺切除中单肺氧合不足的患者可能需要替代治疗。总体目标为术后拔除气管导管，防止残端正压通气。

4. 术后处理

BPF患者通常术前状态较差，争取在手术结束时恢复自主通气，良好的镇痛至关重要。为了恢复自主呼吸，减少阿片类药物应用，多模式复合镇痛能取得更好的效果，椎旁神经阻滞或硬膜外给予局部麻醉药对患者有很好的镇痛效果，且对血流动力学影响小。充分清除气道分泌物，尽早拔出气管插管，尽可能避免正压机械通气，对患者预后大有裨益。

三、其他少见瘘

其他少见瘘包括气管纵隔瘘、食管纵隔瘘、气管血管瘘和食管主动脉瘘。

（1）气管纵隔瘘和食管纵隔瘘：相对气管食管瘘和气管胸膜瘘，二者比较少见，早期危害程度与紧急程度也稍差，症状与体征也与上述两种瘘（气管食管瘘和气管胸膜瘘）类似，主要包括瘘口本身发生的症状（胸痛、呛咳、饮水或进食后呛咳、呼吸困难），瘘口继发的症状（低热、高热、出血、肺部感染）。主要的辅助检查是：内镜检查和高分辨率CT。麻醉管理的目标仍然和前述类似：保护健康的肺部区域，避免受感染侧的胸膜外液体污染；利用机械通气技术以避免感染侧张力性气胸；在低阻漏气情况下保证充分的肺泡气体交换。

（2）气管血管瘘：最常见的是气管-无名动脉瘘，是气管切开术后的致命并发症，发生率小于1%，出血的高峰时间是术后1～2周，术后21天内出血者占绝大多数。发生的主要原因是气管套管压迫和摩擦导致气管壁缺血和腐蚀坏死，常见受压部位为气管套管弯曲面、气囊和套管末端。早期预防、早期发现往往比积极治疗更重要。

（3）食管主动脉瘘：食管瘘最严重的一种类型。尸检证实，食管癌侵犯主动脉达18%，另外，术后吻合口炎症、同步放化疗和（或）支架置入等都易诱发食管主动脉瘘。典型的临床表现为Chiari三联征：胸痛，前兆性动脉出血，间歇期后致命性大出血，预后极其凶险，中位生存期为1～3天。

小 结

对于气管瘘相关治疗的麻醉，术前评估是最重要的一步，应充分了解病变的位置、大小、和周围组织结构的毗邻关系，以及上述因素可能带来的影响，在做好麻醉准备的同时，对术中可能出现的变化做出设备、技能和心理准备。

在气管瘘患者的麻醉处理中，最核心的一条观念：麻醉医师在没有把握控制患者气管的情况下，不要贸然给药，以免让患者的自主呼吸和保护性反射消失，带来灾难性的后果。防止灾难的发生，远比发生灾难后的处理要容易。

在气管瘘患者的麻醉准备中，术前评估最重要的就是对瘘口的了解和判断，气管镜和食管镜检查凸显出至关重要的作用，其他检查如CT具有成像不够直接的缺点，可能受体位、呼吸或像素分辨率的影响，造成误判。总之，如果没有充分的术前评估，可能不去对患者进行麻醉和手术，维持患者自主呼吸的现状，进行充分引流、抗感染，反而更安全。

（鲁云纲　上海交通大学医学院附属胸科医院麻醉科）

参考文献

［1］　北京健康促进会呼吸及肿瘤介入诊疗联盟专家委员会.继发性气道-消化道瘘介入诊治专家共识［J］.中华肺部疾病杂志,2018,11(2):131-138.

［2］　陈正贤.介入性肺病学［M］.北京:人民卫生出版社,2004,163.

［3］　顾恺时.顾恺时胸心外科手术学［M］.上海:上海科学技术出版社,2003,730.

［4］　王其彰.食管外科［M］.北京:人民卫生出版社出版,2005,788.

［5］　张效公.食管贲门外科学［M］.北京:中国协和医科大学出版社,2005,412.

［6］　KENNRTH FRANCO, JOE PUTNAM Jr. 现代胸外科治疗学［M］.陈克能,许绍发,译.北京:人民卫生出版社,2005:586.

［7］　ANDROPOULOS DB, ROWE RW, BETTS JM. Anesthetic and surgical airway management during tracheo-oesophageal fistula repair［J］. Paediatr Anaesth, 1998, 8: 313-319.

［8］　ATHANASSIADI K, GERAZOUNIS M. Repair of postintubation tracheoesophageal fistula in polytrauma patients［J］. Injury, 2005, 36(8): 897-899.

［9］ BALAZS A, KUPCSULIK PK, GALAMBOS Z, et al. Esophagorespiratory fistulas of tumorous origin.Non-operative management of 264 cases in a 20-year period［J］. Eur J Cardiothorac Surg, 2008, 34: 1103-1107.

［10］ BERKLEE ROBINS, ASISH K. DAS. Anesthetic Management of Acquired Tracheoesophageal Fistula［J］. A Brief Report Anesth Analg, 2001, 93: 903-905.

［11］ BIRMAN C, BECKENHAM E.1998.Acquired tracheoesophageal fistula in the pediatric population［J］. Int J Pediatr Otorhinolaryngo, l44: 109-113.

［12］ BLANK RS, HUFFMYER JL, JAEGER JM. Anesthesia for esophageal surgery［M］// Slinger P, ed. Principles and Practice of Anesthesia for Thoracic Surgery. New York: Springer, 2011, 415-443.

［13］ BRIGANTI V, MANGIA G, IALONGO P, et al. Usefulness of large pleural flap for the treatment of children with recurrent tracheoesophageal fistula［J］. Pediatr Surg Int, 2009, 25(7): 587-589.

［14］ BURT M, DIEHL W, MARTINI N, et al. Malignant esophagorespiratory fistula:management options and survival［J］. Ann Thorac Surg, 1991, 5(6):1222-1229.

［15］ COURAUD L, BALLESTER MJ, DELAISEMENT C. Acquired tracheoesophageal fistula and its management［J］. Semin Thorac Cardiovasc Surg, 1996, 8: 392-399.

［16］ SHAMJI FM, DESLAURIERSJ, NELEMSB. Recognition and management of life-threatening tracheovascular fistulae and how to prevent them［J］. Thorac Surg Clin, 2018, 28(3): 403-413.

［17］ HAMMER GB, FITZMAURICE BG, BRODSKY JB. Methods for single-lung ventilation in pediatric patients［J］. Anesth Analg, 1999, 89: 1426-1429.

［18］ HORISHITA T, OGATA J, MINAMI K. Unique anesthetic management of a patient with a large tracheoesophageal fistula using fiberoptic bronchoscopy［J］. Anesth Analg, 2003, 97:1856.

［19］ ICHINOSE M, SAKAI H, MIYAZAKI I, et al.Independent lung ventilation combined with HFOV for a patient suffering from tracheo-gastric roll fistula［J］. J Anesth, 2008, 22: 282-285.

［20］ MACCHIARINI P, DELAMARE N, BEUZEBOC P, et al. Tracheoesophageal fistula caused by mycobacterial tuberculosis adenopathy［J］. Ann Thorac Surg, 1993, 55: 1561-1563.

［21］ MACCHIARINI P, V ERHOYE JP, CHAPELIER A, et al.Evaluation and outcome of different surgical techniques for postintubation tracheoesophageal fistulas［J］. J Thorac Cardiovasc Surg, 2000, 119: 268–276.

［22］ MACFIE J. Towards cheaper intravenous nutrition［J］. BMJ, 1986, 292: 107-110.

［23］ MARTINI N, GOODNER JT, D'ANGIO GJ, et al. Tracheoesophageal fistula due to cancer［J］. J Thorac Cardiovasc Surg, 1970, 59: 319-324.

［24］ MORRAY JP, KRANE EJ, GEIDUSCHEK JM, et al. Anestheia for thoracic surgery.［M］// Gregory, GA,ed. Pediatric anesthesia. 3rd ed. New York: Churchill Livingstone, 1994, 38-442.

［25］ OLIARO A, RENA O, PAPALIA E, et al. Surgical management of acquired non-malignant tracheo-esophageal fistulas［J］. J Cardiovasc Surg(Torino), 2001, 42(2): 257-260.

［26］ PISANU A, RECCIA I, NIEDDU R, et al. Sternohyoid muscle flap interposition in the treatment of an acquired tracheoesophageal fistula［J］. Head Neck, 2009, 31(7): 962-967.

［27］ REED MF, MATHISEN DJ. Tracheoesophageal fistula［J］. Chest Surg Clin N Am, 2003, 13(2): 271-289.

［28］ SZOLD A, UDASSIN R, SEROR D, et al. Acquired tracheoesophageal fistula in infancy and childhood［J］. J Pediatr Surg, 1991, 26: 672-675.

3

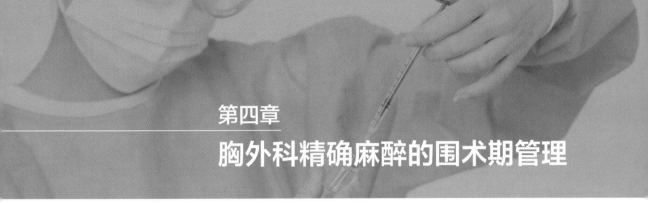

第四章
胸外科精确麻醉的围术期管理

第一节　胸外科术后加速康复策略

加速康复外科（enhanced recovery after surgery ERAS）的概念是由 Kehlet 在20世纪90年代末提出的，最早应用于结直肠外科手术的患者，取得了良好的效果。ERAS 实际上是在围术期采用多学科联合的综合治疗方案，旨在减少手术患者围术期应激反应，减少围术期并发症，节约医疗成本，达到快速康复的目的。对于传统的临床治疗来说，ERAS 是一种挑战，它强调在整个围术期都应根据最佳循证证据进行诊疗计划和操作。因此，ERAS 的概念里已经涵盖了精确麻醉的理念。早期 ERAS 的目的在于缩短住院时间，减少围术期并发症，降低医疗成本。近年来，人们越来越重视改善手术患者的医疗质量和促进患者预后，提高患者满意度。ERAS 可通过优化围术期一系列关键环节的管理，减少手术患者围术期生理紊乱，促进患者早期生理功能恢复，改善术后疼痛，促进患者早期康复出院。

从时间节点上，ERAS 路径强调手术患者从入院开始直至出院，整个围术期均需贯彻快速康复的理念；从涉及广度上，ERAS 路径建议多学科合作、基于循证医学、综合多种方案的改善，最终实现患者的加速康复。单一治疗方案的改善并不一定能促进患者的快速康复，但是与其他因素结合起来，可能会达到相加或协同的效果。最新研究表明，围术期整个团队对 ERAS 流程总体依从性的提高可改善患者预后。在众多因素中，一些因素可能较其他因素相比更为重要，例如采用微创手术和术后早期活动对促进患者恢复更为有益。

胸外科最早描述了一种快通道多模式方案，该方案经证实可减少术后并发症和或术后住院时间。近年来，研究人员在胸外科领域发表了一系列具有针对性胸外科特点的 ERAS 相关研究，其中绝大多数研究 ERAS 显示可减少阿片类药物用量，减少液体超负荷，降低住院成本，减少肺部和心脏并发症。然而，由于其中大多数研究证据质量较低，非随机对照研究，研究方法存在一定缺陷，以及研究结果存在一定异质性，因此对这些研究结果的解读应持谨慎态度，未来需要在胸外科领域进一步进行更多高质量的临床研究，从而建立起可推广的临床证据指南。

标准化的围术期管理有助于确保所有患者均能接受最佳治疗。接下来，本节将综述近年来胸外科领域ERAS方面各个关键环节的主要证据，逐一对各证据的质量和等级进行描述。

一、胸外科ERAS概述

欧洲加速康复外科（ERAS）协会和美国加速康复协会（American Society of Enhanced Recovery, ASER）对多种外科专科的ERAS路径核心组成部分进行了阐述（**表4-1-1**）。核心部分内容包括患者术前教育，术前2h内可以进饮碳水化合物饮料，围术期多模式镇痛，尽可能施行微创手术，避免水钠潴留，术后尽量早期活动、早期进食，以及限制使用并早期拔除各种导管和引流管。此外，还强烈建议避免胃肠道准备。欧洲加速康复外科协会已针对多种外科手术发布了具体指南，包括减肥手术、结直肠手术、妇科手术、胰腺手术、泌尿外科手术、肝脏手术和头颈手术。

表4-1-1　围术期ERAS路径核心组成部分

术前	术中	术后
患者术前教育	确定目标血压	非阿片类药物多模式镇痛
碳水化合物摄入量	预防性使用抗生素	尽早活动
	（根据SCIP准则）	
多模式镇痛	标准化麻醉方法	尽早拔除鼻胃管
静脉血栓预防	非阿片类药物多模式镇痛	尽早拔除导尿管
避免胃肠道准备	避免水钠潴留	尽早停用静脉补液
		早期肠内营养

胸外科手术的ERAS路径仍处于发展阶段，目前因为临床证据有限，在临床医疗实践中还存在不确定性。但最新的文献已经证明在肺叶切除术、胸腔镜手术（video-assisted thoracoscopic surgery, VATS）和食管癌手术中ERAS理念的应用。胸外科ERAS临床路径的术前部分侧重于降低和优化风险，其中包括戒烟、加强营养和改善肺功能。ERAS临床路径的术中组成部分包括非阿片类药物多模式镇痛和预防术后肺部并发症的干预措施。手术后部分包括预防常见的并发症，如低氧血症、谵妄和疼痛。

二、胸外科手术的ERAS理念：术前准备

胸外科手术ERAS术前准备又称预康复化，是指优化患者术前的身体状况和功能状态，以促进患者对手术应激的耐受，使围术期过程更加顺利；同时调整患者术前的心理应激，使患者了解围术期手术、麻醉等内容，以提高患者的依从性。一项观察性研究结果显示，82名从诱导

化疗期间进行预康复训练的患者，术后一秒用力呼气量和用力肺活量总体上有改善，高危患者（吸烟者和基础肺功能差的患者）改善最为明显。

（一）术前戒烟

既往研究已证实，吸烟可增加围术期并发症。吸烟可使术后肺部并发症增加高达6倍。其中，喉痉挛和支气管痉挛的风险明显增加。体内一氧化碳水平增高可限制血红蛋白结合和输送氧的能力，使手术患者增加组织缺氧的风险。吸烟还可增加气道黏液的分泌，损坏纤毛功能，导致痰液排出不畅。吸烟还可影响免疫功能，增加术后肺炎的风险。长期影响方面，吸烟还可导致气道阻塞，表现为第一秒用力肺活量（FEV_1）的下降。尼古丁还可直接引起冠状动脉收缩，增加心率×收缩压的乘积（反映心肌耗氧的指标）。吸烟患者，即使无冠状动脉疾病史，术中发生ST段压低的事件也较非吸烟者明显增多。吸烟还会影响伤口愈合，引发手术部位的感染。尼古丁还可导致机体处于高凝状态，使围术期静脉血栓栓塞事件增加。

考虑到吸烟潜在的围术期心血管和呼吸系统风险，因此术前戒烟很有必要。戒烟的长期益处毋庸置疑，但术前戒烟时间究竟达多久可减少术后并发症，目前尚不清楚。早期研究显示，在肺切除手术，术前未戒烟患者发生术后肺部并发症的风险是从不吸烟者或术前戒烟超过4周患者的2倍。吸烟毫无疑问会增加肺切除手术患者的住院病死率和肺部并发症的风险，然而，术前短期戒烟的改善作用可能并不明显。有研究表明，术前短期戒烟（＜4周）反而会增加术后肺部并发症的风险，然而越来越多新的证据不支持这个矛盾的观点。随机对照试验的数据显示，术前戒烟可明显减少术后肺部并发症和切口愈合不良的风险。而大量研究显示，术前戒烟可改善吸烟患者术后1年的临床转归。因此，目前的专家共识仍然提倡术前戒烟。围术期并发症的减少对患者长期戒烟也可起到促进作用。术前应尽早开始戒烟，从而改善临床结局。

除了考虑吸烟可能带来的危害外，还必须考虑患者手术的紧迫性。胸外科手术患者常常分为两大类：良性病变或进展缓慢的磨玻璃结节患者和肿瘤患者。对于前者来说，可暂缓手术进行较长时间如4周以上的戒烟；然而对于肿瘤患者来说，胸外科手术则属于限期手术，因戒烟原因推迟手术可能会导致肿瘤进展，甚至影响肺癌患者长期生存。因此对于这些患者，术前应进行综合考量。

基于已有的证据，目前临床共识推荐术前戒烟4周较为合理。接受肺癌手术的患者，持续吸烟与较低的术后生活质量和疲劳有关，也会影响患者长期生存。术前实施戒烟时，除做好宣教外，其他一些措施如行为支持、药物治疗、尼古丁替代治疗等均有助于帮助患者短期或长期戒烟成功，但是这些方法是否能减少术后并发症目前证据尚不充分。一项试验中，120例择期行骨科手术的吸烟患者随机分为两组：干预组给予戒烟咨询和尼古丁替代治疗6～8周。与对照组相比，干预组中89%的患者成功戒烟或吸烟量下降了50%，而对照组仅有8%的患者戒烟。干预组术后总的并发症发生率显著下降（18% *vs.* 52%，$P = 0.0003$），伤口相关并发症也明显降低（5% *vs.* 31%，$P = 0.001$）。一项多中心研究将拟行择期手术的吸烟患者随机分组，与安慰剂组相比，干预组术前1周接受12周疗程的伐伦克林治疗。所有患者都接受了戒烟咨询指导。12个月后，伐伦克林组36.4%的患者成功戒烟，安慰剂组为25.2%（$P = 0.04$）。两组间术后并发的发生率无显著性差异。

理想状态下，患者术前应戒烟至少4周。戒烟时间还需考虑外科疾病的紧迫性，特殊情况下，戒烟联合其他胸部物理治疗、肺功能锻炼等有助于减少患者术后肺部并发症。

（二）术前宣教、咨询

术前宣教和咨询可使患者更好地了解疾病和相关治疗。宣教的内容包括戒烟，早期识别和处理肺功能恶化，了解锻炼对改善肺功能的意义，以及促进患者对治疗的依从性。

随着信息时代的发展，电子设备在术前宣教中也崭露头角。APP和微信已经成为人们日常生活中不可或缺的交流工具。患者入院时通过院内APP和微信科普宣传，可以熟悉了解手术流程、麻醉过程、术后注意事项等，减轻术前心理应激，减少焦虑和恐惧情绪。APP和微信可以进行以下的围术期宣教：① 建立微信公众平台，内容包括胸外科手术相关内容，如手术方式、进入手术室后如何配合手术室护士和麻醉医师的工作、术后回到监护室的情况和初醒后的感受、术后可能出现的并发症和处理方法等。② 患者入院后责任护士指导患者或家属关注微信公众平台，告知患者查看拟行手术的相关信息。术后通过微信公众平台进行院外延续护理。患者可以通过平台提出术后遇到的问题，微信平台小组护士对其进行解答，同时指导患者合理饮食、正确服药、康复运动的方法和术后换药拆线时间，告知患者注意观察术后有无并发症（恶心呕吐、疼痛、突发性呼吸困难、心律失常、伤口愈合不良及代偿性多汗等）及并发症的处理方法。研究表明：采用微信公众平台对行胸外科手术患者进行围术期护理，可以缓解患者焦虑情绪，提高疾病知识的知晓度，促进疾病康复，值得推广应用。

此外，术前风险评估也是术前咨询及管理的重要一环。随着胸外科技术的发展和放射筛查的推广，胸外科手术患者数量越来越多，尤其是术前合并心脑血管疾病、肺部疾病、内分泌疾病、精神系统疾病等病史的患者不在少数；并且，这些患者术前心血管系统用药如何调整也是外科医师和麻醉医师的术前管理要点。冠心病支架植入术后患者和脑血管意外后患者的手术时机、术前抗凝药物、降压药物、精神类药物的停用问题等均需术前讨论，以保障患者在术前达到优化管理。

（三）术前肺功能锻炼

胸外科手术是治疗肺癌、食管癌等疾病的重要手段。由于胸外科手术创伤大，术中极易对肺组织、胸壁及支气管造成不同程度的损伤，且患者术后体质虚弱，极易感到疲劳。此外，部分患者因惧怕咳嗽、呼吸时牵拉伤口而引起疼痛，术后往往不愿进行深呼吸及有效咳嗽等促进呼吸功能恢复的锻炼，不利于术后肺功能的恢复。肺部并发症的发生是影响术后病情转归、导致住院时间延长的重要原因。对胸外科患者实施术前呼吸功能训练，极为重要。

肺功能训练是多学科参与的综合性治疗手段，包括体能训练、营养支持、宣教、心理支持等措施，用以改善患者术前肺功能和增加心肺储备。肺功能训练的重要一环，是通过有氧锻炼和力量锻炼改善肌肉功能和活动耐量。对于其中任何一项运动，都可减少乳酸的产生，减少二氧化碳的产生，从而减少呼吸做功耗氧。这一措施对所有患者都有益处，但对COPD患者益处更大。营养支持与功能锻炼联合可改善肌肉组织功能，促进功能恢复。

既往的研究表明，术前呼吸功能锻炼应用于胸外科手术患者中，通过术前对肺功能进行准确评估，要求患者在术前采用腹式呼吸、呼吸训练器等进行呼吸功能锻炼，指导患者进行深呼吸、有效咳嗽的训练，并予以雾化吸入以做好呼吸道准备，有效促进了患者术后日常活动能力的恢复，提高了出院前 6 min 步行试验的距离，缩短了术后胸管的留置时间及住院天数，使医疗资源得以合理利用。耐力训练（endurance training, ET）是目前推荐的康复锻炼中的重要方法，通过扩张血容量、提高心输出量和增加氧摄取量从而改善患者的携氧能力。ET 锻炼要求维持中等强度的运动，每天持续 60 ~ 120 min，术前持续 6 ~ 12 周。这种较长的锻炼时间在择期肺切除手术患者中实施具有一定局限性。因此一些协会推荐 ET 在肺切除手术术前可持续 4 周。高强度间歇性锻炼（high-intensity interval training, HIT）是在术前 2 ~ 6 周，每周共进行 3 次体能训练，每次重复进行短暂的 4 ~ 6 次的热身—高强度训练。研究证实，HIT 可达到与 ET 相似的效果。

术前呼吸功能的锻炼对于老年、术前呼吸功能存在一定限制和高危手术的患者更为重要，因为这些患者是术后肺部并发症的高危人群。既往的肺功能训练项目在 COPD 的患者中进行了大量的研究，结果显示，肺功能训练可显著改善运动能力、缓解呼吸困难，从而改善生活质量。最近一项荟萃分析纳入了 65 项随机对照研究，涵盖了 3922 名 COPD 患者，结果显示，肺功能锻炼可有效改善运动能力，增加 6 min 步行试验的距离达 44 m。呼吸困难、疲劳、情感问题等也得到显著改善。另一项荟萃研究纳入 162 名肺间质性疾病的患者，结果显示肺功能锻炼可明显改善患者短期临床结局，6 min 步行试验的距离提高了 44 m，最大耗氧量（peak oxygen consumption, VO_{2max}）提高了 1.24 ml/（kg·min）。患者呼吸困难的症状和生活质量均得到了改善。一项荟萃分析纳入了 21 项随机试验的 772 例哮喘患者，显示体能锻炼能大大提高最高心率和最大耗氧量，但对肺功能测试结果影响不大。还有一些研究显示，功能锻炼能改善该类患者的生活质量，减少心理-社会的痛苦不适。

越来越多的研究感兴趣于术前是否开展功能锻炼是否能：① 改善功能储备，使临界患者能够耐受手术；② 改善围术期临床结局。患者是否能接受肺切除手术一般来说取决于三大因素：呼吸力学、肺实质功能、心肺储备功能。当肺功能相对固定时，心肺储备功能可以得到改善。一项小样本初步研究显示，8 例患有可切除肺癌的 COPD 患者，由于肺功能差最初不符合外科手术的指征（术前平均预计 $FEV_1\% = 40\%$）。经过 4 周的肺功能锻炼，所有 8 例患者均顺利接受了肺叶切除手术。另一项研究发现，择期行肺切除手术的 12 名患者，基础 $VO_2 ≤ 15$ ml/（kg·min）；经过 4 周的肺功能锻炼，术前 VO_2 平均增加了 2.8 ml/（kg·min），其中 11 例患者接受了肺切除手术，围术期无 1 例死亡。1 项 40 例患者行肺叶切除手术的随机试验表明，术前接受高强度训练较对照组可有效改善术后 VO_2。尽管术前肺功能锻炼似乎有一定作用，但目前尚无充分证据支持使用肺功能锻炼来改善术后临床结局。

（四）改善合并症

胸外科患者是临床中最复杂的患者之一，部分原因是伴随呼吸系统疾病和较高比例的长期吸烟率。通常，患者在癌症诊断后不久就安排进行肺切除手术，这就没有太多时间来改善合并症。具体地说，COPD是胸部手术患者的常见合并症，也是术后肺部并发症的独立危险因素。对于COPD未经治疗或控制不佳的患者，应考虑使用长效支气管扩张剂或吸入类固醇激素。如上所述，围术期呼吸道理疗可以改善FEV_1和FVC，这样一些可能本来不适合手术的患者可以重新考虑进行手术。其他并存的疾病，如高血压和糖尿病，应该在不延误手术的情况下尽可能积极地治疗。术前评估门诊可以为胸外科患者术前管理提供全面的评估和建议。

（五）纠正贫血

在纠正贫血的过程中，除非绝对必要，通常应尽量避免输血，因为存在输血反应、感染、免疫抑制和癌症复发的风险。除了输血，术前纠正贫血的其他策略包括补充铁剂和使用促红细胞生成素，由于癌症诊断与手术之间间隔时间较短，在施行这些治疗时存在限制；但是严重贫血症状在开胸手术前应尽可能多地检查和纠正。

（六）改善营养

围术期营养不良会造成不良后果，如伤口愈合延迟，肌无力导致呼吸道并发症增加、恢复时间延长。癌症患者容易营养不良，其中食管癌患者由于伴有吞咽困难和胃肠道梗阻症状，其营养不良风险尤其高。最近颁布的指南，如欧洲营养和代谢协会指南，建议患者在术前阶段进行营养不良筛查。目前有多种营养不良风险分层评估工具，包括主观全局评估（subjective global assessment, SGA）和2002年营养风险筛查。高风险患者应接受营养咨询和补充。接受肺切除手术的患者中，多达28%属于高风险类别，即6个月内体重减轻10%～15%，体重指数 < 18.5 kg/m²，SGA C级，或人血白蛋白 < 30 g/L。大多数食管切除术患者应被视为是高风险患者，并且会从术前积极的营养支持中受益。尽管迄今为止尚无专门针对术前纠正营养不良对肺切除或食管切除术患者影响的研究，但仍建议进行此类干预。

（七）术前禁饮、禁食

1. 术前减少禁饮、禁食的益处

术前口服补液与ERAS密切相关。事实上，全身麻醉之前的2 h，口服糖盐水或碳水化合物，是ERAS的重要部分，也是患者术后优化临床转归的重要预测指标。术前口服补液，不仅能让患者舒适、减少口干舌燥、饥饿感、头痛和焦虑，提高医患满意度，更重要的是还能在术前刺激胰岛素敏感性以减少术后胰岛素抵抗，对患者术后合成代谢反应、伤口愈合、维持正常免疫力、减少伤口感染、降低术后恶心/呕吐（PONV）、减少镇静嗜睡、早期出院有利，可以减少围术期其他并发症及病死率，因此大大地降低了医疗费用。一方面，麻醉医师、外科医生及护士应严格遵守根据美国麻醉医师学会（ASA）的最新禁食指南，以减少择期手术的胃反流、误吸及吸入性肺炎并发症；另一方面，也应采用加速康复外科（ERAS）和循证医学证据证明有效的围术期综合措施，包括重要的缩短禁饮时间和术前口服补液，通过降低手术创伤的应激反应、

减少并发症，从而提高手术安全性和患者满意度，以达到加速外科康复的目的。

2. 术前禁饮、禁食的最新指南

根据美国麻醉医师学会（ASA）2017年指南、2017年加速康复外科与围术期医学协会的大会专家共识和日本及欧美国家临床科学研究的结果与实践，我们推荐几种常用于正常成人、择期手术术前的饮料和临床使用方法如下：糖盐水，为低浓度碳水化合物（含葡萄糖1.35%～3.3%），500 ml，术前2 h口服；或碳水化合物（50 g碳水化合物加入400～800 ml水中），术前2 h口服。

对于术前饮水的常见选择，很多临床医师还存在概念和饮水量的混淆，甚至出现因患者术前把牛奶、豆浆或奶油、乳酪、咖啡误以为清饮料而延迟或者取消手术的情况。因此，很有必要统一清饮料的概念和用法。

常见的清饮料：主要有水、黑咖啡、碳水化合物饮料和糖盐水等。

水和黑咖啡主要可缓解患者的口干舌燥、饥饿感、焦虑程度和头痛。脱水会导致大脑组织收缩，这可能是头痛的原因之一。术前口服碳水化合物400～800 ml，胃排空反而更快，且无误吸危险。术前口服碳水化合物后，90 min胃完全排空，更重要的是术前口服碳水化合物可减少术后患者胰岛素抵抗，其胰岛素抵抗程度下降50%。与传统的午夜后禁食、禁水的患者相比，进食清饮料的择期手术患者住院时间减少20%。上述优点在大手术后的临床效果更为明显。

糖盐水，最先使用于婴幼儿腹泻的补液治疗，为低浓度碳水化合物（含葡萄糖1.35%～3.3%）。大量研究表明，糖盐水更有利于肠吸收，在日本及欧美的研究及临床应用中更为常见。最常用的糖盐水为口服补液盐溶液（glucose supplemental oral rehydration solution, ORS）。ORS的渗透压与正常血清渗透压相近。另一种常见的日本口服营养补充液（oral nutritional supplement, ONS），是在ORS的基础上加上精氨酸（2%）和微量锌，与ORS正常胃排空时间相比，精氨酸糖盐水（ONS）的胃排空时间延长，会增加误吸及吸入性肺炎的风险，因此，ONS仅限用于术前营养不良的患者。更有意思的是，瑞典和日本的科学家还发现：甚至在2型糖尿病和肥胖患者中，术前2 h口服，ORS对正常胃排空时间也无明显影响。

三、胸外科手术的ERAS理念：术中管理

微创手术的迅速推广使得胸外科手术实施ERAS成为可能。目前绝大多数胸外科手术均可在胸腔镜或胸腹腔镜联合下完成治疗，包括肺癌手术、食管癌手术、纵隔病变的手术，甚至气管隆嵴切除重建手术等，均可在微创手术下进行。与既往开胸手术相比，腔镜下胸外科手术的创伤性大大降低，正朝着越来越微创化的方向迅猛发展。精准定向外科治疗的发展，也促使术中麻醉管理也朝着精准化发展。2018年胸外科促进康复协会基于既往临床研究进展的证据等级，制订了以下一系列指南（表4-1-2）。

表 4-1-2   胸外科促进康复协会制订的指南中关于胸外科手术后促进快速康复的关键因素

措　　施	证据级别	推荐级别
口服清饮料至术前2h	高	强
避免麻醉前镇静药物的使用	中等	强
物理和药物预防静脉血栓栓塞	中等	强
高危患者药物预防静脉血栓栓塞治疗时间应延长	低	弱
围术期使用抗生素	高	强
积极保温	高	强
持续监测核心体温	高	强
单肺通气期间使用肺保护策略	中等	强
全身麻醉联合局部麻醉	低	强
使用短效麻醉药物	低	强
非药物手段预防术后恶心、呕吐	高	强
多种药物联合防治术后恶心、呕吐	中等	强
多模式镇痛：联合对乙酰氨基酚和非甾体抗炎药	高	强
多模式镇痛：使用氯胺酮	中等	强
多模式镇痛：使用地塞米松	低	强
保持正常的血容量	中等	强
平衡晶体液的使用	高	强
尽快恢复肠内营养	中等	强

（一）麻醉术前用药

胸外科手术患者往往年龄较大，且常合并多种术前夹杂症，尤其是肺部疾病，因此术前并不推荐常规使用抗焦虑药物如苯二氮䓬。ERAS路径也建议避免术前使用苯二氮䓬类药物或其他一些镇静药物，尤其是半衰期较长的䓬类药物，后者可能会导致气道梗阻，延长拔管时间，导致术后认知功能障碍和过度镇静。既往一些随机对照研究显示，术前使用苯二氮䓬类药物并不能改善患者体验、减少患者的术前焦虑。然而，有一些临床情况仍需使用镇静药物，譬如神经阻滞操作时，或者在术前慢性应用苯二氮䓬类药物或酒精依赖的患者。实际上，一些非药物手段，诸如术前咨询和心理放松治疗也可有效地替代术前镇静药物。

（二）多模式镇痛

肺切除手术（尤其是开放胸部手术）与术后急性疼痛和慢性疼痛高发有关。胸外科手术的术后疼痛主要来源于两大机制：肋间神经损伤导致神经病理性途径激活，以及手术创伤（例如肋骨撑开、肌肉牵拉）导致的伤害性刺激通路的激活。由于胸外科手术后疼痛发病是由多因素所导致，因此理想的镇痛方案应针对不同的疼痛通路。既往胸外科围术期阿片类药物是最主要的镇痛手段。然而胸外科患者术后对阿片类药物较为敏感，若剂量使用不当，容易导致呼吸抑制；此外，阿片类药物的一些不良反应还可导致患者术后恶心/呕吐、谵妄/精神错乱、肠道功能恢复延迟、便秘、尿潴留。这些并发症均可影响患者快速恢复，减少患者满意度。因此，多模式的阿片类节俭策略是胸外科手术后快速康复的基石。

胸段硬膜外镇痛是开胸手术镇痛的金标准。然而，近年来，椎旁阻滞在胸外科麻醉得到了广泛关注。一项Cochrane系统综述比较了椎旁阻滞和胸段硬膜外阻滞在开胸手术时疼痛控制的有效性，以及术后30天的病死率和住院时间。结果显示，两组效果相似。硬膜外阻滞可能导致低血压和术后恶心呕吐的发生率增高。因此，指南强烈推荐使用椎旁阻滞的使用。其他一些阻滞如前锯肌平面阻滞、肋间神经阻滞、竖脊肌阻滞、胸横肌平面阻滞、腹直肌平面阻滞也多用于胸外科快速康复策略中。

其他非阿片辅助类药物还包括对乙酰氨基酚、非甾体类抗炎药、COX-2抑制剂、S-氯胺酮、加巴喷丁、糖皮质激素如地塞米松等。肺部手术后快速康复指南以及美国疼痛协会指南关于术后疼痛管理强烈推荐使用非阿片类药物联合局部镇痛技术以减少术后阿片类药物的使用。对乙酰氨基酚和非甾体类抗炎药存在潜在的协同效应，因此肺部手术后快速康复指南以及美国疼痛协会指南强烈推荐所有肺切除手术患者应联合使用这两类药物，除外患者存在禁忌证。术前存在慢性疼痛的患者推荐使用氯胺酮。一篇系统综述纳入了14项随机对照研究，胸外科手术患者使用右美托咪定可改善氧合，但由于样本量较小，结论仍需进一步证实；而现有指南并不认同右美托咪定的使用可减少肺部手术围术期阿片类药物的使用。多模式镇痛途径里涵盖了加巴喷丁，然而有关加巴喷丁的证据存在结果不一致的情况。

自2019年开始，上海交通大学医学院附属胸科医院麻醉科就大力推进阿片类节俭麻醉策略在胸腔镜手术ERAS中的应用，制订了阿片类节俭的相关临床路径。胸腔镜手术麻醉诱导前经静脉注射右美托咪定0.5～1μg/kg，麻醉诱导和维持均采用丙泊酚联合瑞芬太尼双靶控输注的模式。术前于超声引导下进行椎旁神经阻滞，阻滞完善后，术中根据SPI调整瑞芬太尼输注速率。手术结束关胸前，外科医师于胸腔镜直视下以0.375%罗哌卡因行$T_4 \sim T_8$肋间神经阻滞，并单次静脉注射COX-2抑制剂，手术全程不使用舒芬太尼。术后给予小剂量阿片类药物镇痛，联合COX-2抑制剂单次静脉注射。由于麻醉和镇痛策略的改变，阿片类节俭麻醉策略组患者术后24 h运动时疼痛VAS评分＜4分，恶心呕吐发生率从临床常规处理组（不使用阿片类节俭麻醉策略）的50%下降到17.4%；患者术后第1天下床活动率为100%，术后当天进食率为71.4%，显著改善了行胸腔镜手术患者的术后恢复。

（三）预防VTE

尽管已知胸外科手术患者存在深静脉血栓形成和肺栓塞的风险，但预防VTE的证据有限，且是从其他外科专业推断而来。2018年，欧洲胸外科医师学会的一篇综述强调：VTE预防主题专门针对胸外科患者的文献很少。该指南分别根据2012年美国胸科医师学会和2010年英国国家健康与护理卓越研究所的指南，讨论了VTE的机械和药物预防措施。这些指南强烈建议围术期使用物理方法（即抗血栓袜和间歇性充气加压装置）预防VTE，直到完全恢复术后活动。该指南还强烈推荐院内同时使用低分子肝素（LMWH）或普通肝素（用于肾功能衰竭患者）。此外，几项研究强调胸外科手术VTE的风险可长达术后1个月。然而，即使考虑这种风险，延长术后VTE的预防措施仍然存在争议，支持这种做法的文献也很有限。因此，对于VTE高危患者延长LMWH的使用，指南弱推荐。上海交通大学医学院附属胸科医院的经验：对于胸外科患者，若长时间手术如食管癌根治术，应常规使用双下肢间歇性充气加压装置；术后，早期下床活动或床上进行单车运动，对预防VTE可能有益。

（四）预防性使用抗生素

肺切除手术术后感染风险中等，指南估计该风险发生率为7%～14%。气道细菌定植的患者，术后感染的发生率可能更高。感染不仅限于手术伤口，还可表现为脓胸或术后肺炎，其发生率在肺切除手术中为2%～4%。其中，围术期预防性使用抗生素仅对减少手术部位感染有效。证据表明，切皮前60 min使用抗生素可降低手术部位感染的风险。抗生素的选择可能受患者和其他因素（如菌群和耐药性）的影响，但一般来说，头孢菌素可以覆盖胸外科手术中的微生物。除非手术时间较长或失血过多，需要使用重复给药以维持血浆和组织水平，否则不需要延长抗生素的使用。指南中描述的抗生素覆盖率得到了文献以及各机构最近发布的ERATS指南的充分支持。此外，在美国，切皮前60 min内给予适当的抗生素是外科护理改进项目（SCIP）的指南核心。与ERAS/ESTS的建议一样，SCIP指南也强调术后不应继续常规使用预防性抗生素。

（五）液体管理

胸外科手术中的液体管理是一个极具争议的话题。过量输液会导致组织水肿，患者容易发生术后肺损伤。因此，以往一直提倡对肺切除手术患者进行液体限制。然而，输液不足导致的血管内容量不足会导致低血压，如不及时治疗可能会导致终末器官缺血。

2018年，ERAS学会联合欧洲胸外科医师学会发布了《肺部手术促进术后康复指南》，即ESTS/ERAS指南。ESTS/ERAS指南强调了麻醉诱导前2 h给患者提供清亮液体（包括碳水化合物饮料）以避免术前脱水。ERAS的一个关键组成部分是尽快恢复术后肠内水合作用和营养，ESTS/ERAS指南也同样强调其重要性。

术中，目标导向液体治疗（GDT）可减少高风险腹部手术的住院时间和发病率，但GDT在胸外科手术中的研究尚缺乏有利的证据。围术期GDT似乎对经历高风险手术的患者有益，因此食管切除术建议应用GDT。以往在食管切除术患者中应用GDT的非随机化研究结论不一致。Taniguchi和同事评估了围术期GDT联合ERAS对食管切除术术后结果的影响，发现接受GDT的患者比接受常规血流动力学管理的患者术后恢复更快，然而术后30天内的并发症发生率和住院时间没有差异。Veelo与其同事比较了在食管切除术实施GDT前后的术后结果，结果发现虽然总体上在并发症发生率和病死率之间两者没有区别，但是GDT组的住院时间更短。一项由Bahlmann与其同事进行的小样本随机试验报告称，GDT并没有减少经胸食管切除术患者术后早期或晚期的并发症发生率。最近发表的一项多中心RCT研究中，发现术中GDT降低了经胸食管切除术术后并发症发生率和病死率，并缩短了住院时间。多因素分析显示，术中GDT是影响术后并发症发生率和病死率的预后独立因素。GDT在胸外科手术中应用的准确性也受很多因素的影响。由于胸腔开放、侧卧位、单肺通气、二氧化碳气胸和低潮气量，大多数GDT的设备在胸外科手术中的实用性存在一定的局限性，如何解读这些数据并将数据合理应用，还需要进一步的研究加以证实。目前没有证据支持肺部手术加速康复路径中使用GDFT。

中等限制性液体方案［2～3 ml/（kg·h）］可能与少尿有关，但似乎不会增加肺切除术后急性肾损伤的发生风险。其他研究建议在胸外科手术后的前24 h内液体平衡低于20 ml/kg。目前，在肺切除手术期间的液体管理方面迈出了关键一步：胸外科手术不建议实施过多的容量超负荷，然而教条化的液体限制管理指南也并不提倡，并建议使用晶体平衡液维持血容量。

（六）肺保护性通气

肺部并发症是胸外科手术患者发病率和病死率增加的主要原因，发生率为15%～32%。正如Slinger所描述的那样，在现代麻醉药和常规使用纤维支气管镜正确定位放置双腔气管导管的时代，麻醉医师较少受到低氧血症的困扰，其关注点已转向预防急性呼吸窘迫综合征和肺部并发症方面。保护性肺通气策略已经成为趋势，特别是单肺通气的情况下。以往的通气策略集中在预防肺不张，单肺通气期间主张潮气量高达10～12 ml/kg，而现代的策略主张使用保护性低潮气量，潮气量控制在4～6 ml/kg。虽然低潮气量通气策略缺乏有力的证据，但目前已被普遍采用。增加呼气末正压（PEEP）可能有助于实现较小潮气量通气在急性肺损伤方面的益处，同时提供采用较大潮气量策略等效的氧合作用。肺复张手法对改善氧合有潜在的积极影响，然而该手法可能与短暂性低血压相关，可将手法持续时间相对缩短，并进行重复手法操作。总体而言，在中等水平的证据下，强烈推荐肺保护性通气策略。类似地，最近一项多中心前瞻性研究报告称：单肺通气时，基于肺开放方法进行个体化肺通气设置和PEEP设定，可降低驱动压力和减少术后肺部并发症。此外，肺切除手术患者的一项双盲RCT研究显示：肺保护性通气和PEEP可降低主要的肺和心脏并发症或术后30天内病死率。总体而言，肺保护性通气策略几乎得到一致推荐并有证据支持。然而，这种策略的解释和临床应用存在显著的异质性，需要进一步的试验来阐明哪些成分能最大限度地降低急性肺损伤的风险。

（七）主动保温/核心温度监测

主动保温是ERATS的重要组成部分。胸外科手术暴露的表面积较大，包括开放手术期间胸膜和气道的裸露，可能会导致热量的大量流失。一项全国多中心流行病学调查研究显示：胸外科手术中低体温的发生率超过50%。低体温与多种并发症相关，包括手术部位感染、凝血障碍和颤抖引起的耗氧量增加。对于预防和处理低体温，最常见做法是采用主动保温来减轻手术室内患者的热量散发和分布损失。尽管在主动保温的时机和装置类型方面存在差异，但大多数指南表明，对流设计优于传导设计。最近一项小型前瞻性随机对照试验表明：接受VATS手术的患者使用对流加热装置保温，体温过低的发生率显著降低。相应地，强烈建议术中进行核心温度监测。

（八）预防术后恶心、呕吐

术后恶心、呕吐（PONV）是一种常见的麻醉并发症，肺切除术也不例外。建议根据预测评分（例如Apfel评分）对每位患者进行个性化评估。预防PONV的非药物方法包括避免使用挥发性麻醉剂、术前补液和碳水化合物以及采用多模式、少阿片类药物的镇痛方法。这些建议中的大多数除了预防PONV外，还有其他好处且几乎无不良反应。因此对于有PONV风险的患者，应考虑采纳这些建议。在PONV的防治中，常用的药物如5-羟色胺受体拮抗剂和皮质类固醇激素被列为一线药物。建议不要使用其他具有潜在镇静不良反应的药物，如抗组胺药和丁酰苯类药物。尽管糖皮质激素可能会导致血糖升高和手术部位感染的风险，但目前研究表明小剂量地塞米松的使用并不会恶化非糖尿病患者胸外科手术的预后。总之，非药物和药物预防PONV的证据都很强。

（九）非插管（Tubeless）胸外科麻醉技术

Tubeless麻醉技术是指胸腔镜手术采用非气管插管保留自主呼吸的全身麻醉，术中使用不侵入气管的气道装置，在保留自主呼吸的同时，辅以区域麻醉、静脉镇静/镇痛药物。Tubeless麻醉技术是近几年胸外科手术麻醉中存在争议的话题，争论的焦点集中在其安全性、可控性、有效性、适应证和能否改善患者近期或远期预后方面。Tubeless麻醉技术在胸腔镜手术中的最大优势是可避免气管插管相关气道损伤，减少单肺通气期间呼吸机相关肺损伤的发生，以及减少术后咽喉不适；此外，由于不使用肌肉松弛剂，采用较浅的麻醉镇静，大大减少了阿片类药物的使用，从而显著减少麻醉药物残余造成的影响，加快患者术后恢复，实现胸外科手术"整体微创"的目标。

目前胸腔镜手术非气管插管保留自主呼吸的全身麻醉有2种主要方式：① 不放置任何气道辅助装置，采用区域神经阻滞（硬脊膜外腔阻滞、椎旁神经阻滞、肋间神经阻滞）+迷走神经阻滞+清醒镇静的方法。② 采用喉罩全身麻醉+迷走神经阻滞+区域神经阻滞的方法，其气道管理的可控性优于前者，通过喉罩实施术后肺复张更加安全可控，同时喉罩作为一种声门上气道工具也能避免气管插管并发症的发生，是一种安全性、可控性均较为均衡的麻醉方案。

Tubeless麻醉技术的适应证：胸腔镜手术，预期手术时间不超过2 h，心肺功能良好，可耐受轻度高碳酸血症，BMI ≤ 25 kg/m²（也有文献报道BMI ≤ 28 kg/m²，BMI过大可能存在纵隔摆动幅度过大的风险）。

Tubeless麻醉技术的禁忌证：困难气道、血流动力学不稳定、肥胖、外科手术操作不熟练、持续咳嗽、痰多、有反流风险、神经系统疾病、过度粘连、区域阻滞禁忌、具有对侧肺污染风险的肺部疾病。

来自上海交通大学医学院附属胸科医院的一项前瞻性随机对照研究显示，与全身麻醉插管组相比，非插管组患者麻醉后恢复时间更短，术后疼痛评分、早期下床活动能力、排气排便时间、术后进食进饮时间、生活质量评分和满意度均有较大程度的改善。

Tubeless的顺利实施需要麻醉医师、外科医师良好的团队配合，在实施前必须制订中转插管的预案。应急预案中改紧急通气的方法如下：① 侧卧位下经喉罩通气+置入支气管阻塞导管。② 侧卧位下经插管型喉罩插管或通过交换导管换单腔管，再采用单腔管+支气管封堵器的模式实施肺隔离。③ 拔除喉罩，侧卧位下插双腔管，因侧卧位插双腔管有一定的难度，需提前准备可视喉镜等工具。

（十）控制呼吸或插管的胸外科快通道麻醉（fast-track thoracic anesthesia, FTTA）

由于 Tubeless 麻醉技术的适应证较窄，为适应更广大范围的 FTTA 需要，在保留主要麻醉技术要素如椎旁神经阻滞+短效阿片药物（或阿片节俭策略）+术后肋间神经阻滞+术后早期拔管，以及鼓励早期下床活动的基础上，仅改变非气管插管和自主呼吸这两个条件，可制订出若干种改良 FTTA 方案。目前采用喉罩+支气管封堵器实施胸腔镜手术也见报道。此外，上海交通大学医学院附属胸科医院麻醉科采用单腔管联合支气管封堵器或双腔气管插管，对以上 Tubeless 麻醉技术要素略做改变，在肌肉松弛剂策略上采用减少肌肉松弛剂剂量或采用罗库溴铵诱导与舒更葡糖拮抗的方案，均可达到术后快速康复的目的。

四、胸外科手术的 ERAS 理念：胸外科手术 ERAS 术后管理

为了促进胸外科患者手术后快速恢复，术后治疗护理必须与术前开始的多学科治疗相结合。术后管理强调多模式镇痛、早期活动、胸部理疗和营养优化。此外，应尽早拔除胸管、导管和导尿管。

（一）尽早拆除缝线和导管

尽早拆除缝线、导管、引流管与传统的外科观念并不相符，然而在安全的前提下尽早拔管却是快速康复的趋势。留置导尿管限制了患者术后的活动，并会增加尿路感染的可能；留置导尿管还可能导致术后谵妄、脓毒症、住院时间延长和病死率增加。因此，即使在胸段硬膜外镇痛存在的情况下，导尿管也应该尽早拔除。虽然存在尿潴留再次插入导尿管的风险，但在胸腹部手术患者中进行的随机对照试验表明，术后早期拔除导尿管后，在泌尿功能正常的患者中，需要二次导尿发生率非常低，同时总体上降低了尿路感染的风险。

除了食管切除术后，鼻胃管留置时间不应超过1天，如非必要，则不再放置鼻胃管。在医疗机构中，导尿管和鼻胃管都贴上了荧光"ERAS"标签，直观地提醒手术团队考虑及早拔除。

留置胸腔引流管会引起急性疼痛和影响患者下床活动，从而减慢恢复速度。目前在胸腔引流管的临床管理实践中尚无统一标准，即使是否需要负压吸引这样的简单问题仍然存在争论。一些人认为通过负压吸引减少两层胸膜间隙从而减少空气泄漏，而另一些人则认为吸力会增加漏气。目前大都采用没有漏气和每天引流量低于150ml作为拔除胸腔引流管的条件，但拔除胸腔引流管的具体要求尚无一个金标准。一些研究机构对胸引管引流量进行了研究，并得出结论，较高数值（200 ml 或更高）的引流量确实是安全的，而且患者可以更快出院，特别是如果患者

可以使用便携式吸引器或类似设备出院的话。与两个或多个引流管相比，如果可能的话，仅放置一个引流管可以改善疼痛且不增加并发症发生率。

（二）早期活动

尽管传统上认为术后恢复期可以通过减少代谢需求来帮助恢复，但是卧床休息有一些不良后果。具体来说，即使在健康的成年人中，几天内就会由于分解代谢导致肌肉萎缩的发生，估计每周肌肉量损失10%～20%，并且肺功能迅速下降。因此，在安全可行的情况下，应尽早在术后进行活动。在一项前瞻性队列研究中，肺切除术后4h开始活动的患者辅助呼吸的氧浓度需求较低，心理恢复也更为平稳。

（三）激励性肺活量测定法（incentive spirometry，IS）

肺部并发症，如肺不张、肺炎、长时间机械通气和慢性阻塞性肺疾病（COPD）的加重，仍然是胸部手术患者并发症和病死率的主要来源。疼痛引起的呼吸力学改变、肺不张和浅快呼吸会导致术后肺部并发症的发生。到目前为止，已经有几项研究验证了胸部物理治疗和鼓励呼吸锻炼在预防胸部手术患者术后肺部并发症中的作用。胸部理疗的方法各不相同，包括气道清理（胸背部叩击促进有效咳嗽）、深呼吸练习和早期活动。激励性肺活量测定成本较低，它可给患者提供吸气努力的视觉反馈。激励性肺活量测定的目标是通过鼓励吸气保持深呼吸来促进肺扩张和减轻肺不张。

肺部康复对接受开胸手术的患者是十分有益的。强化胸部物理治疗可降低肺部并发症，缩短住院时间。然而，激励性肺活量测定法的使用仍然存在争议。Weiner等人对接受肺切除术的COPD患者进行了一项随机对照试验，发现在手术前和手术后使用激励性肺活量测定法的患者术后FEV_1和FVC比没有接受激励性肺量测定法培训的对照组更高。Agostini进行的一项类似研究，患者在标准的术后肺扩张计划中增加了激励肺活量测定法，研究结果未发现患者的术后肺部症状有所改善。Carvalho的一项系统综述结果显示在胸外科手术患者中进行激励肺活量测定的益处尚无定论，进一步指出，目前尚无研究明确推荐术后使用IS。总体而言，几乎没有证据支持鼓励胸部手术后使用胸部物理疗法或激励性肺活量测定法。然而，激励性肺活量测定仍然是围术期鼓励患者进行肺扩张的成本低且无创的选择。

（四）多模式镇痛

如前所述，大多数胸外科术后加速康复途径都采用了多模式镇痛方案。为了提供足够的镇痛和减少对阿片类镇痛药物的依赖，这些工作必须一直持续到手术后阶段。尽管术前单剂量加巴喷丁不能减轻疼痛或减少吗啡的使用，但与单独使用吗啡的患者自控镇痛（patient controlled analgesia，PCA）相比，使用2天或更长时间加巴喷丁可以提供较好的疼痛控制。加巴喷丁术后60天治疗方案可显著改善疼痛，且不良反应和成本降至最低。对乙酰氨基酚是术后多模式方案中的另一种低成本、低风险的药物。COX-2抑制剂的使用在术后减轻患者急性疼痛上也有一定作用。

五、胸外科手术ERAS的障碍和未来方向

胸外科手术ERAS的实施仍存在一定障碍。实施ERAS途径的常见障碍是缺乏外科医生、麻醉医师和护士团队的支持。ERAS方案使传统的做法发生颠覆性改变，也可称为文化理念变化。改变医疗机构的文化需要花费时间，使所有成员同意基于证据支持的标准化实践需要时间，对围术期团队进行教育需要时间，获取反馈需要时间以及收集和共享质量指标数据同样需要时间。来自围术期团队所有成员的都需要花费时间和精力专注于质量改进。为了维持ERAS方案，必须评估单个路径的有效性，并根据实施后数据做出调整改变。PDCA，即计划-实施-再评价-再实施，通过建立标准化操作流程，使团队成员熟悉了解并致力于促进患者快速康复的实施。

尽管ERAS在其他外科亚专业中显示出了广阔的前景，但胸外科ERAS仍处于起步阶段，需要进一步研究。总之，加速康复外科代表了围术期治疗护理的多学科方法，其目标是通过本章所述的核心原则尽早恢复基础功能。核心部分跨越术前、术中和术后各个阶段，并且需要围术期团队所有成员的参与，更重要的是患者本身也要积极参与。

（邱郁薇　上海交通大学医学院附属胸科医院麻醉科）

参考文献

［1］ BATCHELOR TJP, RASBURN NJ, ABDELNOUR-BERCHTOLD E, et al. Guidelines for enhanced recovery after lung surgery: recommendations of the Enhanced Recovery After Surgery (ERAS) Society and the European Society of Thoracic Surgeons (ESTS)［J］. Eur J Cardiothorac Surg, 2019, 55(1): 91-115.

［2］ BATCHELOR TJP, LJUNGQVIST O. A surgical perspective of ERAS guidelines in thoracic surgery［J］. Curr Opin Anaesthesiol, 2019, 32(1): 17-22.

［3］ SEMEMKOVICH TR, HUDSON JL, SUBRAMANIAN M, et al. Enhanced Recovery After Surgery (ERAS) in Thoracic Surgery［J］. Semin Thorac Cardiovasc Surg, 2018, 30(3): 342-349.

［4］ LOW DE, ALLUM W, DE MANZONI G, et al. Guidelines for Perioperative Care in Esophagectomy: Enhanced Recovery After Surgery (ERAS) Society Recommendations［J］. World J Surg, 2019, 43(2): 299-330.

［5］ SANCHEZ-LORENTE D, NAVARRO-RIPOLL R, GUZMAN R, et al. Prehabilitation in thoracic surgery［J］. J Thorac Dis, 2018, 10(Suppl 22): S2593-S2600.

［6］ SHEN C, CHE G. No drains in thoracic surgery with ERAS program［J］. J Cardiothorac Surg, 2020, 15(1): 112.

［7］ UMARI M, FALINI S, SEGAT M, et al. Anesthesia and fast-track in video-assisted thoracic surgery (VATS): from evidence to practice［J］. J Thorac Dis, 2018, 10(Suppl 4): S542-S554.

［8］ 邱郁薇, 徐美英. 阿片类药物节俭策略在胸腔镜手术中的应用［J］. 上海医学, 2021, 44(3): 150-154.

［9］ 吴镜湘, 徐美英. 胸外科快通道麻醉［J］. 上海医学, 2020, 43(2): 67-71.

第二节 肺部小结节定位或消融术的精确麻醉管理

伴随CT影像技术的进步以及肺癌筛查的开展，肺磨玻璃结节的检出率不断增高。目前，针对肺磨玻璃结节的外科处理已逐步成为胸外科临床工作的重要组成部分。视频辅助胸腔镜手术（video-assisted thoracoscopic surgery, VATS）是目前肺磨玻璃结节手术切除的主要手段；但是，由于肺磨玻璃结节体积较小、缺乏实性成分等因素，胸腔镜术中常常出现肺结节辨认困难，无法定位靶灶，给胸腔镜手术带来不少挑战和困难。为解决肺磨玻璃结节胸腔镜术中辨认困难的问题，目前出现了一系列肺结节辅助定位方法，包括应用较广的Hookwire以及微弹簧圈定位法，以及新颖的计算机虚拟导航定位、3D打印导板定位等。这些定位方法各自存在其优势与不足，以及相应的适用范围，然而目前尚缺乏针对肺磨玻璃结节定位开展的临床指南。如何针对医院条件及患者自身情况，选择最佳的肺结节定位方法，在一定程度上困扰着胸外科医生，也影响着麻醉医师选择麻醉或镇痛的方式。

肺癌分为非小细胞肺癌（non-small cell lung cancer, NSCLC）和小细胞肺癌，其中，肺内磨玻璃样结节（ground-glass opacity, GGO）是早期肺癌的一种非特异性影像学术语。针对早期NSCLC，外科手术治疗是首选和主要的治疗方法。近年来，一些新兴的非手术治疗方法得到了显著发展，其中肺癌的消融治疗愈发受到人们的重视。临床医师往往在超声、CT或MRI等影像学引导下，经皮穿刺对肿瘤组织实施物理或化学消融治疗。作为一种安全、微创的治疗方法，肺癌的消融治疗主要运用于无法耐受手术的早期NSCLC患者，对于晚期患者，姑息性消融治疗可减轻肿瘤负荷、缓解肿瘤引起的症状并改善患者的生活质量。目前广泛应用临床的消融治疗方法主要有射频消融（radio frequency ablation, RFA）、微波消融（microwave ablation, MWA）和冷冻消融。对于多发结节，还可以采取内外科结合的方法——外科手术结合内科消融术。因此，对于麻醉医师来说，面临着如何进行精确麻醉来满足内外科医生的要求和患者的需求。

一、肺部小结节定位的精确麻醉管理

目前肺小结节辅助定位技术主要包括：CT引导下经皮穿刺辅助定位、支气管镜下穿刺辅助定位和CT虚拟3D辅助定位。麻醉方法根据定位方式不同有所区别。

（一）CT 引导下经皮穿刺辅助定位技术及相应麻醉方式

1. 经皮穿刺Hookwire定位法

目前应用最多的是Hookwire定位方法。Hookwire是一种穿刺定位针，肺小结节定位多用20G穿刺针。Hookwire定位针分为两部分，针头部分为钩子，展开长度1 cm，后接30 cm金属线。首先经高分辨率CT（high resolution CT, HRCT）扫描确定肺小结节位置，然后选择穿刺入路，常规消毒、铺巾，2%利多卡因局部麻醉后，再将Hookwire套管针经皮肤穿刺进入肺组织内，重复CT扫描以确定Hookwire位于目标位置后，再向内推进3~5 mm，将套筒针尖斜面朝向病灶方向，释放金属丝并回收套管针，前端金属钩展开，固定在结节周围（**图4-2-1**）。注意应避免直接穿刺病灶，建议定位针距离病灶<2 cm。这时轻拉金属线会有阻力感，再次重复CT扫描评估是否存在血、气胸等并发症，并确定金属钩锚定固定良好后，将金属线松弯紧贴皮肤后包扎固定，应在1~2 h内进行VATS手术。金属丝易移位甚至脱落的特点依然是Hookwire定位失败的主要原因。

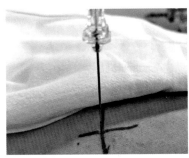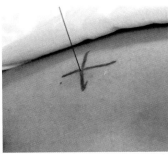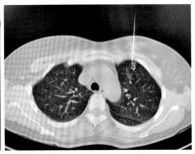

图4-2-1　穿刺针及定位图像

（上海交通大学医学院附属胸科医院放射科提供）

2. 经皮穿刺弹簧圈定位法

操作方法与Hookwire定位法基本相同，术前CT扫描确定进针入路，定位位置距结节应<1 cm。再次CT扫描确认进针位置无误后，释放弹簧圈入肺内，因其无倒钩设计，是依靠弹簧圈与肺组织的摩擦力而确保固定可靠。目前最常用的弹簧圈定位法有两种：一是将弹簧圈定位于肺内，另一种则为弹簧圈尾部定位于脏层胸膜外。两种方法的成功率及并发症发生率并无显著差别。最后需再次行CT扫描确认定位位置以及是否存在血胸、气胸等并发症。

3. 经皮穿刺液体材料注射定位法

在CT引导下经皮穿刺注射液体材料，包括碘油、医用胶、亚甲蓝、吲哚菁绿等。建议注射位置应距离肿瘤1 cm以下。抽出针芯后，注射器回抽无血液及空气，排除穿刺针进入血管或者支气管之后，注入液体材料。碘油材料容易获取，注射定位后弥散范围小、持续时间长，作为一种脂溶性不透射线的对比剂与肿瘤发生免疫反应的概率低。由于碘油自身密度较高，注入肺组织内呈团块状，术中可准确感知病灶位置，并且碘油本身的性质稳定，定位后无须立即进行手术，可在1~2 d内完成手术。医用胶生物安全性好，注射定位后弥散范围小，注入肺组织内呈团块状，术中可准确感知病灶位置。但是由于具有一定的刺激性气味，如果注射速度过快，该气味可能随着患者的呼吸进入气管造成刺激性咳嗽，同时，穿刺定位带来轻度胸痛。亚甲蓝价廉，材料容易获取，操作过程疼痛较轻，但是亚甲蓝注射定位法在色素沉积的肺表面难以识别，并且弥散速度快，故应在穿刺后1~2 h内进行手术，并且亚甲蓝过量也存在影响定位的缺点。临床已证实Hookwire与亚甲蓝联合定位肺小结节安全有效，既可克服亚甲蓝弥散较快、不易识别的缺点，又可避免因Hookwire脱落导致的定位失败。也有碘油和亚甲蓝混合液定位的临床应用。近年来，近红外光下吲哚菁绿标记肺小结节也得到了应用，与前者相比，其染色持久、无脱钩导致定位失败，同时吲哚菁绿作为一种水溶性物质，体内代谢较快，其安全性也得到验证，结合术前3D辅助打印定位技术，可有效减少传统定位过程中不必要的射线暴露。注射吲哚菁绿时应当注意注药速度，以及血流动力学变化。

4. 麻醉方法

一般采用局部麻醉。患者入CT机房，由负责CT定位的医生采用2%利多卡因局部麻醉后进行操作。

在操作过程中，最常见的并发症为气胸或血胸，需要引起注意的是，定位结束后在等待进入手术室的过程中会发生以下几种情况：

（1）定位侧气胸：患者表现为呼吸困难，脉搏氧饱和度低于90%。

（2）胸膜反应：患者有头晕、胸闷、面色苍白、出汗甚至昏厥等一系列反应。

（3）定位侧血胸：出血量多时患者有头晕、心率增快、低血压等。

（4）过敏反应：可能是由定位注射材料等引起。

（5）剧烈疼痛：特别是定位针比较多、位置比较深时容易出现。

（6）咳血：定位针比较深，可能刺破肺小血管。

必要的措施：在定位后尽早开放外周静脉，进行心电监护和氧饱和度监测，密切监护生命体征。为了提高安全性，应尽可能缩短定位后至手术室的时间，有条件的医院此类手术安排在杂交手术室。

上海交通大学医学院附属胸科医院的麻醉管理流程：

（1）可以选择性地使用静脉镇痛药。现在常用镇痛药一般有以下两类：① 麻醉性镇痛药。阿片类，最常见的有吗啡、羟考酮、地佐辛等；② 非麻醉性镇痛药。这类药以非甾体类抗炎药（NSAIDs）为代表，该类药通过抑制环氧化酶（COX）阻断花生四烯酸转化成为前列腺素（PGs）而发挥解热、镇痛和抗炎作用。PGs有两种同工酶即COX-1和COX-2，且各有其生理功能。NSAIDs对COX-1和COX-2作用的选择性是其发挥不同药理作用和引起不良反应的主要原因之一。常见的药物有帕瑞昔布、氟比洛芬酯等，因该类药半衰期长而常以单次静注给药。临床采用帕瑞昔布钠40 mg，或者氟比洛芬酯50 mg或者地佐辛5 mg静脉缓慢注射，建议不主张复合使用，使用后密切观察生命体征。

（2）还可以进行椎旁神经阻滞：部分定位之后的患者因为疼痛刺激而处于强迫体位（侧卧位或者俯卧位）。为了减轻患者疼痛，宜尽量避免或者减少患者体位的改变，根据患者所处的体位，选择对应入路的胸椎旁神经阻滞。定位多处于侧卧位时的上方，此时可采取经肋间入路的平面内胸椎旁神经阻滞，将局麻药注入与定位针所在肋间的相同节段的胸椎旁区域。当患者在俯卧位下行术前定位时，可针对这类俯卧位患者采取关节突平面侧向平面内入路行胸椎旁神经阻滞（图4-2-2）。推荐采用0.3%～0.5%的罗哌卡因，单点阻滞容量不超过10 ml，多点阻滞总容量控制在30 ml以内，避免产生局麻药毒相关的毒性反应。

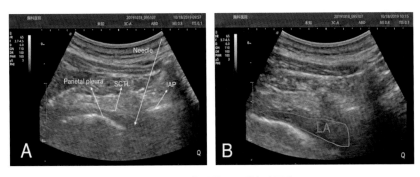

图 4-2-2　胸椎旁神经阻滞超声图像

注：图A、B分别为注药前后椎旁间隙影像；图B见胸膜下移，所示液性暗区为局麻药液。

（二）支气管镜下穿刺辅助定位技术及相应麻醉方式

1. 电磁导航支气管镜下穿刺定位技术

（1）原理：电磁导航支气管镜（electromagnetic navigation bronchoscopy, ENB）是在薄层CT重建图像的基础上，利用体外电磁定位板来引导支气管内带微传感器的探头进行病灶定位，从而使得ENB系统突破了超细支气管镜（ultrathin bronchoscope, UB，外径2.8～3.5 mm）的限制，进入更细的支气管分支以到达病灶周围，并通过穿刺进行定位，注射染料、硬化剂、吲哚菁绿等标记病灶位置（图4-2-3）。ENB对肺外周病变（7级以上支气管内）的定位，特别是对于1 cm左右的肺结节具有独特优势。国外有学者利用导航支气管镜下穿刺注射吲哚菁绿定位标记，在荧光胸腔镜下进行手术切除。

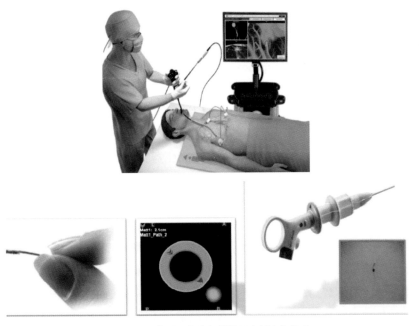

图 4-2-3　电磁导航支气管镜下穿刺定位技术

（2）操作步骤。

术前导航路径规划：在电磁导航系统上，将患者的胸部高分辨率增强CT以DICOM格式导入，并三维重建形成虚拟支气管图像，同时在CT上找到磨玻璃结节作为靶目标，在相应的虚拟支气管树图像中标示，根据系统软件，可自动或手动找到通往靶目标的气道路径，保存为预设气道路径。

手术方法：手术在预设带有电磁导航系统的手术室内进行，首先行喉罩或单腔气管插管全身麻醉，麻醉后行气管内导航，注册校正后，根据术前预设路径，电磁导航可沿着预设路径到达靶目标附近，退出磁探头，经磁探头鞘管注入亚甲蓝注射液0.5~0.7 ml，并用支气管刷头反复刷使亚甲蓝渗透进入肺表面。至此，电磁导航支气管镜定位已完成，退出支气管镜及磁导航系统。

2. 虚拟支气管镜导航定位技术

虚拟支气管镜导航定位技术又称为虚拟肺图定位（virtual assisted lung mapping, VAL-MAP），最早由日本的Masaaki Sato等于2014年提出并应用于临床，其指的是利用支气管镜向小病灶周围注射荧光染料，再通过计算机3D构图进行同时标记，即绘制肺图（lung mapping）。这种技术除了可用于定位肿瘤外，还可以依靠肺图提供的肺表面几何信息为胸腔镜下亚肺叶切除以及选择安全充分的切除边缘提供导航。术前24 h内，在咽喉局部麻醉或全身麻醉下，引导支气管镜到达病灶周围，注射X线下可显影的靛胭脂染料，再通过CT扫描重建绘制肺图，以标定手术切除范围。目前，虚拟肺图定位仅在国外进行了小范围的验证与应用，国内鲜有相关报道。据国外报道，虚拟肺图定位已在直径<1 cm孤立及多发肺结节的楔形切除术、常规肺段切除术（通过肺段动脉定位）、非常规肺段切除术（亚肺段切除、通过肺动脉定位的肺段切除、扩大肺段切除等）、肺叶切除术以及双侧肺段切除术等完成了超过100例的验证，并表现出良好的安全性与可操作性。目前可用的虚拟支气管镜导航（virtual bronchoscopy navigation, VBN）包括LungPoint系统和Directpath.系统，对于不存在引导通道的病灶，可以经肺实质建立隧道抵达病灶，被称为支气管镜下经肺实质结节抵达术（bronchoscopic transparenchymal nodule access, BTPNA）。

3. 麻醉方法

上海交通大学医学院附属胸科医院对该类患者均采用全身麻醉。该类患者我们建议采用全凭静脉麻醉，不建议使用吸入麻醉：① 由于操作过程中气管镜反复进出气道，气道的密封性经常受损，挥发性麻醉药物可能会泄漏，最终到达患者靶器官的麻醉药量无法准确评估；② 在定位过程中经常会要求暂停呼吸，挥发性麻醉剂的输送也可能存在问题；③ 手术室有可能受到来自挥发出的吸入麻醉药物污染，对医护人员构成危险；④ 静脉麻醉药可以更快地设定麻醉深度，根据手术刺激的程度调整给药浓度。

几种静脉麻醉药可以联合使用，以执行有效的全凭静脉麻醉（total intravenous anesthesia, TIVA）方案。异丙酚是TIVA的常用药物，其他如右美托咪定、瑞芬太尼也多用于该类操作。异丙酚为短效静脉全身麻醉药，起效迅速，无明显蓄积，苏醒快而完全，同时异丙酚还具有良好的药效学和药代动力学特征，可以进行目标控制输注（target-controlled infusion, TCI）。右美托咪定是一种α_2受体激动型镇静镇痛药物，抑制内源性去甲肾上腺素释放。患者苏醒过程中，使用右美托咪定会获得更多益处，可能受益于右美托咪定呼吸抑制少、改善疼痛、减轻术后寒战。瑞芬太尼是一种超短效的芬太尼衍生物，为 μ 型阿片受体激动剂，在人体内 1 min 左右迅速达到血 - 脑平衡，在组织和血液中被迅速水解，故起效快、维持时间短。与其他芬太尼类似物明显不同，瑞芬太尼的起效快（1 min）和作用时间短（3 ~ 10 min）的特点，能较好地应对大多数手术中容易出现的血流动力学波动和疼痛刺激的改变；其药物浓度衰减符合三室模型，也具有良好的药效学和药代动力学特征，同样可以进行 TCI。罗库溴铵是非去极化神经肌肉阻滞剂，起效最快，一般在静脉注射 60 s 后就能为插管提供极好的条件。另外，罗库溴铵有特异性结合性的肌松拮抗剂舒更葡糖钠，舒更葡糖钠是人工合成改良的 γ-环糊精，由亲脂核心和亲水外端组成，通过包裹作用，精准结合罗库溴铵，使其失活。

TCI 系统是根据实时药代动力学模型，根据每种静脉药物的人群研究，实施静脉麻醉。TCI 系统考虑了多种因素包括人口统计学、生理状态改变或可能影响药物药代动力学的合并症。适当的给药是通过结合一个计算机程序编码的药代动力学模型的选定药物来驱动其输送速度，相较于传统计算器泵能提供更恒定的输液速率，同时更敏感和更准确地控制浓度的方法，以达到稳定的状态。换句话说，临床医生关注的是目标药物浓度，而不是输注速度。计算机则根据特定患者当前麻醉药物血浆浓度的药代动力学模拟，不断调整输注速度。TCI 系统减少了临床麻醉医师在 TIVA 实施过程中的主观判断，可以提供更一致的麻醉水平，并可以自动根据手术的特定阶段定制麻醉剂量。

TCI 给药基于药代动力学模型计算的基础上，该方法是基于推注 - 消除 - 转移的方法。TCI 系统提供一个推注药物浓度（B）以达到目标浓度，补偿消除量（E）通过连续输注维持并纠正转移（T）到外周组织的指数下降的输注。该软件系统允许对麻醉剂的输送进行微调，以针对浓度 - 效应曲线的陡峭斜率，而其中麻醉剂浓度的微小变化具有相对较大的影响。这种调整是通过三种方法来完成的：药效学、药代动力学和药理学。

TCI 使麻醉药物的使用更加精确，通过提供静脉麻醉药物，医生根据三条信息设定麻醉浓度的目标：了解特定药物的治疗窗口、评估患者反应和预测血流中的当前浓度。TCI 根据药物的输入目标浓度和药代动力学模型计算输液速率，以计算的速率输送麻醉药物，并将此速率报告回计算机，计算机使用药代动力学模拟来更新预测。

上海交通大学医学院附属胸科医院麻醉管理流程：开放外周静脉，使用 18 ~ 20 号较粗的留置针进行补液，心电监护连接无创血压和血氧脉搏饱和度。麻醉诱导前以较小剂量的右美托咪定（0.1 ~ 0.2 μg/kg）预先缓慢静脉输注，在 10 min 内完成，以尽量减少右美托咪定导致的高血压、心动过缓和心房颤动的不良影响。诱导时，异丙酚血浆靶控浓度设定为 3 ~ 4 μg/ml，瑞芬太尼血浆靶控浓度为 4 ~ 6 ng/ml，罗库溴铵为 0 mg/kg，气道控制采用喉罩或者单腔气管导管（ID 8.0，有利于气管镜操作）。术中维持丙泊酚靶控浓度 2 μg/ml、瑞芬太尼靶控浓度 2 ng/ml。定位成功后，外科进一步采用一站式诊疗手段，需要进行部分肺叶或肺段切除。后者由于手术过程中需要进行单肺通气，可以通过喉罩或单腔气管导管放置支气管封堵器进行肺隔离技术，完成胸腔镜手术。当然，也可以在平卧位时把喉罩或单腔气管导管换成双腔支气管导管。需要特别注意的是，由于定位操作过程时间过长，气管镜反复进出会引起声门水肿，从而是换管过程中插管出现困难。

（三）CT虚拟3D辅助定位技术

1. 3D打印辅助定位技术

目前，已有研究者尝试通过计算机软件行肺部及定位模板重建后，利用3D打印技术打印定位模板行肺小结节经皮穿刺定位，并在临床研究中初步验证了该技术的安全性和有效性。

2. 虚拟现实辅助定位技术

通过计算机软件快速、准确地将患者的CT影像重建为3D图像，通过可穿戴式虚拟现实设备，向术者直观地展示动、静脉、气管、支气管、肺组织和病灶的相对位置，精确测量管径和距离，显示肺段解剖边界，辅助划定手术切缘。国外有学者报道在术中利用C臂CT结合3D软件重建开展实时引导T-bar进行肺小结节定位的技术（图像引导胸腔镜手术，image-guided video-assisted thoracoscopic surgery, iVATS），并已开展Ⅱ期临床试验。

二、肺小结节消融技术的精确麻醉管理

肺小结节消融术主要包括：CT引导下经皮结节消融术和经支气管镜下结节消融术。

（一）CT引导下经皮结节消融术治疗及麻醉管理

1. 操作流程

患者进入CT室，先在肺部CT平扫+增强扫描病灶，明确结节的位置、大小及周围重要脏器和血管。按尽可能穿透结节长轴的穿刺径延长线与体表相交点为穿刺点、患者能舒适配合穿刺及操作方便的原则，能避开各种骨骼、斜裂、血管及肺部气囊肿和肺大疱，选择体位可采用仰卧位、侧卧位或俯卧位。消融针与结节长轴线尽量重叠的穿刺路径，穿刺路径延长线与体表的相交点为穿刺点，穿刺路径与水平线的夹角为进针方向，用胸腔大号胸穿针刺开皮肤后，微波针在同一呼吸相经穿刺点尽量沿结节长轴线并穿透结节远端且超过0.5～1 cm为进针深度。结节位于肺部中上叶的，嘱患者尽量同一深度自然呼吸；结节位于肺部下叶的，嘱患者尽量同一深度吸气后屏气进针。穿刺路径上胸膜至结节近端的距离≥2 cm者，先将此段距离分成2～4段，后按原先的角度和深度逐步地进针；如若此段距离≤1 cm，则不分段而直接一步将穿刺针按原先预定的角度和深度尽量穿刺到位，或在穿刺针未穿透胸膜距胸膜0.5 cm时停留，再按原先预定的角度和深度将穿刺针一步穿刺到位；若此段距离＞1 cm且＜2 cm，可根据个人经验一步或分步穿刺到位，重复CT扫描，确定一次水冷微波穿刺针位置无误后，连接微波消融治疗仪及水循环冷却系统。以功率45 W开始并每次增加5～10 W，直至75 W，以时间由3 min开始并按每次3～5 min消融，每次消融后行CT扫描。最后一次见消融后区域周围的GGO影≥消融前肿瘤病变区域边界5～10 mm，消融后结节的密度较前下降，耗时10～30 min表示微创手术结束（图4-2-4）。消融完毕拔针后立即行CT扫描，观察有无气胸、血胸及肿瘤密度变化情况。术中术后对症处理，心电脉氧监护及吸氧。

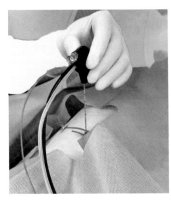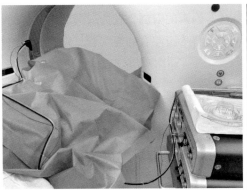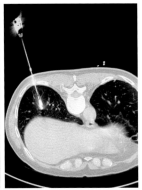

图 4-2-4　消融图像

（上海交通大学医学院附属胸科医院放射科提供）

2. 麻醉方法

由于在穿刺和消融过程中，要求患者保持制动和自主呼吸状态，需要配合操作医生的指令进行体位和呼吸的变化，因此局部麻醉相对比较适合。局部麻醉：消毒辅巾后用2%利多卡因5～10 ml在穿刺点先长后短逐步局部麻醉，以利完全麻醉胸膜。在消融过程中，确实有患者不能耐受手术，本院麻醉管理流程建议可以选择性地使用静脉镇痛药。我们采用帕瑞昔布钠40 mg，或者氟比洛芬酯50 mg或者地佐辛5 mg静脉缓慢注射，建议不主张复合使用，使用后密切观察生命体征。术中开放外周静脉，监测心率、血氧饱和度也是必要的。特别强调的是，对于晚期患者，行姑息性消融治疗或者患者由于不能耐受手术而行消融治疗的，警惕使用镇静、镇痛药后对呼吸和循环的影响。

3. 注意事项

相关并发症可有胸痛、胸膜反应、气胸、胸腔积液或积血、肺炎、皮肤灼伤等。其中以气胸最为常见，大部分可自行吸收，亦可胸腔穿刺吸收或胸腔闭式引流。少见并发症有急性呼吸窘迫综合征、肺栓塞、支气管胸膜瘘、神经损伤、空气栓塞等，特殊情况应特殊处理。如果操作场所（CT室或者杂交手术室），特别是CT室，条件相对简陋，在不配备麻醉工作站和麻醉人员的情况下，应慎用镇痛药物和镇静药。

（二）经支气管镜下消融术及麻醉管理

X线透视或CT引导支气管镜技术是常规辅助导向肺结节的重要方法，可提高到达病灶的准确率并进而提高诊断率，但对操作者及患者存在辐射风险。因此支气管镜导航技术应运而生，主要包括使用虚拟支气管镜、超细支气管镜、电磁导航（ENB）系统和径向探头超声支气管（EBUS-GS）等辅助导航到周围肺部病变。由于支气管镜腔内超声技术、虚拟支气管镜导航和电磁导航技术（表4-2-1）及人工智能气管镜机器人的发展，支气管镜下肿瘤消融正在成为一种可能的候选方案，且支气管镜检查及治疗可以成为一种"一站式服务"，在这里肺癌患者可以被诊断、分期并在同一程序中完成治疗。虚拟支气管镜需要软件收集CT等数据，通过算法重建支气管树；当选定需要进行活检的肺部病灶后，系统可自动生成推荐进入病灶支气管的最佳路径，但因受到CT层厚、算法等因素的限制，较为远端的小气道的重建效果欠佳。超细支气管镜直径1.8～2.8 mm，最远可到达第8级左右的支气管，理论上与虚拟支气管结合可以提高到达病变位置的准确性。

表4-2-1　几种引导性支气管镜的优缺点比较

技术方法	优　点	缺　点
经X线或CT引导	操作易实现	对操作者及患者存在辐射风险
虚拟支气管镜技术	操作简便，可提高到达病灶准确性	不能实时确认操作器械的位置或显示目标结节
电磁导航技术	实时导航，排除受试者呼吸影响	对结节的辨认存在系统误差，装置成本高

目前支气管镜引导下治疗周围型肺恶性肿瘤的消融技术还处于起步阶段，主要分为射频消融、微波消融、冷冻消融等（表4-2-2）。必须需要考虑不同治疗手段的安全性及有效性。首先，安全性方面，治疗方法导致的细胞死亡区域的大小是最为关键的因素，即明确不同的剂量以及处理时间与实际消融效果的量效关系。此外，对周围正常组织和结构的影响也同样重要，例如微波消融是否会促进周围血管产生血栓、周围正常组织有无冷／热损伤等都需要实验明确。而治疗的稳定性、准确性、可重复性以及有无严重或致死性不良反应也不容忽视。有效性方面，需要对病变处行组织切片明确其局部治疗效果，更为重要的是定期进行影像学的复查评估获取远期疗效数据。

表4-2-2　几种消融方法的优缺点比较

方　法	优　点	缺　点
射频消融	空气隔热可部分保护周围正常组织	存在散热效应，血管周围病变效果差
微波消融	热量传递均匀，无散热效应	消融区域受到较多因素影响
冷冻消融	对周围正常组织影响小	损伤的阈值温度不明确

上海交通大学医学院附属胸科医院呼吸内镜室从2018年2月到2021年3月，一共完成了74例经气管镜下消融。并发症方面，共出现4例并发症。消融治疗相关并发症包括气胸2例（病灶邻近胸膜），1例为术后即刻气胸，1例为术后迟发性气胸，气胸量均超过30%，给予胸腔闭式引流后缓解。与消融治疗无关并发症包括脑梗1例，因合并真菌感染发生咯血1例，余未见并发症发生。

（三）电磁导航支气管镜下消融术

电磁导航系统（图4-2-5）则是由磁场发生器、传感线圈、界面及控制系统等部分组成的，本质是在一个传感器装置的磁场内产生围绕患者的磁场，进而明确其具体空间位置的技术；通过磁场得到的位置信息与在先前获得的CT图像相叠加，就可以实时显示相对于解剖结构的传感器位置，具有操作简便、无射线辐射伤害、精确定位等优势。

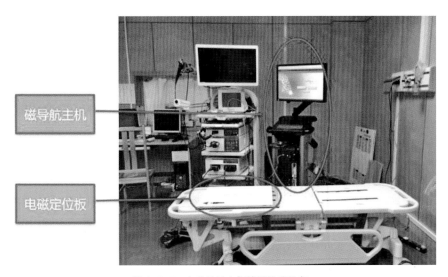

图 4-2-5　电磁导航支气管镜治疗设备

1. 电磁导航支气管镜技术（ENB）

ENB 是可以到达全肺的诊疗系统，以下情况体现其优势：

（1）肺外周病变：常规纤维支气管镜、R-EBUS 难以到达的肺中外 2/3 区域，或经皮肺穿刺活检难度高或不适合穿刺者，可以使用 ENB。

（2）肺小结节：ENB 对诊断 2 cm 以下的结节有显著的优势。

（3）GGO：对难以定位的病灶进行准确定位、染色或植入标记。

（4）双肺多病灶：可一次性进行、多点多次采样。

（5）微创检查：肺功能不佳，无法耐受手术、无法肺穿刺者，可以使用 ENB。

（6）微创治疗：内镜下对肺内微小病变的微创治疗是 ENB 的应用发展方向。

2. 麻醉方法

采用全身麻醉。上海交通大学医学院附属胸科医院麻醉管理流程：开放外周静脉，心电监护，连接无创血压和血氧脉搏饱和度。麻醉诱导前较小剂量的右美托咪定（0.1～0.2 μg/kg）预先缓慢输注，在 10 min 内完成，以尽量减少右美托咪定导致的高血压、心动过缓和心房颤动的不良影响。诱导异丙酚血浆靶控浓度设定为 3～4 μg/ml，瑞芬太尼血浆靶控浓度为 4～6 ng/ml，罗库溴铵为 0.6 mg/kg，为减少自主呼吸带来定位不准的影响有必要给予肌松药，需要制动完成消融需要在患者没有体动，控制呼吸的情况下进行消融操作。需要注意的是，术中需要在气管内经肺实质建立隧道以抵达病灶操作，气道控制建议选择 ID8.5 的气管导管，以及准备支气管封堵器，以防止操作过程中可能的出血，需要进行快速的肺隔离。术中维持丙泊酚靶控浓度 2 μg/ml，瑞芬太尼靶控浓度 2 ng/ml。手术结束后可以使用舒更葡糖钠进行肌松药的拮抗。舒更葡糖钠是人工合成的改良 γ-环糊精，由亲脂核心和亲水外端组成，通过包裹作用，精准结合罗库溴铵，使其失活。使用方法：单剂量静脉内快速注射给药，需在 10 s 内注入已有的静脉通路中。对于成人手术常规拮抗，中度肌松（当罗库溴铵诱导的神经肌肉阻滞自发恢复到至少至 T_2 重现时）即使用 2 mg/kg 剂量进行拮抗，T_4/T_1 恢复到 0.9 的中位时间约为 2 min；深度肌松（当罗库溴铵诱导的神经肌肉阻滞恢复到 1~2 个强直刺激后计数时），使用 4 mg/kg 剂量进行拮抗，T_4/T_1 恢复到 0.9 的中位时间约为 3 min。舒更葡糖钠拮抗可以做到无肌松药物残留拔管更安全，特别是在手术室外的环境中，缺点是价格相对比较贵。

苏醒过程中要注意，相关并发症可有胸痛、胸膜反应、气胸、胸腔积液或积血、肺炎、皮肤灼伤等。其中以气胸最为常见，大部分可自行吸收，亦可胸腔穿刺吸收或胸腔闭式引流。少见并发症有急性呼吸窘迫综合征、肺栓塞、支气管胸膜瘘、神经损伤、空气栓塞等，特殊情况应特殊处理。

需要注意的是，进行消融治疗的患者一般情况较差，部分患者不能耐受手术，多存在肺功能差、高龄、心脑血管等并存症，麻醉中容易出现氧合不佳，术后可能出现不能脱离机械通气，心血管意外和脑血管意外事件的发生率相对较高。麻醉前的评估很重要，麻醉门诊术前评估的建立为提高麻醉安全提供了进一步的保障：麻醉前评估结构化内容包括病史、体格检查、实验室检查、特殊检查以及拟行手术的情况，以及拟完善的术前准备和麻醉方案。心脑血管疾病仍为术前麻醉评估的主要合并疾病，对于美国麻醉医师学会（ASA）健康分级在 Ⅲ 级以上者，当日坐诊的麻醉医师应总结患者主要问题，填写特殊情况，给手术中负责麻醉的医生提醒注意事项，告知患者家属麻醉期间可能发生的意外情况。发现可能会造成手术麻醉计划改变的因素时，应就麻醉和手术的风险与手术医师、患者讨论并取得共识，特别是患者术后的去向，是否有必要回ICU进一步观察。

小 结

肺部小结节定位或消融术的精确麻醉管理，需要根据不同途径的手术入径而制订相应的麻醉方式。经皮定位或消融术一般是局部麻醉，根据患者的耐受程度，可给予静脉镇痛药。经气管镜定位或消融下的麻醉一般采用全身麻醉，结合一站式外科手术，可以采用喉罩或单腔气管导管结合支气管封堵进行单肺通气。静脉麻醉适合于此类手术，但我们不建议使用吸入麻醉，因为气道的密封性经常受损，挥发性药物可能会泄漏，最终能够到达患者的麻醉药量无法准确预测。采用异丙酚和瑞芬太尼靶控输注能根据患者的具体病情对靶部位用药浓度进行控制，方便对麻醉深度进行掌握，也能减少因血药浓度过度异常引起呼吸循环波动，促使麻醉过程中平稳，且能通过计算机预测患者苏醒时间，以便早期停药，安全性高，麻醉精确度也相应增高。罗库溴铵是非去极化神经肌肉阻滞剂，起效最快，有特异性结合性的肌松拮抗剂舒更葡糖钠可减少肌松残余作用，进一步提高安全性。

（朱宏伟　上海交通大学医学院附属胸科医院麻醉科）

参考文献

[1] MIYOSHI K, TOYOOKA S, GOBARA H, et al. Clinical outcomes of short hook wire and suture marking system in thoracoscopic resection for pulmonary nodules［J］. Eur J Cardiothorac Surg, 2009, 36(2): 378-382.

[2] CIRIACO P, NEGRI G, PUGLISI A, et al. Video-assisted thoracoscopic surgery for pulmonary nodules: rationale for preoperative computed tomography-guided hookwire localization［J］. Eur J Cardiothorac Surg, 2004, 25(3): 429-33.

[3] 黄威, 周逸鸣, 姜格宁. CT引导下Hookwire定位肺部小病灶的临床应用及改进［J］. 中华胸心血管外科杂志, 2015, 31(6): 366-368.

[4] ZHANG L, LI M, LI Z, et al. Three-dimensional printing of navigational template in localization of pulmonary nodule: A pilot study［J］. J Thorac Cardiovasc Surg, 2017, 154(6): 2113-2119.

[5] GILL RR, ZHENG Y, BARLOW JS, et al. Image-guided video assisted thoracoscopic surgery (iVATS) - phase I-II clinical trial［J］. J Surg Oncol, 2015, 112(1): 18-25.

[6] LEE NK, PARK CM, KANG CH, et al. CT-guided percutaneous transthoracic localization of pulmonary nodules prior to video assisted thoracoscopic surgery using barium suspension［J］. Korean J Radiol, 2012, 13(6): 694-701.

[7] GOULD MK, DONINGTON J, LYNCH WR, et al. Evaluation of individuals with pulmonary nodules: when is it lung cancer?Diagnosis and management of lung cancer, 3rd ed: American College of Chest Physicians evidence-based clinical practice guidelines［J］. Chest, 2013, 143(5 Suppl): e93S-e120S.

[8] 顾春东, 刘宝东, 王群, 等. 肺小结节术前辅助定位技术专家共识(2019版)［J］.中国胸心血管外科临床杂志, 2019, 26(2): 109-113.

[9] 孔晨, 白冲. 经支气管镜治疗周围型肺癌［J］. 中华结核和呼吸杂志, 2020, 43(6): 534-539.

[10] SHEPHERD RW, RADVHENKO C. BRONCHOSCOPIC ablation techniques in the management of lung cancer. Ann. Transl［J］. Med, 2019, 7: 362.

[11] TSUKADA H, ENTCHEVA-DIMITROV P, ERNST A, et al. Pharmacokinetics and safety of paclitaxel delivery into porcine airway walls by a new endobronchial drug delivery catheter［J］. Respirology, 2018, 23: 399-405.

[12] STEINFORT DP. Endobronchial drug delivery: expanding techniques and possibilities in interventional pulmonology［J］. Respirology, 2018, 23: 352-353.

[13] HERTH FJF, SLEBOS DJ, CRINER GJ, et al. Endoscopic lung volume reduction: an expert panel recommend dation – update 2019［J］. Respiration, 2019, 97: 548-557.

[14] LANGTON D, ING A, FIELDING D, et al. Bronchodilator responsiveness as a predictor of success for bronchial thermoplasty［J］. Respirology, 2019, 24: 63-67.

[15] LANGTON D, ING A, SHA J, et al. Measuring the effects of bronchial thermoplasty using oscillometry［J］. Respirology, 2019, 24: 431-436.

[16] XIE F, ZHENG X, XIAO B, et al. Navigation Bronchoscopy-Guided Radiofrequency Ablation for Nonsurgical Peripheral Pulmonary Tumor［J］. Respiration, 2017, 94: 293-298.

[17] SUN J, MAO X, XIE F, et al. Electro magnetic navigation bronchoscopy guided injection of methylene blue

4

combined with hookwire for preoperative localization of small pulmonary lesions in thoracoscopic surgery [J]. J Thorac Dis, 2015,7: E652-E656.

[18] GRILLO HC. Development of tracheal surgery: a historical review. Part 1: techniques of tracheal surgery [J]. Ann Thorac Surg, 2003, 75(2): 610-619.

[19] SULLIVAN EA. Anesthetic considerations for special thoracic procedures [J]. Thorac Surg Clin, 2005, 15(1): 131-142.

[20] LEDOWSKI T, PAECH MJ, PATEL B, et al. Bronchial mucus transport velocity in patients receiving propofol and remifentanil versus sevoflurane and remifentanil anesthesia [J]. Anesth Analg. 2006, 102(5): 1427-1430.

[21] VIVIAND X, LEONE M. Induction and maintenance of intravenous anaesthesia using target-controlled infusion systems [J]. Best Pract Res Clin Anaesthesiol, 2001, 15(1): 19-33.

[22] EGAN TD. Target-controlled drug delivery: progress toward an intravenous "vaporizer" and automated anesthetic administration [J]. Anesthesiology, 2003, 99(5): 1214-1219.

[23] DRYDEN PE. Target-controlled infusions: paths to approval [J]. Anesth Analg, 2016,122(1): 86-89.

[24] ABSALOM AR, GLEN JI, ZWART GJ, et al. Targetcontrolled infusion: a mature technology [J]. Anesth Analg, 2016, 122(1): 70-78.

[25] SPARR HJ, VERMEYEN KM, BEAUFORT AM, et al. Early reversal of profound rocuronium-induced neuromuscular blockade by sugammadex in a randomized multicenter study: efficacy, safety, and pharmacokinetics [J]. Anesthesiology, 2007, 106(5): 935-943.

[26] SCHALLER SJ, FINK H, ULM K, et al. Sugammadex and neostigmine dose-finding study for reversal of shallow residual neuromuscular block [J]. Anesthesiology, 2010, 113(5): 1054-1060.

[27] ESTHER A C B, JUDITH M S, ANDREA J R B, et al. Boundaries of the thoracic paravertebral space: potential risks and benefits of the thoracic paravertebral block from an anatomical perspective [J]. Surg Radiol Anat, 2017, 39(10): 1117-1125.

[28] KASSEM H, JONATHAN P, DANIEL S. Recent Advances in bronchoscopic treatment of peripheral lung cancers [J]. Chest, 2017, 151(3): 674-685.

[29] BRUCE F S, ROBERTO F C. Bronchoscopic ablation of peripheral lung tumors [J]. J Thorac Dis, 2019, 11 (6): 2628-2638.

[30] 古琳,陈开林,丁锋,等. 电磁导航支气管镜引导定位在肺磨玻璃结节治疗中的效果分析[J].中华胸部外科电子杂志, 2020, 7(2): 67-69.

[31] 陈求名,安舟,何哲浩,等. 高科技内镜技术与微创胸外科优化融合[J]. 中国医师进修杂志,2019,42(7): 593-595.

[32] 朱宏伟,徐美英,李劲松. 支气管镜检查术患者不同麻醉方法的效果[J]. 中华麻醉学杂志, 2007, 27(2): 126-128.

[33] 朱宏伟,吴镜湘,徐美英. 右美托咪定与瑞芬太尼复合丙泊酚靶控输注应用于经支气管镜超声引导针吸活组织检查术麻醉效果的比较[J]. 上海医学, 2013, (6): 490-493.

第三节　胸部手术后急慢性疼痛的精确管理

胸外科手术是疼痛非常剧烈的外科手术之一，会导致患者术后衰弱及不良预后，如呼吸系统并发症肺不张和肺炎、住院时间延长、生活质量下降和术后长期慢性疼痛等。术后疼痛最常见的原因有手术切口、肋骨的破坏或者切除、引流管的刺激和缝合技术造成的影响。胸外科手术的镇痛选择多种多样，包括全身药物使用和区域麻醉技术的应用，目前认为在胸外科手术患者中，多模式的镇痛手段最为有效。

一、引起胸外科术后疼痛的因素

（一）外科因素

胸外科手术常见的手术方式包括正规开胸、小切口、胸腔镜和机器人辅助的胸腔镜手术。

后外侧切口是最为经典的切口，能为外科医生提供最佳入路和视野。手术切口破坏背阔肌的完整性，有时还涉及前锯肌和斜方肌，引起胸外科手术后剧烈疼痛，这也是胸外科手术后阿片类药物需要持续使用的一个主要因素。现在，外科医生常采用保留肌肉、转而仔细分离肋骨的手术方式。手术野的缩小可能导致肋骨过度撑开、骨折、错位、肋椎关节紊乱和肋间神经的损伤。这样的切口可能会累及多个皮肤节段，而后外侧切口只累及一个皮肤节段的感觉变化。

胸腔镜手术如今广受欢迎，原因包括其手术切口更小、住院天数更短和术后疼痛更轻。外科穿刺器的置入仍然可能会压迫肋间神经。近些年机器人手术更受欢迎，它能提供三维视野，操作更为灵活，更符合人体工学。但胸腔镜和机器人手术在术后疼痛评分方面目前并无差异。

（二）患者因素

外科手术人群的研究显示，年轻的女性患者、既往存在抑郁症或者焦虑症病史并且对自身后续治疗计划不了解的患者可能更容易发生术后急性疼痛，但这些特征还未在胸外科手术患者中得到验证。术前已经使用阿片类药物的患者在术后使用阿片类药物镇痛效果可能不佳。

二、胸外科术后疼痛的病理生理

胸外科术后的疼痛有可能是伤害性刺激和神经病理性疼痛造成的，包含躯体和内脏成分，疼痛也可以由牵涉痛引起。

伤害性躯体成分主要通过肋间神经引发疼痛。切皮，肋骨撑开，肌肉分离，壁层胸膜的损伤，胸腔引流管刺激经肋间神经传导至单侧脊髓背角（ $T_4 \sim T_{10}$ ），随后传入神经通过对侧脊髓的前外侧束投射至边缘系统和体感皮层。当器官、脏层胸膜和心包受损后，伤害性内脏传入神经通过膈神经和迷走神经传导。

组织损伤时，炎症介质如前列环素、组胺、缓激肽被释放并直接激活伤害性受体，降低疼痛阈值，导致咳嗽或者呼吸时疼痛的增加，这一对疼痛的放大作用称为痛觉敏化。术中持续的伤害性刺激会导致脊髓背角神经元和高级疼痛中枢的高度激惹，这可能与P物质、降钙素基因相关肽、谷氨酸导致的门冬氨酸（N-methyl-D-aspartate, NMDA）受体的激活相关，从而导致中枢敏化。这与病理性疼痛相互作用，可能导致慢性疼痛的发生。

肋间神经损伤后可通过各种机制引起病理性疼痛，最终导致高敏（感觉迟钝、触摸痛、痛觉过敏）和感觉传输减少（对触摸、温度和压力）的矛盾现象。

单侧肩部的牵涉痛在胸外科术后很常见，并且常常对胸段硬膜外给予局部麻醉药无反应。研究显示，在心包脂肪垫周围使用局麻药或肌间沟阻滞膈神经后，肩痛常常好转，这说明手术中对脏层胸膜和心包的激惹通过膈神经传导从而引起肩部牵涉痛。由于膈神经起源自$C_3 \sim C_5$，所以胸段硬膜外阻滞无效。胸腔引流管放置位置过深或者支气管横断也可能通过膈神经引起牵涉痛。

三、围术期预防急性疼痛的策略

对胸外科术后疼痛的治疗而言，由于急性疼痛的多因素本质造成了单一镇痛技术难以阻滞所有的疼痛传入。而针对疼痛传导通路的多模式镇痛技术对处理急性疼痛更为有效，可同时辅以区域阻滞、非甾体类抗炎药、阿片类和其他不经肠道的辅助药物。

目前倡导的围术期镇痛策略为预防性和多模式。虽然预防性镇痛的理念和临床效果仍有争议，但仍鼓励进行预防性镇痛。多模式镇痛需要考虑覆盖恶性刺激传导至中枢神经系统的各个通路，调节传入通路药理学机制的多样性，以满足整个围术期和出院后的有效镇痛并减轻不良反应特别是呼吸抑制。麻醉策略和外科管理都会影响术后疼痛的程度和时程。

围术期的镇痛管理主要为包含区域阻滞在内的多种药物联合使用的多模式镇痛策略，包括了区域麻醉技术和全身用药，区域阻滞技术是镇痛的基石。

（一）区域阻滞技术

1. 胸段硬膜外镇痛

硬膜外镇痛需要在硬膜外腔放置一根细细的导管来提供术后的椎管内镇痛。在硬膜外腔注射的药物可以通过脊髓灰质后角、脊髓丘脑束、脊神经前后支、神经根、交感神经链来起作用。

在全身麻醉前，放置硬膜外导管可以提前观察到它的效果和位置不适当时获得患者的反馈。硬膜外导管的尖端要位于切口涉及皮肤节段的中点，通常在$T_5 \sim T_6$水平，穿刺困难的原因通常是棘突向尾端呈叠瓦状成角。所以有些麻醉医师为了避开棘突会采用旁正中入路。

长期以来，胸段硬膜外镇痛都是开胸手术后镇痛的金标准。对于预防术后呼吸系统并发症和镇痛方面，其显著优于全身使用阿片类药物，同时可改善气道黏膜的清除，其中一个原因可能是硬膜外镇痛可以提供双侧胸壁的镇痛。

胸段硬膜外镇痛常见的不良反应为低血压、轻度的头痛和瘙痒。同时也存在置管失败或者更常见导管偏向一侧或者镇痛不完善的可能。另外，如今接受抗凝治疗并存疾病的患者众多，在实施硬膜外阻滞前，必须遵循区域阻滞指南的建议，避免诸如硬膜外血肿等严重椎管内麻醉的并发症。研究显示，胸段硬膜外镇痛和连续椎旁神经阻滞的镇痛效果相似，对于阿片类节俭的作用也相当，但是其不良反应相较于椎旁神经阻滞更多。然而，目前也有一些研究显示硬膜外镇痛的效果还是优于椎旁神经阻滞，但硬膜外阻滞一个十分显著的不良反应就是低血压。

在镇痛方案方面，局麻药与阿片类药物的混合液最常用。局麻药可以协同增加脑脊液内阿片类药物的生物利用度，增加与μ受体的亲和力，阻断脊髓背角P物质的释放。阿片类药物的选择更多依赖于它的亲脂性，这会影响它们的全身吸收。一般用于术后镇痛的药物为低浓度长效局部麻醉药（例如0.5~1 mg/ml的布比卡因或者1~2 mg/ml的罗哌卡因）和脂溶性阿片类药物（例如5 μg/ml的芬太尼或者10~25 μg/ml的氢吗啡酮）。在一些设计较好的临床研究中，显示加入2 μg/ml的肾上腺素能够加强镇痛效果。另外，多种药物如氯胺酮、可乐定和新斯的明都曾用于硬膜外，但它们的应用并未被广泛接受。经典的患者术后自控镇痛设置一般为4~6 ml/h，按需每10 min追加2~4 ml。效果不佳的硬膜外导管应及时拔除。老年患者可表现为硬膜外平面广泛阻滞，药物剂量可以减半。术后患者自控的硬膜外镇痛泵应立即启动并且持续至胸腔引流管拔出。

所有无禁忌证行开胸手术的患者均应在术前放置硬膜外导管。小切口开胸手术和胸腔镜手术中，预估术后疼痛严重或者术前肺功能不全的患者硬膜外镇痛也有益处。理想状态下，后外侧切口和横断胸骨的手术中，硬膜外导管尖端应位于切口附近。虽然硬膜外镇痛无术后远期获益，但与全麻联合能使术中至术后早期过渡更为舒适。典型的胸段硬膜外术中药物包括负荷剂量和维持剂量，包含了局部麻醉药和脂溶性阿片类药物。维持剂量可以进行单次推注或者持续输注。术中发生的低血压可以通过审慎的液体输注和血管活性药物进行处理。

术后使用硬膜外镇痛的患者可通过静脉使用非甾体类抗炎药治疗肩部牵涉痛。由于非甾体类抗炎药物的安全性和有效性，患者在术后和出院后可持续口服。虽然他们会抑制环氧合酶，引起血小板功能障碍，但在胸外科术后的应用利大于弊。对乙酰氨基酚对于肩痛也是有效的，也可在非甾体类抗炎药的基础上应用。患者静脉自控镇痛也可用于辅助硬膜外镇痛，特别是阿片类药物耐受的患者。为了方便管理，硬膜外仅以固定的速度输注再辅以患者自控的仅有单次剂量而不设置背景剂量的静脉镇痛。为了镇痛的延续性，在拔除硬膜外导管时，首剂口服的阿片类药物就应当及时进行。对于术后疼痛管理较为困难的患者，可在满意的口服镇痛方案建立并起效后再拔除硬膜外导管。

硬膜外镇痛的替代方案：有时出于技术、医学或其他原因，胸段硬膜外导管放置失败或者效果不佳或存在禁忌证，或者胸腔镜手术改为开放手术，或者术中观察硬膜外效果不佳时，应及时识别并开始替代方案，这对于预防术后的急性疼痛十分重要。虽然硬膜外镇痛有助于术后镇痛，但在全麻下放置胸段硬膜外导管是不安全的。其他镇痛方式也可用于胸外科手术，特别是胸腔镜和其他创伤较小的手术，一些麻醉医师可能本来也不会在这些手术中放置硬膜外导管。

中胸段硬膜外镇痛的替代方案包括下胸段和腰段硬膜外阻滞、肋间神经阻滞、椎旁神经阻滞、胸膜间阻滞、局部浸润和全身使用一种或多种镇痛药物。在手术区域皮肤几个节段外的硬膜外导管需要更大剂量的局部麻醉药，甚至腰段硬膜外都是有效的。这种非手术节段硬膜外镇痛选择水溶性的阿片类药物如吗啡效果更好。肋间神经阻滞可以通过皮肤或者胸腔内直视下实施单次阻滞或置管或进行冷冻疗法。一般肋间神经阻滞至少在切口上下两个节段进行阻滞。置管进行连续阻滞时，由于局麻药在局部快速吸收和药物扩散不确定性等原因，镇痛效果通常不及硬膜外阻滞。虽然直视下的肋间神经冷冻疗法可以避免以上的不良反应和缺点，但是冷冻疗法本身对于肺功能的保护和镇痛的效果都不及硬膜外阻滞，并且可能与术后的慢性疼痛相关。

同样，椎旁神经阻滞也可以单次或者置管后连续阻滞，同样可以经皮或者胸腔内直视下放置。如果对患者的凝血功能有所顾虑，则椎旁神经阻滞更为合适。术中的椎旁导管放置不能实现预防性镇痛，但是这也并非一定对患者造成伤害，特别是术中椎旁阻滞的效果良好时。一些临床研究显示，在术后疼痛控制和肺功能维护方面，椎旁神经阻滞与硬膜外阻滞一样有效。但在临床实践中发现，椎旁阻滞导管的确切性和镇痛效果都不及硬膜外阻滞可靠，这一发现限制了椎旁置管持续神经阻滞的广泛开展。

2. 椎旁神经阻滞

椎旁间隙是一个潜在的腔隙，位于脊柱外侧壁层胸膜的后方、肋横突韧带的前方，脊神经从此穿出椎间孔到达椎间隙。椎旁神经阻滞可以同时阻滞单侧交感神经和躯体神经。周围无筋膜覆盖有助于通过穿刺的阻力消失技术或者直接在外科直视下放置导管。另外，可以在超声引导下进行放置。经皮实施阻滞时，首先垂直皮肤进针，进针点在脊柱中线旁开 3 cm 左右，进针触及横突后，后退改向头端进针再深入 1 cm 左右，直至有突破感后可以注射局麻药。可以行单次阻滞或者置管后连续阻滞，为了提供充分的镇痛，通常要进行多点阻滞，最常用的是 T_3、T_5、T_7 三个节段的多点复合阻滞。

虽然，椎旁神经阻滞的镇痛效果可与硬膜外媲美。仍需警惕椎旁间隙是一个不能压迫的区域，所以接受抗凝治疗的患者实施椎旁神经阻滞前应当严格遵守区域阻滞麻醉的治疗规范。椎旁神经阻滞的成功依赖于科室和麻醉医师的经验。

与硬膜外阻滞相比，麻醉医师对于椎旁神经阻滞并不那样熟悉，可能造成放置失败、皮肤节段扩散不够或者椎旁间隙内胸膜不完整，从而导致局麻药无效。椎旁组织内缺乏阿片类受体，所以椎旁神经阻滞复合静脉阿片类药物的镇痛效果会更好。椎旁阻滞局麻药使用参考：外科划皮前在 T_3、T_5、T_7 节段使用 0.25% 左旋布比卡因各 10 ml，随后以 0.125% 左旋布比卡因 0.2 mg/（kg·h）的速率通过椎旁导管持续输注维持。

3. 鞘内阿片类给药

鞘内注射阿片类药物可以提供开胸手术后约 24 h 内的有效镇痛，但临床上并不常用。鞘内注射在腰段脊椎进行，通过脑脊液向头端扩散，阿片类药物与脊髓背角的阿片类受体结合。鞘内给予无防腐剂的阿片类药物，其镇痛所需的剂量远小于硬膜外和静脉用药，其不良反应也远远小于全身应用阿片类药物，但还是存在恶心呕吐、呼吸抑制、瘙痒、尿潴留等不良反应。鞘内阿片类给药后的镇痛效应涉及多种机制，药液顺着脑脊液向头端扩散，与脊髓背角的阿片类受体和脊髓白质的非特异性受体相结合，同时穿透硬膜在硬膜外腔与脂肪组织结合，通过血管全身吸收。其起效的速度、迁移的程度和维持时长与阿片类药物在这些腔隙的脂溶性相关。吗啡为水溶性阿片类药物，在胸外科手术中常用，它缓慢地穿过硬膜，与脂肪结合少，延迟进入血管。所以吗啡可在脑脊液内维持较高的浓度，起效时间为注射后 1 ~ 2 h，可持续 24 h 之久。这一技术与椎旁神经阻滞技术相结合可作为硬膜外的替代。必须观察患者有无延迟性呼吸抑制、尿潴留，并且确保作用消退后有其他的镇痛方案作为衔接。

4. 其他区域阻滞技术

（1）肋间神经阻滞。

椎管内技术不可行时，肋间神经阻滞结合静脉用药也是一种可行的方案。肋间神经阻滞可以经皮实施，也可以在术中直视下完成，通常由外科医生在手术结束前在直视下完成，并作为多模式镇痛方案的组成部分。肋间神经阻滞通过在肋间神经附近注射局部麻醉药完成，通常需要多个节段阻滞，每一个节段需要注射 3 ~ 5 ml 局部麻醉药，能提供单侧相应节段的神经阻滞。

麻醉医师通常不怎么进行肋间神经阻滞，这其中有几个原因。充分完善的阻滞需要多达 5 ~ 6 次的单次注射来提供广泛皮肤节段的阻滞，非直视下操作，每次注射均存在气胸、神经损伤和血管损伤的风险，并且肋间神经阻滞的局麻药吸收后毒性反应的风险很高，导致其镇痛作用时间较短，而局麻药全身中毒风险远高于其他区域神经阻滞。在一些临床研究中，单次或者连续肋间神经阻滞技术可能优于单纯的静脉阿片类药物镇痛。但是，鉴于其作用时间较短（6 h 左右），需要进行重复阻滞或者置管持续给药，这会增加局麻药全身吸收的中毒风险。后外侧切口手术的镇痛不完善则是另外的一个问题，支配后部感觉的脊神经后支并未被阻滞，当肋间神经阻滞靠前的话，其侧支也可能不能被阻滞。

随着布比卡因脂质体的应用，为更长时间的肋间神经阻滞带来了希望。一些临床研究显示，使用布比卡因脂质体进行肋间神经阻滞，术后 72 h 的镇痛效能与硬膜外阻滞相似。随着布比卡因脂质体的使用，将进一步评估行胸壁神经阻滞时长作用时间局麻药的镇痛效果。

（2）竖脊肌阻滞。

竖脊肌阻滞是一个平面阻滞，将局麻药注入竖脊肌深面、横突的表面。胸部手术行竖脊肌阻滞应当在 T_4 水平进行。在超声引导下观察药液向头端和尾侧扩散，并且在筋膜间平面内的局麻药液中观察到针尖。局麻药扩散在硬膜外和椎旁间隙以及肋间神经中支配皮肤的胸壁后支和侧支附近，能够提供一侧胸部的镇痛。竖脊肌阻滞能够提供相应皮肤节段 T_2 ~ T_{10} 的镇痛。然而，这也取决于具体实施阻滞的节段和局麻药的容积。竖脊肌阻滞可以是单次的，也可以是置管后行连续阻滞。

竖脊肌阻滞可以在术前预先进行或者在术后进行补救性镇痛，术前预防性镇痛可以达到阿片类药物节俭的目的。竖脊肌阻滞不良反应的风险较低，因为它并不靠近胸膜、脊髓或者神经和大血管。在抗凝治疗的患者中，应用竖脊肌阻滞较硬膜外和椎旁神经阻滞更安全，可避免椎管内麻醉的灾难性后果，例如硬膜外血肿。

文献提示，竖脊肌平面阻滞能提供不亚于椎旁神经阻滞的镇痛水平，且不良反应更少，在经左胸放置左心辅助装置的抗凝患者中显示出了有效的镇痛效果且不良反应较少。一系列的病例报道显示，竖脊肌平面阻滞在胸腔镜手术患者中有效，在肺移植患者的补救镇痛中也同样有效。竖脊肌平面阻滞对于胸外科术后慢性疼痛的患者可能也是有效的，并且在单次注射后延长镇痛时长。目前连续竖脊肌置管阻滞面临的问题仍然是导管位置的固定、药物弥散和吸收，因此也没有完全取代硬膜外阻滞的可能，只是作为一种替代或补救手段。

（3）前锯肌阻滞。

前锯肌阻滞是另外一个平面内阻滞，将局麻药注射在腋中线水平的前锯肌的深面或者表面，在第2肋至第7肋水平行阻滞均可。前锯肌阻滞与竖脊肌阻滞相似，可以是单次注射或者置管后行连续阻滞。可以预先实施或者手术后进行补救性镇痛。术后再进行补救性镇痛或者置管有可能是困难的，因为手术过程中可能已经破坏了肌肉的层次，造成药液不可预测的播散。前锯肌阻滞影响了肋间神经外侧支，包括支配皮肤节段 $T_2 \sim T_9$ 神经的前支和后支。镇痛效果同样也取决于阻滞位置、是否留置导管进行连续阻滞以及局麻药的容量。

前锯肌阻滞的不良反应风险也较低，并不靠近大血管、神经或者胸膜，胸长神经和胸背神经也可能被阻滞。在抗凝患者中使用的安全性也高于硬膜外和椎旁神经阻滞，并且在发生血肿后易于压迫。与竖脊肌阻滞相似，前锯肌阻滞同样避免了严重的椎管内麻醉的并发症。

文献显示，与静脉阿片类药物和对乙酰氨基酚相比，单次前锯肌阻滞可以减少术后24h的VAS评分和吗啡的使用量，且术后恶心呕吐发生率较低。与硬膜外阻滞和椎旁神经阻滞相比，前锯肌阻滞低血压的发生率更低。

（4）胸膜间阻滞。

胸膜间阻滞是将局部麻醉药注射至脏层和壁层胸膜间。手术后血液和空气会稀释局麻药，影响药液扩散，另外，局麻药的吸收量也较大，目前并不推荐。

5. 并发症

实际上，上胸段硬膜外置管的并发症较下胸段或腰段硬膜外少，这可能与远离马尾神经有关。在预防硬膜外血肿或脊髓间血肿方面，低浓度的局部麻醉药并不会导致运动神经阻滞，所以如果术后患者的运动功能减弱，应当立即启动影像学检查，并请神经外科医生介入。显而易见，对于凝血功能的关注限制了硬膜外导管的放置，尤其当今社会进行抗凝治疗的患者越来越多，对椎管内麻醉的管理提出了挑战。

肋间神经阻滞引起的气胸在胸外科手术中可以忽略，更应关注局麻药的吸收问题。椎旁阻滞引起的问题与肋间阻滞相似，另外由于离脊髓较近，较易发生交感神经阻滞引起的低血压。

6. 硬膜外、椎旁神经阻滞还是鞘内吗啡

既往的文献研究发现，硬膜外和持续椎旁神经阻滞其镇痛效果相当，但椎旁神经阻滞的呼吸系统相关并发症、胸腔感染、恶心呕吐、瘙痒、尿潴留和低血压的发生率更低。鞘内阿片类单次给药也和上述两种技术具有相当的镇痛效能，但由于其为单次给药，作用时间只限于术后24h。

所以，推荐无论是硬膜外神经阻滞还是持续椎旁神经阻滞的患者，联合胃肠外使用对乙酰氨基酚和NSAIDs作为胸外科术后的一线镇痛方案。当这些技术不可行时，推荐进行鞘内或肋间神经阻滞，同时需要联合全身性的镇痛药物。

虽然胸腔镜手术创伤显著下降，但是术中肋间神经受到器械和仪器的挤压，还有取肺时切口的影响，这些因素使得术后疼痛仍然显著，因此胸腔镜手术是微创而不是微痛。特别是三孔胸腔镜手术，若患者的肺功能较差或者预计有较大可能行开放手术，推荐行硬膜外阻滞。其他情况下，椎旁神经阻滞联合静脉自控镇痛是可行的替代方法。

（二）全身镇痛药物和辅助补充药物

全身镇痛药物的使用是有创技术之外最主要的镇痛方式，也是其他镇痛措施的重要补充，并且是其他有创方式终止后的主要镇痛方式。理想状态下，阿片类药物从患者静脉自控给药开始，最终通过口服撤药，这也是胸外科手术后镇痛的主要组成部分和经典过程。呼吸抑制是静脉使用阿片类药物的潜在并发症。但值得注意的是，临床上由于镇痛不足导致的低通气在静脉使用阿片类药物后反而会得到改善。在创伤较大的手术后，非甾体类抗炎药和对乙酰氨基酚依然是重要的补充药物。而曲马多连续静脉应用的效能与硬膜外给予吗啡的效能相似。NMDA受体拮抗和右美托咪定以及抗癫痫的加巴喷丁可能都具有镇痛作用，以下进行分别阐述。

1. 阿片类药物

阿片类药物通常通过静脉、鞘内、硬膜外、口服或者经皮途径给药。以阿片类药物为基础的患者自控镇痛已被广泛用于胸外科手术后。然而，静脉使用的阿片类药物角色已经从主要的镇痛药物转变为补救用药，这是由于阿片类药物的治疗窗较狭窄、潜在成瘾性和其他不良反应如呼吸抑制、恶心呕吐、嗜睡等。

过去几年，由于阿片类药物依赖和过量使用导致的死亡，引起了大家关注阿片类药物的滥用。据估计，2017年美国约有49 000例死亡与阿片类药物过量相关。麻醉医师有责任通过多模式镇痛方式来减少阿片类药物的应用。

硬膜外镇痛相较于患者自控静脉吗啡镇痛，镇痛效果更好，患者满意度更高。另外，达到硬膜外镇痛水平的单纯静脉吗啡的用量很可能会导致严重的呼吸抑制。所以，阿片类药物现在主要用作其他区域阻滞技术的辅助用药。

2. 非甾体类抗炎药（nonsteroidal anti-inflammatory drugs, NSAIDs）

NSAIDs是有效的胸外科手术后的镇痛辅助用药。NSAIDs可抑制环氧化酶，减少前列腺素、前列环素和血栓素的合成。常用的NSAIDs包括口服的美洛昔康、布洛芬、萘普生和静脉用药酮咯酸。与其他药物合用时，NSAIDs具有叠加的镇痛效应，对于硬膜外无效的牵涉性肩痛也同样有效。

环氧化酶的抑制也带来一些不良反应，前列腺素的合成减少、胃酸分泌增加、碳酸氢盐分泌减少以及黏蛋白分泌减少，导致胃黏膜的破坏，增加消化性溃疡和出血的风险。前列腺素的抑制也会导致肾脏血管收缩。在一些已知合并肾脏、肝脏和心脏疾病或者容量不足的患者中，可能导致急性肾衰竭。NSAIDs可能导致暂时性的血小板功能异常，同时增加全身出血风险。所以，在使用NSAIDs药物之前，必须考虑患者的合并症和治疗情况来减少其不良反应。NSAIDs药物的使用往往有更好的术后镇痛效果和减少阿片类药物的使用，利大于弊。

NSAIDs在胸外科术后的镇痛具有双重作用，可以减少阿片类药物的使用并可治疗对硬膜外无效的单侧肩痛。但在老年患者中的使用应当谨慎，他们更易发生肾功能不全。

3. NMDA受体拮抗剂

氯胺酮是NMDA受体拮抗剂，能在亚麻醉剂量下产生很强的镇痛作用并减少炎症因子的释放。在更高的剂量下会有明显的不良反应如幻觉、分离感、交感神经的兴奋和心脏抑制。与阿片类药物不同的是，它不引起呼吸抑制。

在围术期阿片类药物节俭的镇痛方案中，氯胺酮是一种非常有效的药物。患者自控镇痛时，与单纯使用阿片类药物相比，加入氯胺酮的镇痛方案患者VAS评分更低而不良反应并无显著增加。另外，加入氯胺酮的围术期镇痛方案患者的氧合和通气相较于单纯使用吗啡的患者有所改善。但是，氯胺酮能否改善胸外科术后慢性疼痛目前并不明确。

4. 对乙酰氨基酚

对乙酰氨基酚对于疼痛受体的作用具体机制未知，但它确实能抑制前列腺素的合成。与NSAIDs相比，对乙酰氨基酚抑制外周炎症反应较为微弱。研究显示，对乙酰氨基酚能减少胸外科术中大约20%阿片类药物的使用。对乙酰氨基酚在临床应用是安全的，禁忌证较少。它主要经肝脏代谢，所以在严重肝脏疾病、肝功能异常的患者中应谨慎使用。

5. 加巴喷丁类似物

常用于治疗神经病理性疼痛的药物包括了普瑞巴林和加巴喷丁。这些药物是GABA类似物，通过阻断电压门控钙离子通道对神经病理性疼痛产生作用。最近的一项荟萃分析评价了普瑞巴林对于术后疼痛评分、神经病理性疼痛的发生率和吗啡用量的影响，发现普瑞巴林显著降低术后1天、3天、1个月和3个月的视觉模拟评分（visual analogue scales, VAS），降低了术后病理性疼痛的发生，一定程度上减少了吗啡用量。

加巴喷丁类药物的临床应用是安全的，不良反应包括困倦、头晕、乏力等。它是胸外科手术中有效的辅助药物，特别是可减少术后神经病理性疼痛的发生。

（三）外科相关的管理策略

外科手术中，有些因素由于患者病情并不能更改，但仍然可以通过部分可以调节的技术来改善胸外科术后的疼痛，其中包括了外科术式（开胸或者胸腔镜），开胸手术中的切口（后外侧或者肌肉非损伤性或者正中劈开或者贝壳式），肋骨有无切除，肋间神经的保留情况，以及关切口时的技术。胸腔镜所提供的微创技术似乎对改善术后慢性疼痛帮助不大，可能慢性疼痛更多是由于穿刺器造成的肋间神经和胸壁肌肉的损伤。然而文献证明，胸腔镜手术后急性疼痛的发生减少，可能与更小的切口和更少的肋骨回缩相关。胸骨正中劈开术后远期疼痛的发生率较胸腔镜低，这可能与肋间神经和胸壁保留更完整相关。虽然胸骨横切口的手术目前并没有太多的术后观察，但由于其对肋间神经和胸壁的破坏与开胸手术类似，其术后疼痛程度可能也相当。虽然理论上，更好地保留肋间神经可以显著减轻术后疼痛，但是由于患者的解剖变异，操作并不容易。所以，提倡保留肋骨稳定性和减少缝合摩擦肋间神经的所有技术，以期减少术后疼痛的发生。

四、术后慢性疼痛的管理策略

慢性疼痛的定义：术后至少2个月持续或者反复发作的疼痛。患者在寻求治疗时常常描述为一种烧灼感、麻木或者在手术切口瘢痕处的切割感，可以是持续性的，也可以是间歇性的。

这些感觉可以被非伤害性的外来刺激所诱发，例如温度改变或穿衣服。

胸外科术后慢性疼痛的发生率在术后3个月为57%，而在术后6个月为47%，一些患者甚至在术后6~7年后仍然存在慢性疼痛。虽然胸外科患者的整体围术期管理水平已经显著进步，慢性疼痛在20世纪90年代之后并没有显著改善。虽然有效的镇痛能减少胸外科手术后慢性疼痛的发生和严重程度，但有些患者无论是开胸或是胸腔镜手术，都可发展为慢性疼痛。

对于围术期胸外科术后慢性疼痛（chronic post-thoracotomy pain, CPTP）的管理应当从一些可以调节的危险因素开始。当患者发展为CPTP后，排除其他可能的因素十分重要，例如恶性肿瘤的复发或者放化疗后的影响。除此之外，早期发现异常疼痛非常重要，及早启动治疗可能更为有效。通过对患者基本信息和临床特征的筛选，可以帮助我们识别易发生术后慢性疼痛的患者。

一些小型的临床研究显示，胸段硬膜外的使用可以减少慢性疼痛的发生。然而，关于超前镇痛在减少CPTP中的作用还并未得到认可。胸外科术后慢性疼痛具有神经病理性疼痛的特点，导致阿片类药物并不十分有效且导致用量的快速增加，但疼痛无改善甚至有成瘾风险。可能会改善症状的药物包括了加巴喷丁、氯胺酮、三环类抗抑郁药、五羟色胺去甲肾上腺素再摄取抑制剂和利多卡因贴片。区域麻醉如竖脊肌阻滞也可以改善CPTP，其治疗的目的是降低外周和中枢的敏化，而非简单地处理疼痛。多学科、个性化的治疗方案包括行为治疗、药物治疗和神经阻滞，药物治疗包括了以上提及的降低外周和中枢敏化的药物。非药物治疗的效果差异较大，包括了经皮的电刺激、冷冻疗法、脊髓电刺激、射频消融术等。反复发作的慢性疼痛应在专业的疼痛科医生介入下进行治疗。

除了患者自身的镇痛药物药效动力学外，基因多态性也可能对患者胸外科术后疼痛的感知具有深远的影响，患者可能对疼痛特别敏感或者特别不敏感。例如，*SCN9A*基因突变可能导致疼痛感知的缺陷或者红斑性肢痛。表观遗传的修饰同样在CPTP中发挥作用。

小　结

对于胸外科手术患者进行围术期管理时，充分的镇痛是康复的重要环节，包含区域阻滞在内的多模式镇痛能最大限度地提供围术期镇痛，减少单纯使用阿片类药物的不良反应。究竟选用哪一种区域麻醉则要结合患者的用药史、并存疾病和医生的经验。

胸腔镜手术有很多优点，但是其围术期镇痛方案也应当包含区域阻滞，如果倾向于进行肋间神经阻滞，那么相较于普通的局部麻醉药，布比卡因脂质体是一个更好的选择，能提供更长时间的镇痛。当从胸腔镜或者机器人手术中转为开胸手术时，需在术后考虑进行硬膜外或者椎旁神经阻滞进行补救，如果患者接受了抗凝治疗，可以考虑竖脊肌阻滞。

区域阻滞在开胸手术中是必要的，首选硬膜外或者椎旁神经阻滞，具体选择何种方案依赖于麻醉团队的经验。正接受抗凝治疗的患者，以上区域阻滞属于相对禁忌。肋间神经阻滞、竖脊肌阻滞或者前锯肌阻滞应当成为多模式镇痛的一部分。如果所有区域阻滞都不能进行，考虑到阿片类药物的不良反应和潜在的成瘾性，应进行药物的多模式镇痛方案来减少单用阿片类药物的不良反应。总之，行胸外科手术的患者术后不应当单纯使用阿片类药物进行镇痛，尽可能减少用量可以减少其耐受和依赖的风险。

胸外科术后疼痛的管理必须是多模式的，结合区域阻滞和全身用药，每一种镇痛方式的运用都应当权衡利弊，并且充分考虑每一位患者的具体情况，结合患者的合并症和诉求，以及手术的大小和可使用的治疗方法，实施个性化方案。

（姚敏敏　复旦大学附属中山医院）

参考文献

［1］　MESBAH A, YEUNG J, GAO F. Pain after thoracotomy［J］. BJA Educ, 2016, 16: 1-7.

［2］　BRESCIA AA, HARRINGTON CA, MAZUREK AA, et al. Factors associated with new persistent opioid usage after lung resection［J］. Ann Thorac Surg, 2019, 107(2): 363-368.

［3］　REDWAN B, ZIEGELER S, FREERMANN S, et al. Intraoperative veno-venous extracorporeal lung support in thoracic surgery: a single-center experience［J］. Interact Cardiovasc Thorac Surg, 2015, 21(6): 766-772

［4］　VAN DER PLOEG APT, AYEZ N, AKKERSDIJK GP, et al. Postoperative pain after lobectomy: robot-assisted, video-assisted and open thoracic surgery［J］. J Robot Surg, 2020,14(1): 131-136.

［5］　MAXWELL C, NICOARA A. New developments in the treatment of acute pain after thoracic surgery［J］. Curr Opin Anaesthesiol, 2014, 27(1): 6-11.

［6］　CHUMBLEY GM, THOMPSON L, SWATMAN JE, et al. Ketamine infusion for 96 hr after thoracotomy: effects on acute and persistent pain［J］. Eur J Pain, 2019, 23(5): 985-993.

［7］　HORLOCKER TT, VANDERMEUELEN E, KOPP SL, et al. Regional anesthesia in the patient receiving antithrombotic or thrombolytic therapy: American Society Pain Management in Thoracic Surgery 345 of Regional Anesthesia and Pain Medicine Evidence-Based Guidelines (Fourth Edition)［J］. Reg Anesth Pain Med, 2018, 43(3): 263-309.

［8］　KHALIL KG, BOUTROUS ML, IRANI AD, et al. Operative intercostal nerve blocks with long-acting bupivacaine liposome for pain control after thoracotomy［J］. Ann Thorac Surg, 2015, 100(6): 2013-2018.

［9］　CHIN KJ. Thoracic wall blocks: from paravertebral to retrolaminar to serratus to erector spinae and back again-A review of evidence［J］. Best Pract Res Clin Anaesthesiol, 2019, 33(1): 67-77.

［10］　ADHIKARY SD, PRASAD A, SOLEIMANI B, et al. Continuous erector spinae plane block as an effective analgesic option in anticoagulated patients after left ventricular assist device implantation: a case series［J］. J Cardiothorac Vasc Anesth, 2019, 33(4): 1063-1067.

［11］　SAAD FS, EL BARADIE SY, ABDEL ALIEM MAW, et al. Ultrasound-guided serratus anterior plane block versus thoracic paravertebral block for perioperative analgesia in thoracotomy［J］. Saudi J Anaesth, 2018, 12(4): 565-570.

［12］　KHALIL AE, ABDALLAH NM, BASHANDY GM, et al. Ultrasound-guided serratus anterior plane block versus thoracic epidural analgesia for thoracotomy pain［J］. J Cardiothorac Vasc Anesth, 2017, 31(1): 152-158.

［13］ CHOU R, GORDON DB, DE LEON-CASASOLA OA, et al. Management of Postoperative Pain: A Clinical Practice Guideline From the American Pain Society, the American Society of Regional Anesthesia and Pain Medicine, and the American Society of Anesthesiologists' Committee on Regional Anesthesia, Executive Committee, and Administrative Council［J］. J Pain, 2016, 17(2): 131-157.

［14］ MARSHALL K, MCLAUGHLIN K. Pain Management in Thoracic Surgery［J］. Thorac Surg Clin. 2020, 30(3): 339-346.

［15］ MUÑOZ DE CABO C, HERMOSO ALARZA F, COSSIO RODRIGUEZ AM, et al. Perioperative management in thoracic surgery［J］. Med Intensiva (Engl Ed). 2020, 44(3): 185-191.

［16］ TOMASZEK L, CEPUCH G, FENIKOWSKI D. Influence of preoperative information support on anxiety, pain and satisfaction with postoperative analgesia in children and adolescents after thoracic surgery: A randomized double blind study［J］. Biomed Pap Med Fac Univ Palacky Olomouc Czech Repub, 2019, 163 (2): 172-178.

［17］ URITS I, CHARIPOVA K, GRESS K, et al. Expanding Role of the Erector Spinae Plane Block for Postoperative and Chronic Pain Management［J］. Curr Pain Headache Rep, 2019, 1, 23(10): 71.

［18］ D'ERCOLE F, ARORA H, KUMAR PA. Paravertebral Block for Thoracic Surgery［J］. J Cardiothorac Vasc Anesth, 2018, 32(2): 915-927.

［19］ HODGE A, RAPCHUK IL, GURUNATHAN U. Postoperative Pain Management and the Incidence of Ipsilateral Shoulder Pain After Thoracic Surgery at an Australian Tertiary-Care Hospital: A Prospective Audit ［J］. J Cardiothorac Vasc Anesth, 2021, 35(2): 555-562.

［20］ ELMORE B, NGUYEN V, BLANK R, et al. Pain Management Following Thoracic Surgery［J］. Thorac Surg Clin, 2015, 25(4): 393-409.

［21］ MACAIRE P, HO N, NGUYEN T, et al. Ultrasound-Guided Continuous Thoracic Erector Spinae Plane Block Within an Enhanced Recovery Program Is Associated with Decreased Opioid Consumption and Improved Patient Postoperative Rehabilitation After Open Cardiac Surgery-A Patient-Matched, Controlled Before-and-After Study［J］. J Cardiothorac Vasc Anesth, 2019, 33(6): 1659-1667.

4

名词索引

E

N

P

Q

S

Z

字母及其他